Oltersdorf

Nordic Diet

Thieme
QUALITÄTS-GARANTIE

Liebe Leserin, lieber Leser,

wenn es um die eigene Gesundheit geht, darf man nichts dem Zufall überlassen. »Für eine bessere Medizin und mehr Gesundheit im Leben«: So lautet das Qualitätsversprechen der Marke Thieme. Ärztlich Tätige, Pflegekräfte, Physiotherapeuten oder Hebammen – sie alle verlassen sich darauf, dass sie von Thieme, dem führenden Anbieter von medizinischen Fachinformationen und Services, die entscheidenden Informationen zur richtigen Zeit am richtigen Ort bekommen. So können sie die Menschen, die sich ihnen anvertrauen, bestmöglich unterstützen. Auch Sie können sich auf die TRIAS Ratgeber mit dem Thieme Qualitätssiegel verlassen! Diese Informationsangebote helfen Ihnen dabei, die richtigen Entscheidungen zu treffen, wenn es um Ihre Gesundheit geht, selbst daran mitzuwirken, gesund zu werden, sich gesund zu erhalten oder das Fortschreiten einer Erkrankung zu vermeiden. Mit einem TRIAS Titel aus dem Hause Thieme überlassen Sie Ihre Gesundheit nicht dem Zufall!

Ihr TRIAS Team

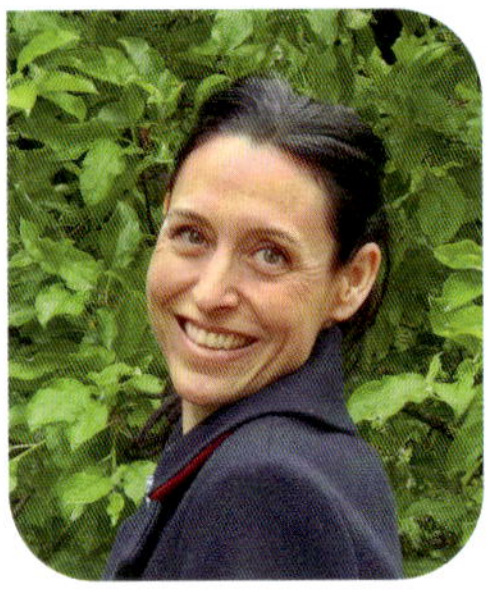

Dr. med. Daniela Oltersdorf ist Fachärztin für Gynäkologie und Geburtshilfe sowie Ernährungsmedizinerin. Ihr wissenschaftlicher Schwerpunkt wie auch ihre Leidenschaft liegen im Bereich der Ernährung, auf die sie sich spezialisiert hat. Sie führt eine Privatpraxis für Ernährungsmedizin in Calw. Als Autorin hat sie bereits mehrere Bücher bei TRIAS veröffentlicht. Bei Instagram findet man sie als dr.danielaoltersdorf

» Das Rezept zum Coverbild finden Sie auf Seite 135

Dr. med. Daniela Oltersdorf

Nordic Diet

Die Heilkraft der nordischen Ernährung nutzen
Aktiver Schutz vor Diabetes, Herzinfarkt, Arteriosklerose und Krebs
Mit über 100 Rezepten

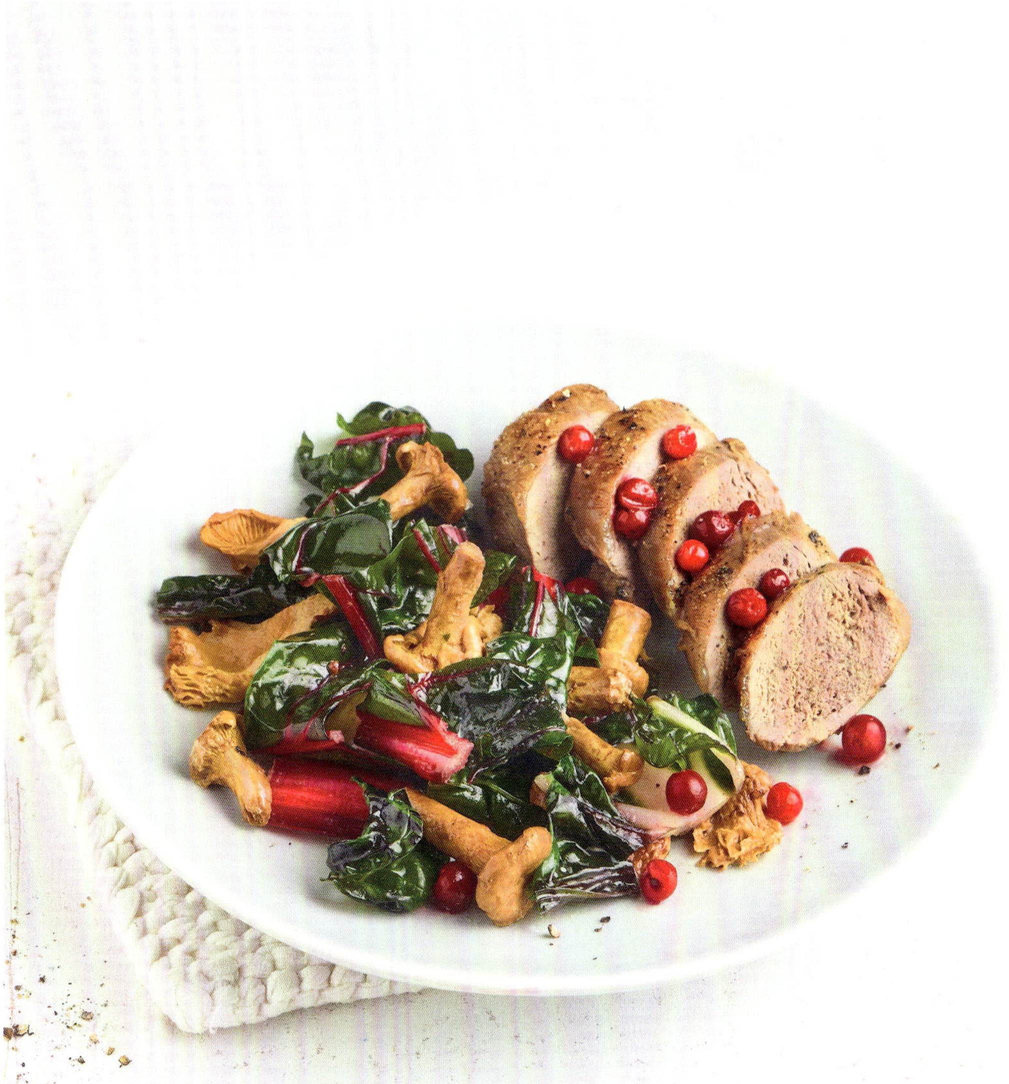

TRIAS

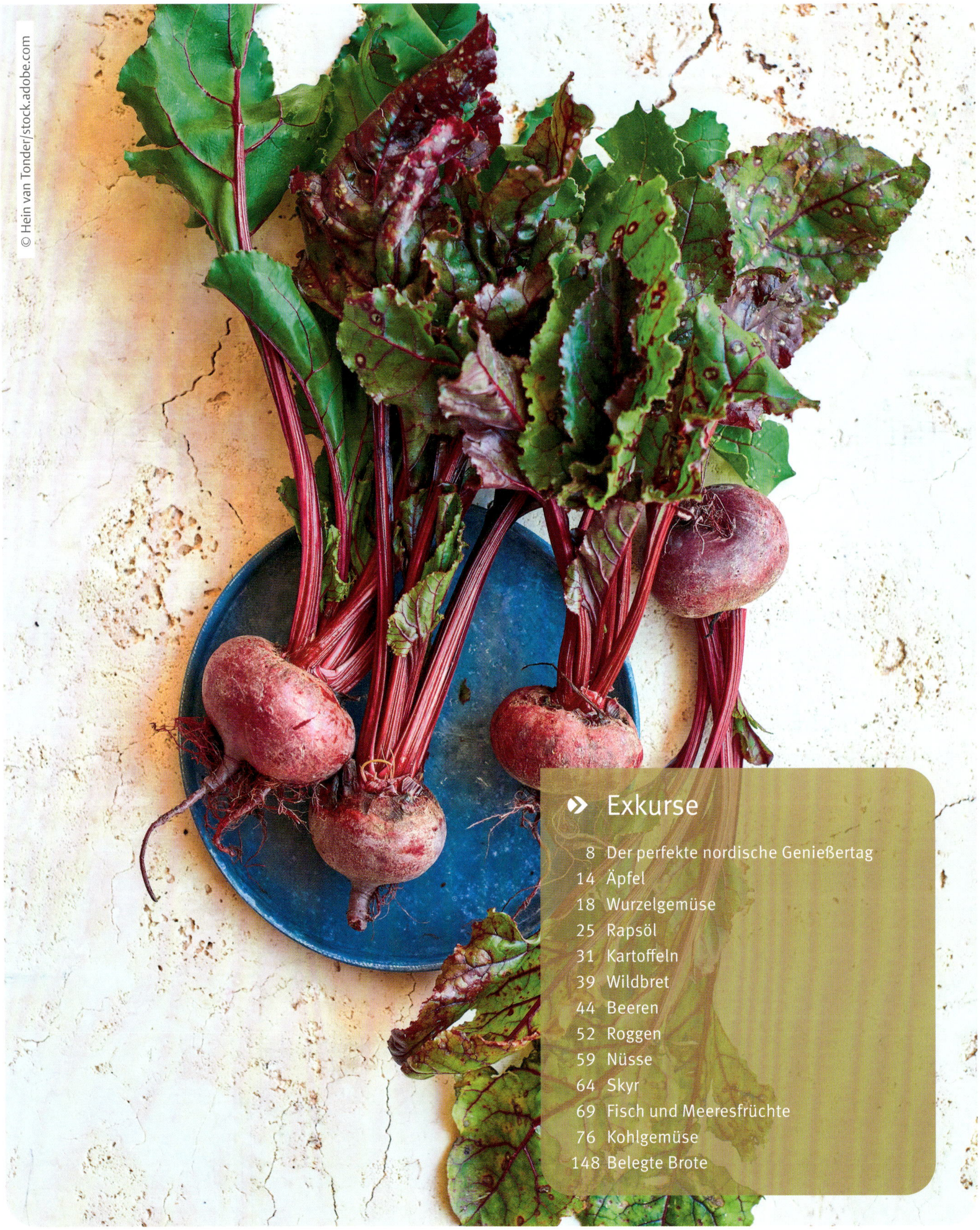

Exkurse

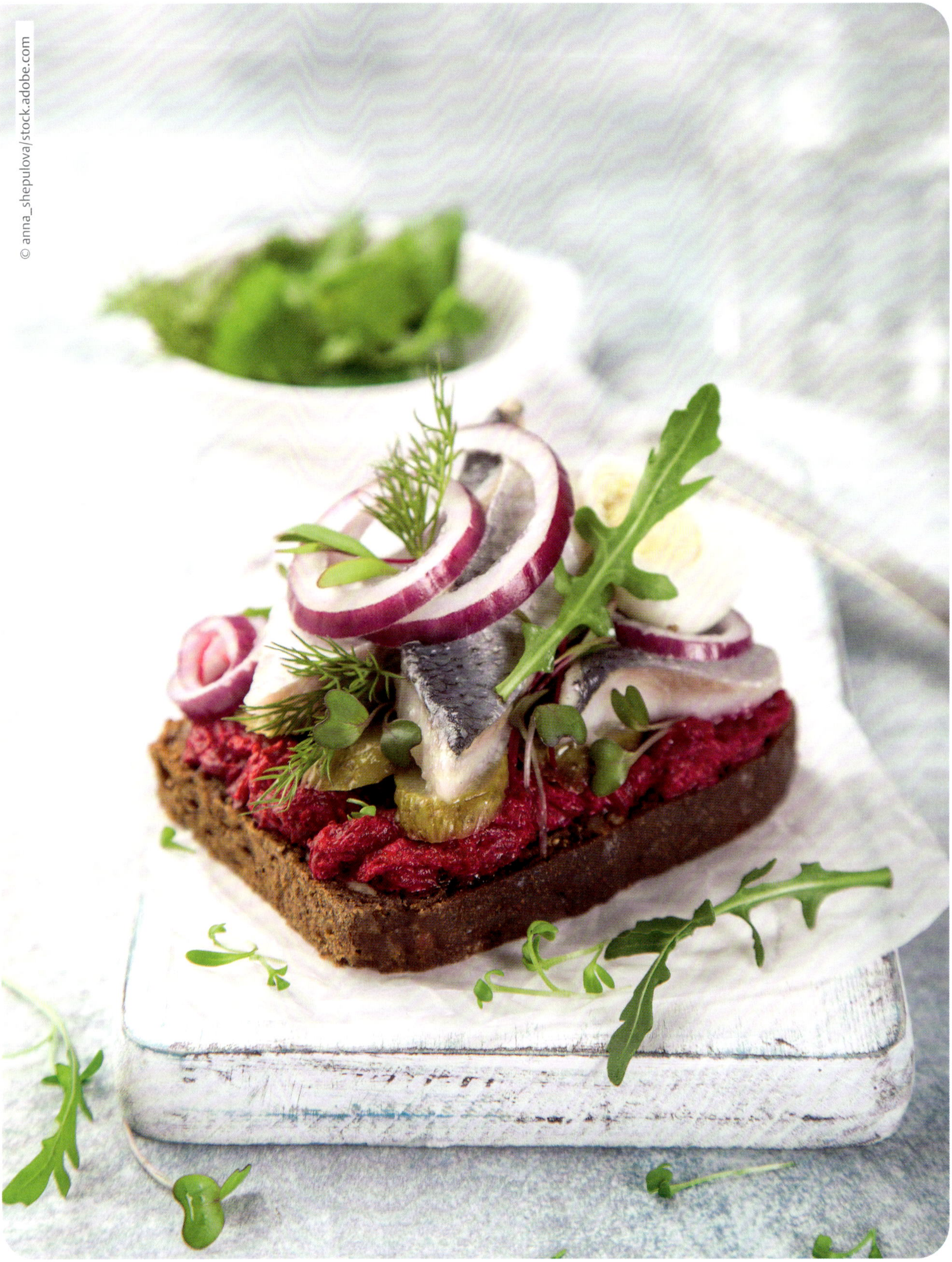

Willkommen in der gesunden nordischen Küche

Knackige Nüsse, frischer Meeresfisch, aromatisches Wurzel- und Kohlgemüse, süße Beeren – die Nordic Diet hat nicht nur viel Abwechslung mit einer Menge toller Zutaten zu bieten, sondern ist auch noch extrem gesund! In Sachen Gesundheit steht sie sogar der berühmten Mittelmeerdiät, deren Erfolge lange bewiesen sind, mit ihren positiven Auswirkungen in nichts nach.

Auf das Lebensmittelangebot in nordischen Ländern entwickelt und zugeschnitten, hat sie einen ganz wesentlichen Vorteil gegenüber der mediterranen Ernährungsweise: Die Zutaten sind nicht nur in Nordeuropa, sondern zum allergrößten Teil auch bei uns im deutschsprachigen Raum heimisch. Dadurch ist die Nordic Diet unserer deutschen Ernährungsweise viel ähnlicher als die mediterrane und kann einfacher umgesetzt werden. Ihre Lebensmittel sind uns vertrauter, sie werden zudem regional angebaut und können je nach Saison gekauft werden. All diese Vorzüge lassen verstehen, warum die Nordic Diet bei uns immer beliebter wird.

Die positive Wirkung der Nordic Diet auf unsere Gesundheit überzeugt: Mittlerweile haben viele Menschen festgestellt, dass unser Lebensstil, also auch unsere derzeitige westliche Ernährung, mit vielen Krankheiten zusammenhängt. Die offensichtlichen wie Übergewicht, Adipositas und Gicht, aber auch sehr häufige Erkrankungen wie hoher Blutdruck, Diabetes, Arteriosklerose, Herzinfarkt oder Krebs können durch unsere Ernährung beeinflusst werden.

In diesem Buch möchte ich Ihnen zeigen, welch unglaubliches gesundheitsförderndes Potential die nordische Ernährung für Sie bereithält. Sie schützt vor Herzinfarkt, Arteriosklerose, Krebs und Diabetes. Außerdem wird auf andere Elemente wie Saisonalität, Artenvielfalt sowie traditionelle, lokale und umweltfreundliche Produkte geachtet. Das alles macht die Nordic Diet zu einer Ernährungsweise, die gesundheitsfördernd ist und gleichzeitig die Umwelt schützt. Ich möchte Sie mit diesem Buch neugierig auf diese gesunde und leckere Ernährungsweise machen.

Ihre Daniela Oltersdorf

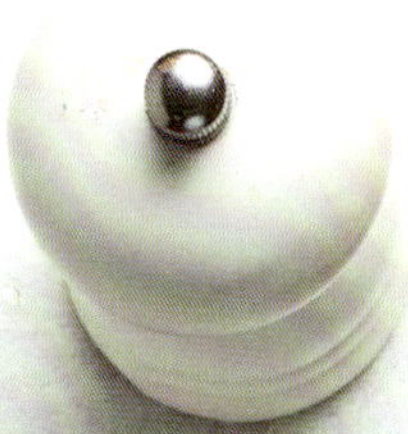

Der perfekte nordische Genießertag

Brombeer-Skyr mit Haferflocken

Für 2 Portionen
⏲ 10 Minuten + Quellzeit

150 g Brombeeren (frisch oder TK) • 200 g Skyr • 140 g zarte Haferflocken • 1 Pck. Vanillezucker • 2 TL Rapsöl • 1 säuerlicher Apfel • 2 EL gehackte Haselnusskerne

- Brombeeren waschen, halbieren und mit dem Skyr vermischen, dann Haferflocken, Vanillezucker und Öl unterrühren.

- Apfel waschen, Kerngehäuse entfernen und das Fruchtfleisch klein schneiden. Unter das Müsli heben, auf 2 Schälchen verteilen und je 1 EL gehackte Haselnüsse über das Müsli geben. Bis zum Verzehr durchziehen lassen.

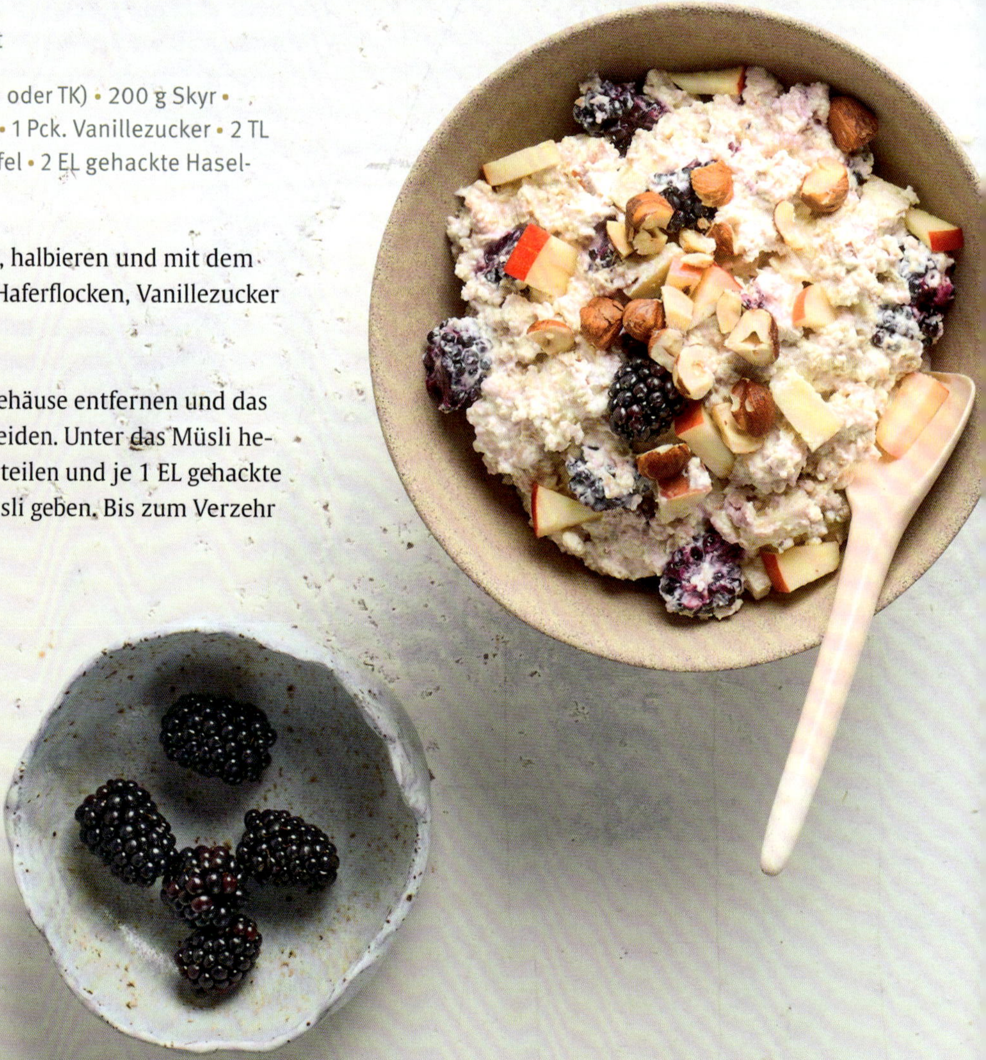

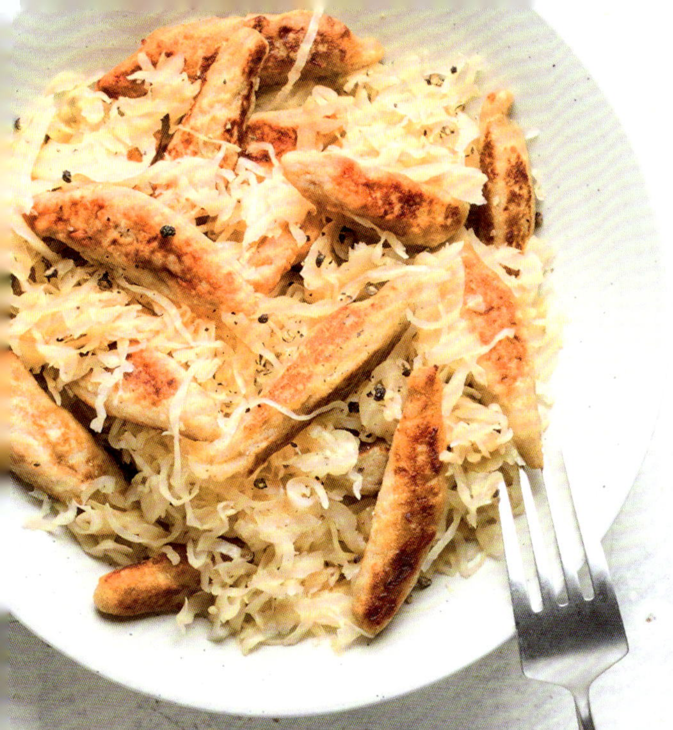

Skrei mit glasiertem Wurzelgemüse

Für 2 Portionen
25 Minuten

200 g zartes Wurzelgemüse (Möhren, Pastinaken, Petersilienwurzeln) • 200–260 g Skrei • Salz • Pfeffer • 2 EL Rapsöl • 1 TL gehackter Zitronenthymian • 1 EL flüssiger Honig

- Wurzelgemüse waschen, schälen und nach Bedarf vierteln. Skrei waschen, salzen und pfeffern.
- 1 EL Rapsöl in einer Pfanne erhitzen und Wurzelgemüse darin anbraten, dann Deckel auflegen und bei mittlerer Hitze 7 Minuten dünsten.
- Restliches Öl in einer weiteren Pfanne erhitzen und den Fisch von beiden Seiten 3 Minuten anbraten. Thymian darübergeben, salzen, pfeffern und bei schwacher Hitze weitere 3 Minuten ziehen lassen.
- Honig zum Wurzelgemüse geben und kurz karamellisieren lassen. Mit Salz abschmecken.
- Fisch und Gemüse auf Teller verteilen.

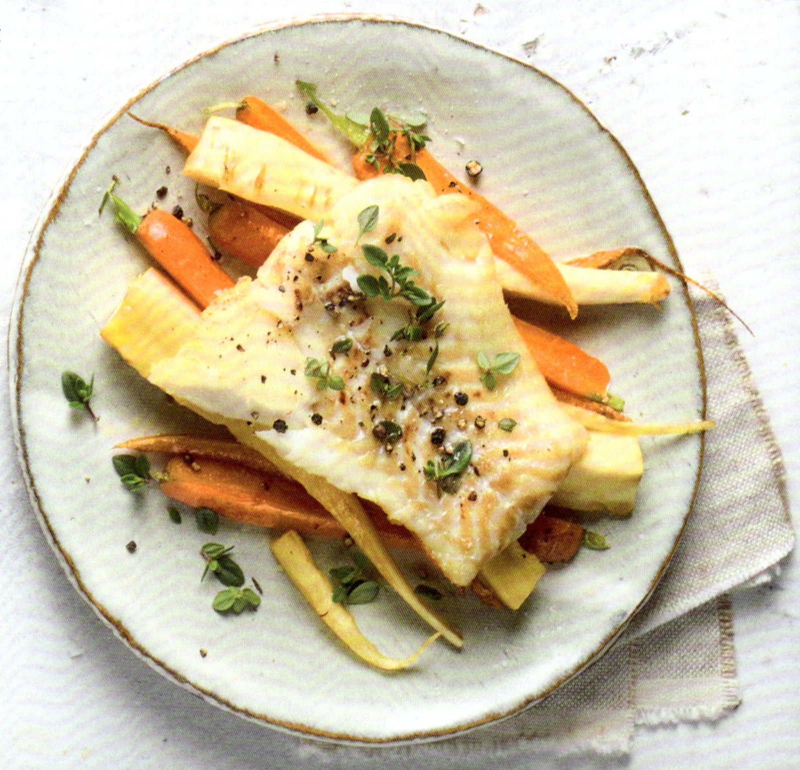

Schupfnudeln mit Sauerkraut

Für 2 Portionen
40 Minuten

500 g mehligkochende Kartoffeln • 1 TL Salz • 75 g Roggenmehl • 1 Ei • Pfeffer • 1 Prise Muskatnuss • Rapsöl zum Anbraten • 300–400 g Sauerkraut (Dose)

- Kartoffeln gründlich waschen und ungeschält 20 Minuten in Salzwasser kochen. Noch heiß pellen und durch eine Spätzlepresse drücken oder mit dem Kartoffelstampfer zu Mus stampfen.
- Alle weiteren Zutaten bis auf das Sauerkraut hinzufügen und vermengen, aber nicht kneten.
- Auf einer bemehlten Arbeitsplatte zu 2 Rollen formen und kurz ruhen lassen. Dann gleichgroße Stücke abschneiden und in Schupfnudelform rollen.
- Öl in einer Pfanne erhitzen und die Schupfnudeln ca. 7 Minuten darin von allen Seiten braten.
- Währenddessen das Sauerkraut in einem kleinen Topf erwärmen. Mit den Schupfnudeln vermengen. Auf Tellern anrichten.

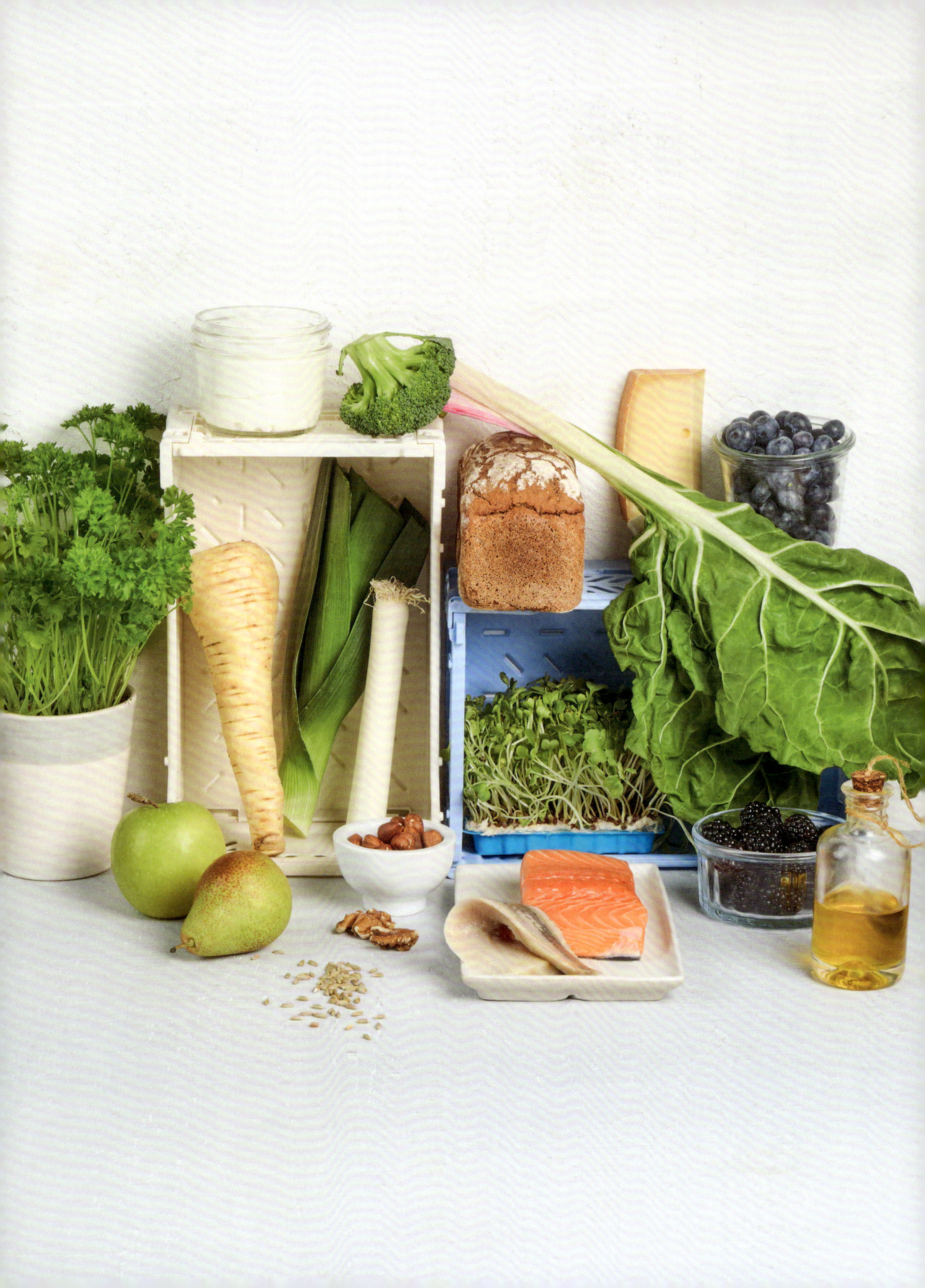

Gesund und lecker: Was die Nordic Diet kann

Sie gilt als krankheitsvorbeugend, gesundheitsfördernd, lebenszeitverlängernd, nachhaltig und dazu noch wohlschmeckend! Und noch ein Plus: Sie passt mit ihrer Lebensmittelauswahl sehr gut in unsere Breiten.

Die Geburt der neuen nordischen Ernährung

Ungesättigte Fettsäuren, viel Gemüse, Beeren, Nüsse, Fisch: Ebenso wie die bekannte Mittelmeerdiät gilt die Nordic Diet als besonders gesund. Das war nicht immer so.

Noch vor wenigen Jahrzehnten war die Sterblichkeit in Nordeuropa durch die dort typische regionale Ernährung sogar ausgesprochen hoch. Besonders die in Finnland übliche Ernährungsweise war lange mit einer hohen Sterblichkeit durch chronische Erkrankungen verbunden.

Startschuss: die Sieben-Länder-Studie

Woran das lag, konnte eine Studie aufdecken, die im Jahr 1958 begonnen wurde und die heute als der Startschuss für die neue Nordische Ernährungsweise angesehen werden kann. In dieser groß angelegten Langzeitstudie, der Sieben-Länder-Studie (Seven Countries Study), wurden die Ernährungsgewohnheiten von etwa 13000 Männern aus den USA, Finnland, den Niederlanden, Italien, dem ehemaligen Jugoslawien, Griechenland und Japan über einen Zeitraum von 15 Jahren beobachtet. [57]

Nach dem Beobachtungszeitraum zeigten sich sehr deutliche Unterschiede in der Sterblichkeit bei koronaren Herzerkrankungen (KHK). [58] Während bei den Untersuchungsgruppen aus den Mittelmeerländern die 15-Jahres-Mortalität (bezogen auf 10000 Einwohner) bei 331 lag, verstarben in der Vergleichsgruppe aus Nordeuropa etwa dreimal so viele Menschen an KHK!

Wie ließ sich die große Diskrepanz erklären?

Die Auswertung der Verzehrgewohnheiten ergab für die Mittelmeerländer eine eher geringe Aufnahme gesättigter Fettsäuren, eine hohe Zufuhr mehrfach ungesättigter Fettsäuren sowie einen vergleichsweise hohen Anteil von Kohlenhydraten in der Nahrung. Interessanterweise unterschied sich die Gesamtfettaufnahme der Mittelmeerbewohner kaum von der der in Nordeuropa oder den USA untersuchten Bevölkerungsgruppen und auch die Cholesterinaufnahme konnte die Differenzen nicht erklären.

Der große und damit ausschlaggebende Unterschied lag nicht im Fettverzehr an sich, sondern in der Zusammensetzung der Nahrungsfette – und war ein Hinweis darauf, dass eine hohe Zufuhr gesättigter Fettsäuren mit einer höheren Sterblichkeit bei Herz-Kreislauf-Erkrankungen korreliert.

Umgekehrt reduziert eine Verschiebung zugunsten von mehrfach ungesättigten Fettsäuren die Mortalität. So lag bereits im Jahr 1960 die tägliche Zufuhr von Olivenöl in Kreta bei 95 Gramm. Olivenöl gilt als einer der wichtigsten Lieferanten von mehrfach ungesättigten Fettsäuren in den Mittelmeerländern. [121]

Das Fazit der Studie war eindeutig: Der Verzehr gesättigter Fettsäuren ist eng assoziiert mit der Inzidenz koronarer Herzerkrankungen (KHK). Am höchsten im Vergleich zu anderen Ländern waren sowohl der Verzehr als auch die Inzidenz von KHK in Ostfinnland. Die finnische Region Nordkarelien wies die weltweit höchste Rate von Herz-Kreislauf-Erkrankungen und eine besonders niedrige Lebenserwartung der männlichen Bevölkerung auf.

Revolutionär: das Nordkarelien-Projekt

Aufgrund dieser Tatsache wurde das bahnbrechende Nordkarelien-Projekt (North Karelia Project) ins Leben gerufen, das unter anderem über eine gesündere Lebensweise aufklären sollte. Kernstück dieses Interventionsprojektes auf Bevölkerungsebene war die Reduzierung der in der Sieben-Länder-Studie identifizierten Risikofaktoren. Daher sollten gesättigte Fette in der Nahrung reduziert (hauptsächlich durch Ersatz von Butter durch Rapsöl), ein höherer Gemüsekonsum angestrebt sowie der Salz- und Tabakkonsum eingeschränkt werden. [53]

Wegen des großen Erfolgs wurde das Projekt im Jahr 1977 auf ganz Finnland ausgedehnt. Im ganzen Land erschienen damals sehr viele Artikel über die gesunde Ernährungsform in Zeitungen, es wurde ein reger Austausch zwischen öffentlichem Gesundheitswesen, Lebensmittelindustrie, Schulen und Organisationen gefördert und Laien sowie Verpflegungspersonal für Krankenhäuser, Schulen etc. wurden geschult. Dieses Bündel aufklärender Maßnahmen bewirkte innerhalb von 40 Jahren einen starken Rückgang der KHK-Inzidenz und der damit verbundenen Sterberate um 82 Prozent bei Männern und um 84 Prozent bei Frauen in Ostfinnland. Die Lebenserwartung der Gesamtbevölkerung stieg um zehn Jahre und Umfragen ergaben außerdem eine Verbesserung des subjektiven Wohlbefindens. [97]

Die erfolgte Ernährungsumstellung hatte ebenso einen Einfluss auf die Verringerung anderer Risikofaktoren wie des Serumcholesterinspiegels. Damit war auch das Ziel des Projektes erreicht, den erhöhten Cholesterinspiegel, der als ein kardiovaskulärer Risikofaktor gilt, zu reduzieren. [111, 127] Nachdem also Produkte mit gesättigten Fettsäuren wie Butter, Vollmilch und fettreiches Fleisch durch Margarine, pflanzliches Öl (Rapsöl), fettarme Milch, mageren Fisch und Geflügel ersetzt worden waren, sank der Serumcholesterinspiegel in Nordkarelien zwischen 1972 und 2012 um 20 Prozent bei Männern und Frauen.

Ein zweites Ziel des Projekts war es, den Bluthochdruck als weiteren Risikofaktor zu reduzieren. Innerhalb von fünf Jahren sollte eine Gesundheitskampagne eine Salzreduktion für die breite Bevölkerung realisieren. Dazu gehörte, dass die Industrie den Salzanteil von Lebensmitteln reduzierte und Salz durch spezielle Mineralsalze, die statt Natrium Kalium und Magnesium enthielten, ersetzte. Die breite Masse wurde über den Zusammenhang zwischen erhöhtem Blutdruck und Salzkonsum aufgeklärt. Damit konnte eine Reduktion des mittleren systolischen Blutdrucks von 149 auf 134 bei Männern und von 153 auf 127 bei Frauen erreicht werden.

Relativ zeitig zeigten sich auch in Studien, die man im finnischen Nordkarelien mit einer fettarmen, aber an ungesättigten Fettsäuren reichen Ernährung durchführte, deutliche Vorteile in Bezug auf Herz-Kreislauf-Erkrankungen. Diese Ernährungsweise führte zu einer Senkung sowohl des Gesamt-

Äpfel

Sie haben nur wenig Kalorien, dafür fast alle Vitamine, die wir benötigen: Vitamin C, E, K, B_1, B_2, B_6, daneben Mineralstoffe wie Kalium, Eisen, Jod und Zink. Äpfel enthalten reichlich Quercetin, einen sekundären Pflanzenstoff mit positiver gesundheitlicher Wirkung, sowie Ballaststoffe wie Pektin. Das macht sie zu Allroundern, die die Darmtätigkeit anregen, den Cholesterinspiegel senken, vor Entzündungen und Zellschäden schützen, blutdrucksenkend und positiv auf das Immunsystem wirken.

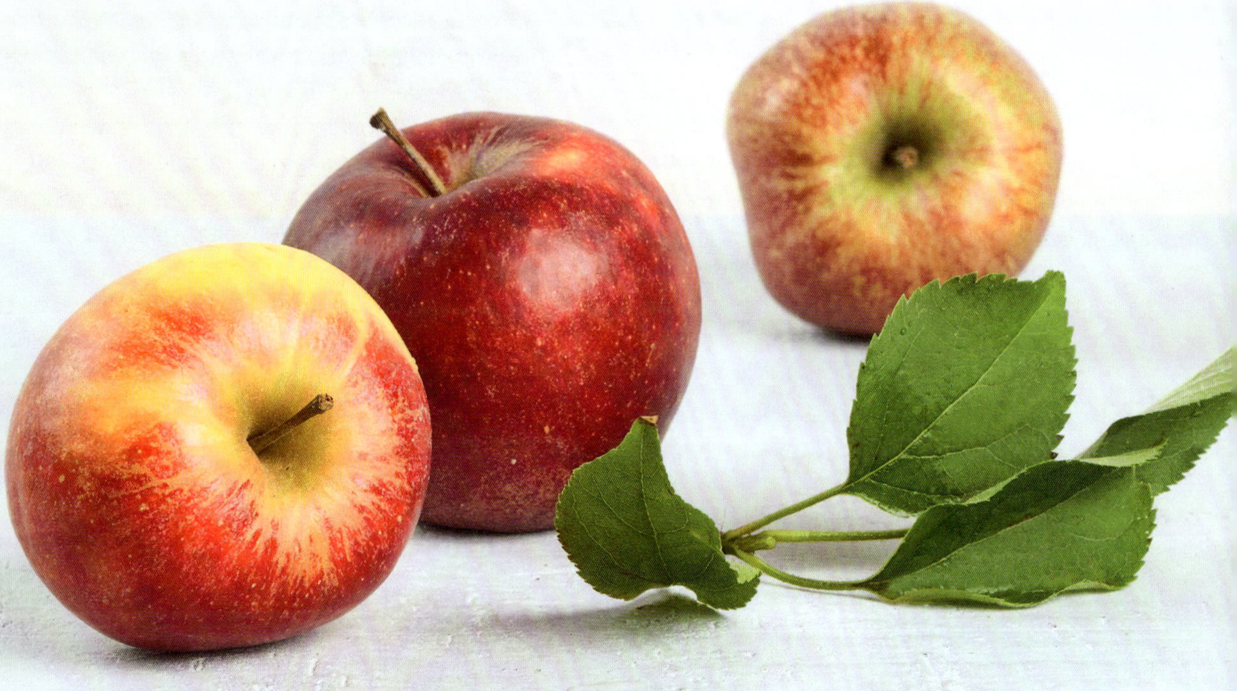

als auch des LDL-Cholesterins sowie von Apolipoprotein B um 20 Prozent. Außerdem konnte eine ausgeprägte blutdrucksenkende Wirkung festgestellt werden. [32, 96]

Schon früh zeigte sich, was gesund ist

Ein Drittel aller weltweiten Todesfälle sind das Resultat kardiovaskulärer Erkrankungen. Diese Erkrankungen sind häufig assoziiert mit einer ungesunden Lebensweise, einer schlechten Ernährung sowie Substanzenmissbrauch (wobei die Auswertung des Tabakkonsums in diesem Buch nicht aufgeführt wird). Das Nordkarelien-Projekt demonstrierte dies bereits vor vielen, vielen Jahren. Somit war schon damals klar, dass der Lifestyle, die Ernährungsgewohnheiten und die Lebensweise, einen sehr großen Einfluss auf unser gesundheitliches Wohlergehen haben.

Auch die Sieben-Länder-Studie (Seite 12), in der u. a. die Ernährung in Mittelmeerländern untersucht wurde, belegte schon früh die zahlreichen gesundheitlichen Vorteile der mediterranen Ernährungsweise. Und doch dauerte es noch recht lange, bis sich die mediterrane Ernährung als gesunde Ernährungsform in anderen Ländern durchsetzen konnte.

Erste Versuche mit einer neuen Ernährung

Da nun klar war, dass viele Krankheiten ernährungsbedingt sind, sollten neue Ernährungsweisen die Gesundheit der Gesamtbevölkerung verbessern – und zwar solche, die in den nordischen Ländern akzeptiert werden.

Die Einführung der als gesund bekannten mediterranen Ernährung in den nordischen Ländern gestaltete sich trotz der erwiesenen erheblichen gesundheitlichen Vorteile schwierig. Es gelang nur schlecht, mit nur einer allgemeinen Broschüre die Menschen in nordischen Ländern dazu zu bewegen, sich mediterran zu ernähren. Dazu wären individuellere Maßnahmen wie persönliche Ernährungsberatung, eine manuelle Ausgabe der Broschüre sowie webbasierte Informationen notwendig gewesen.

Doch die Essgewohnheiten waren einfach zu verschieden. Während bestimmte Gemüsesorten und Fisch sowohl Teil der mediterranen als auch der nordischen Ernährungsweise waren, waren die Verwendung typisch mediterraner Lebensmittel wie Olivenöl oder bestimmter Früchte schwer zu vermitteln.

Andere Umstände, veränderte Ernährungsgewohnheiten

Dass eine Ernährungsweise nicht nur von Essgewohnheiten, sondern auch vom regionalen Angebot sowie der Erhältlichkeit und den Preisen der Lebensmittel abhängig ist, zeigte u. a. eine Studie an Studenten, die wegen eines Auslandsstudiums ihre Heimatregion verlassen hatten. Sie legten ihre üblichen Ernährungsgewohnheiten umständehalber ab. Griechische Studenten, die nun beispielsweise in Glasgow wohnten, aßen deutlich weniger Obst und Gemüse, als sie es von zu Hause gewohnt waren (363 statt 124 Gramm pro Tag), dafür aber mehr Kekse und Snacks. Als Grund nannten sie den höheren Preis und die mangelnde Bandbreite der gewohnten Lebensmittel sowie das Fehlen des gewohnten Geschmacks.

Die Studie zeigte also, dass Migranten ihre gesünderen Essgewohnheiten oft aufgeben, wenn sie in Gegenden wohnen, wo diese schwerer beizubehalten sind. Sie erklärt aber auch die mangelnde Akzeptanz bzw. die höhere Barriere, eine mediterrane Ernährung in nordischen Ländern zu etablieren.

Daher wurde klar, dass eine gesunde nordische Ernährung Lebensmittel beinhalten musste, die die gleichen gesundheitsfördernden Wirkungen haben wie das Pendant aus der mediterranen Ernährung.[93] Und das ist möglich, wie viele Studien, Untersuchungen und letztlich auch die Praxis zeigen: Ob in Deutschland, Norwegen, Italien oder Griechenland – überall gibt es regionale Produkte, die gesund sind und gesundheitsfördernde Inhaltsstoffe besitzen.

Leider konnte man die gesundheitsförderliche mediterrane Ernährung in Studien nicht auf nördlichere Länder wie Südengland, Schottland oder die Niederlande übertragen. Dazu unterschied sich deren ursprüngliche Ernährung zu sehr von der mediterranen. Das lag zum einen an der mangelnden Verfügbarkeit nicht heimischer Lebensmittel und zum anderen am ungewohnten Geschmack. Gerade die regionalen und saisonalen Lebensmittel in nordischen Ländern unterschieden sich von denen, die man in südlichen Ländern üblicherweise bekam und aß.[99]

Die nordischen Länder sind eine geografische und kulturelle Region in Nordeuropa und im Nordatlantik und schließen Dänemark, Finnland, Island, Norwegen und Schweden ein. Vor allem im englischsprachigen Raum wird als Synonym für die nordischen Länder der Begriff »Skandinavien« verwendet.

Eine neue nordische Ernährungsweise entsteht

Der Fragestellung, eine adäquate Ernährungsweise zu finden, nahmen sich die Forscher Elling Bere und Johannes Brug an. Sie wollten für die nordischen Länder eine ebenso gute wie gesundheitsfördernde und umweltfreundliche Ernährung schaffen, wie sie in den Mittelmeerländern exisitiert.[10] Weil viele Studien bereits gezeigt hatten, dass sich kulturell fremde Ernährungsweisen nicht einfach so auf eine

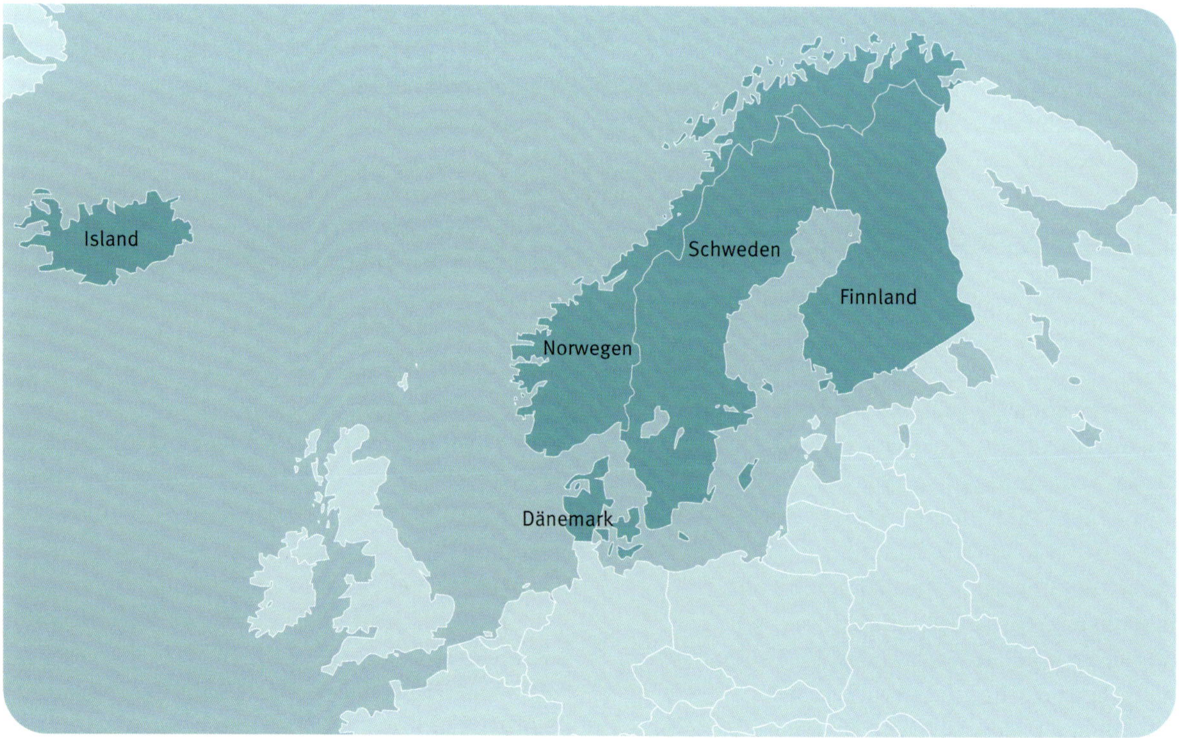

andere Kultur und Region übertragen lassen, sollte die bekannte mediterrane Ernährung aber nicht eins zu eins übernommen werden. Die Gründe waren vielfältig: Essgewohnheiten und Gerichte sind so ungewohnt, dass sie keine Akzeptanz finden, im Land nicht kultivierte oder angebaute Nahrungsmittel sind schwer zu beschaffen und teuer, und letztlich kann es nicht wünschenswert sein, dass sich die ganze Welt nur noch mediterran ernährt. Immerhin sind so viele tolle regionale und gesundheitsfördernde Lebensmittel überall zu finden!

Die Autoren wollten also eine regionale nordische Ernährung schaffen, die sowohl umweltfreundlich und realisierbar ist, als auch Akzeptanz in der Gesellschaft findet und schmeckt. Sie untersuchten im Folgenden zwei Ansätze. Im einen Fall sollten reichlich gesundheitsfördernde Inhaltsstoffe enthalten sein, im anderen sollte das Essen als Ganzes betrachtet werden.

Ansatz 1: der Nordische Nährstoffschlüssel

Im ersten Ansatz lag die Betrachtung daher auf dem Nährstoffschlüssel der Lebensmittel, die zu den Nordic Nutrition Recommendations (Nordische Ernährungsempfehlungen; NNR)[19] führte. Die NNR sind das Ergebnis einer Zusammenarbeit zwischen Dänemark, Finnland, Island, Norwegen und Schweden und bieten wissenschaftliche Empfehlungen für bessere Ernährungsgewohnheiten und körperliche Aktivitäten. Zusätzlich sollen sie die Grundlange für die Inhaltsstoffangabe auf Produkten sein.

Leider ist dieser Weg allein, bei dem nur die Nährstoffe betrachtet werden, nicht besonders effektiv. Die gesundheitlichen Probleme der Bevölkerung sind nicht an einem reinen Nährstoffmangel festzumachen, sondern an dem, was und wie viel die Menschen essen (häufig ist es zu viel), und allgemein an ihren Essgewohnheiten.

Ein Beispiel macht es noch anschaulicher: Wie wir wissen, sind in den meisten Ländern Herz-Kreislauf-Erkrankungen und Krebs die Hauptursachen von Morbidität (Erkrankungsrate) und Mortalität (Sterblichkeitsmaß). Die Ernährung ist ein direkter oder indirekter Einflussfaktor für diese und weitere (chronische) Erkrankungen. Einen klaren Zusammenhang zwischen der Einnahme von Nahrungsergänzungsmitteln (NEM) wie Antioxidantien oder Omega-3-Fettsäuren und der Mortalität ließ sich beispielsweise in zwei Übersichtsarbeiten nicht feststellen und damit konnte kein Effekt der reinen Nährstoffsupplementation nachgewiesen werden.[11,47] Das macht es sehr wahrscheinlich, dass nur die ganzen Lebensmittel (wie Früchte, Fisch oder Gemüse) und die Ernährungsweisen einen Einfluss auf das das Risiko, bestimmte Krankheiten zu entwickeln, haben.

Ansatz 2: die nordische Ernährungsweise

Der andere Ansatz war daher, die Lebensmittel, das Essen selbst und die Ernährungsmuster zu betrachten. Der Ansatz entspricht auch dem Weg, nach dem wir fast alle intuitiv vorgehen. Wir wählen unser Essen nicht nach Nährstoffen aus, sondern unterteilen Lebensmittel in Gruppen, also Obst und Gemüse, Getreide wie Brot und Brötchen, Frühstückscerealien oder Müsli, Milchprodukte wie Käse, Quark, Joghurt und Milch, Fleisch, Fisch, Meeresfrüchte und Eier. Außerdem Nüsse, Kerne und Samen, Öle, Fette sowie Getränke. Dies alles spiegelt sich in sogenannten Ernährungspyramiden (Seite 29), Tellerdiagrammen (Seite 30) und Ähnlichem wider. Die meisten Länderküchen bieten vier oder fünf Lebensmittelhauptgruppen, aus denen sich eine ausgeglichene, gesunde Ernährung erstellen lässt:

Lebensmittelgruppen in den meisten Länderküchen:

1. Brot, Reis, Getreide oder andere stärkehaltigen Lebensmittel
2. Obst und Gemüse
3. Milchprodukte
4. Fleisch, Fisch und entsprechende Alternativen
5. Öle und Fette

Wurzelgemüse

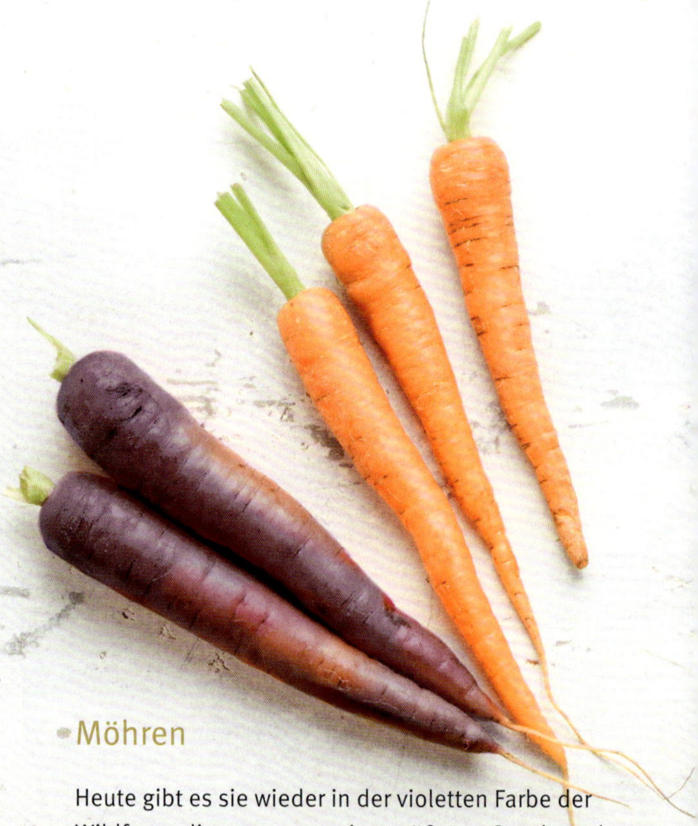

Küchensprachlich sind unter dem Begriff Wurzelgemüse nährstoffreiche Speicherwurzeln zusammengefasst, die ein unterirdisches Rhizom in Rüben- oder Zwiebelform bilden. Je nach Definition gibt es eine Überschneidung mit Knollengemüse oder stärkereichen Wurzeln und Knollen wie z. B. der Kartoffel. In nördlichen Ländern finden sich Speiserüben, Pastinaken, Möhren, Rote Bete, Petersilienwurzeln, Zwiebeln, Knollensellerie, Radieschen, Rettich und Schwarzwurzeln.

Möhren

Heute gibt es sie wieder in der violetten Farbe der Wildform, die zugunsten eines süßeren Geschmacks in der orangefarbenen Variante weggezüchtet wurde. Das enthaltene Beta-Carotin wirkt u. a. antioxidativ. Am besten werden Carotinoide aufgenommen, wenn die Zellwände durch Kochen oder Pressen zerstört werden und Fett dazukommt. Möhren enthalten den verdauungsfördernden Ballaststoff Pektin.

Pastinaken

Mit ihrem leicht süßlichen Geschmack sind sie für Babybreie beliebt. Mit oder ohne Schale können sie gekocht, gedämpft, angebraten oder frittiert werden. Gerieben, in Scheiben oder Würfel geschnitten schmecken sie auch roh. Man kann aus ihnen Suppen, Breie, Salat oder Pestos zubereiten.

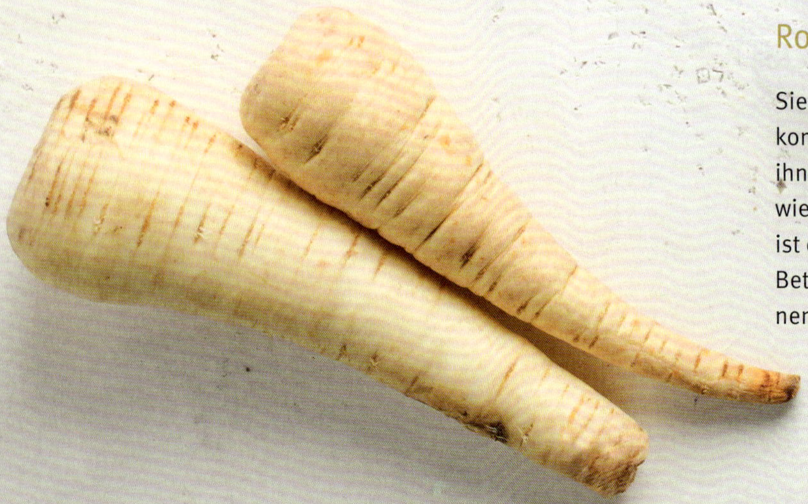

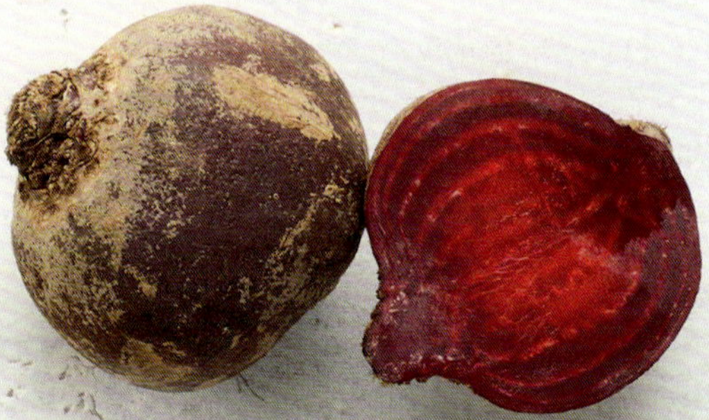

Rote Bete

Sie waren lange etwas in Vergessenheit geraten, kommen jetzt aber wieder häufiger auf den Tisch. In ihnen finden sich reichlich Folsäure, Mineralstoffe wie Kalzium und Eisen sowie Vitamin C. Außerdem ist der zu den Flavonoiden zählende Phytonährstoff Betanin enthalten. Rote Beten sind fettarm und eignen sich daher gut für kalorienarme Gerichte.

Petersilienwurzel

... auch Wurzelpetersilie genannt, ist eine spitz zulaufende Rübe, die der Pastinake sehr ähnlich sieht. Geschmacklich erinnert sie eher an Knollensellerie und wird auch so verwendet: für Suppen, Eintöpfe oder als Bestandteil des Suppengrüns. Sie kann sowohl als Rohkost als auch gegart gegessen werden. Als typisches Herbst- und Wintergemüse ist sie eine gute Vitamin-C-Quelle in der kalten Jahreszeit.

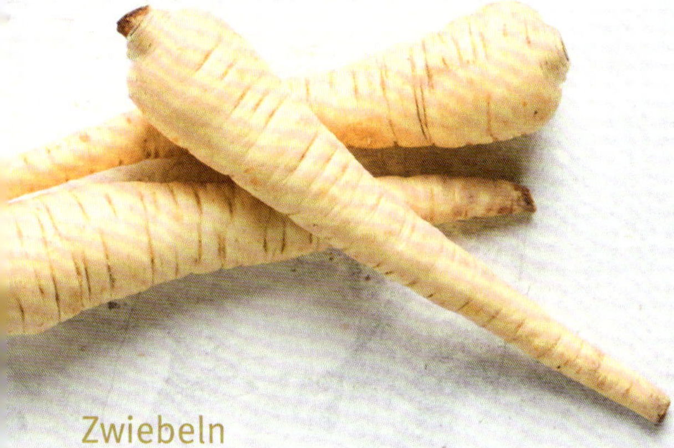

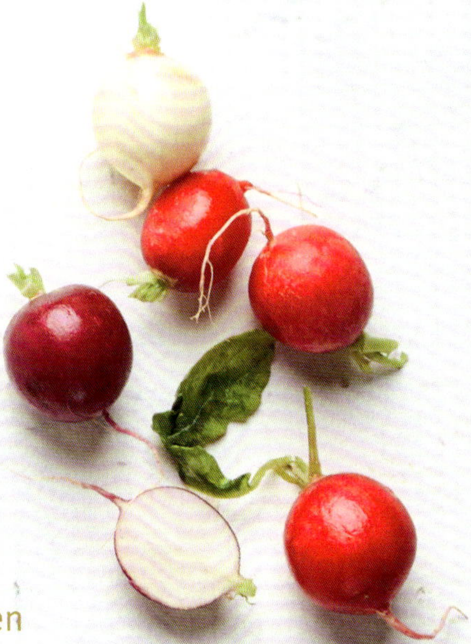

Radieschen

Sie sind ein kalorienarmer, knackiger Snack und enthalten Vitamin C und K, Eisen, Folsäure und Kalium. Ihre typische leichte Schärfe stammt aus den enthaltenen Senfölen (Glucosinolaten), die Leber und Galle anregen. Wie andere Kreuzblütler wirken sie entzündungshemmend.

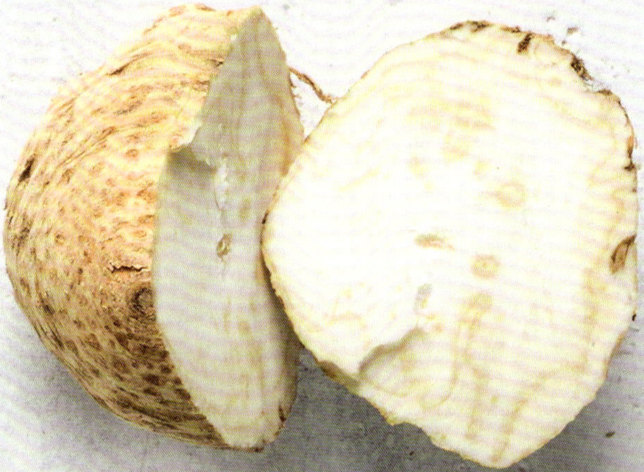

Zwiebeln

Zwiebeln enthalten keine Stärke, sondern bilden und speichern Fruktane als Reservestoff. Der menschliche Körper ist nicht in der Lage, Fruktane zu spalten und aufzunehmen. Daher gelangen sie unverdaut in den Dickdarm, wo sie zu Blähungen führen können. Die Küchenzwiebel gibt es in den milderen Sorten Weiß und Rot oder schärfer in Gelb, ihr Einsatz ist vielfältig in deftigen Gerichten.

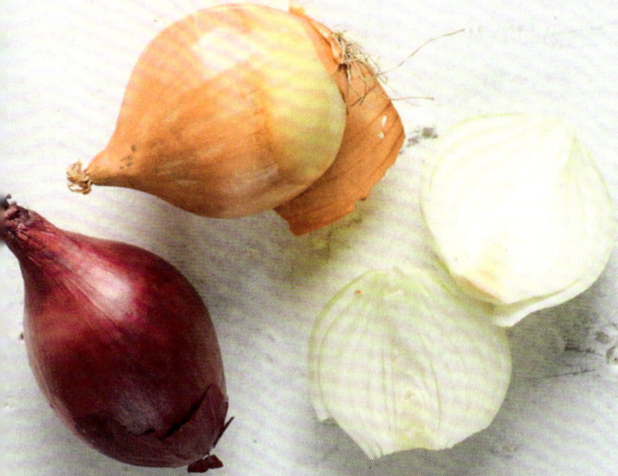

Knollensellerie

Sowohl die Stangen (Staudensellerie) als auch die Knolle des Selleries können roh und gekocht gegessen werden. Typischerweise findet sich Sellerie in Suppen, Saucen und Eintopfgerichten wieder. Die Knolle kann jedoch auch gerieben zu Puffern oder Püree verarbeitet und als Ersatz für die Kartoffel verwendet werden. Sellerie ist ballaststoffreich und enthält ebenfalls Senföle.

Fachleute sind sich darüber einig, dass die Lebensmittel aus manchen Gruppen deutlich häufiger und mehr gegessen werden sollten, vor allem Obst und Gemüse, andere dafür weniger. Ballaststoffreiche Produkte wie Vollkornbrot werden empfohlen, genauso wie fettarme Milchprodukte. Fisch und Geflügel sollten rotem Fleisch vorgezogen werden und pflanzliche Öle mit mehrfach ungesättigten Fettsäuren den tierischen Fetten.

Mediterran für alle?

Wie schon bekannt war, war das beste Beispiel dafür, wie dieser lebensmittelorientierte Weg beschritten werden kann, die mediterrane Ernährung. Hier stehen die Lebensmittelgruppen und die köstlichen Gerichte, die sich daraus zubereiten lassen, im Vordergrund.

Nun muss man sich die Frage stellen, ob es überhaupt ratsam ist, eine so spezifische und regional definierte Ernährung überall auf der Welt anzuwenden. Einige Zutaten, die zur mediterranen Ernährung gehören, gedeihen und wachsen in manchen Gegenden wie in den nordischen Ländern überhaupt nicht. Es müssten mehr Gewächshäuser gebaut werden oder man müsste längere Transportwege in Kauf nehmen. Einige Lebensmittel sind nicht in der Menge verfügbar zu machen, in der sie weltweit gebraucht würden. Dazu kommen eigene kulturelle Vorlieben, Essgewohnheiten und typische Produkte der Länder und Regionen, die zugleich gesundheitsfördernd sind. Es wäre doch schade, auf diese zu verzichten, nur weil sie nicht Teil der mediterranen Ernährung sind. Die Menschen in Japan beispielsweise haben die höchste Lebenserwartung weltweit, was wohl auch an ihrer Ernährungsweise mit ihren spezifischen Lebensmitteln liegt. [131]

Die Healthy Nordic Diet nach Bere und Brug

Es war also naheliegend, eine gesunde, lokale, kulturell gewohnte Ernährung auch außerhalb des Mittelmeerraums zu ersinnen. Bere und Brug schlugen daher eine Zusammenstellung für eine »Healthy Nordic Diet« vor (veröffentlicht 2009).

Die Lebensmittelkomponenten sollten folgende Kriterien erfüllen:

- Es sollten traditionelle und häufig verzehrte nordische Lebensmittel sein.
- Die Lebensmittel sollten in nordischen Ländern in großem Maßstab angebaut werden, ohne dass externe Energiequellen wie Gewächshäuser benötigt werden.
- Die Lebensmittel sollten ein höheres gesundheitsförderndes Potential haben als ähnliche Produkte aus der gleichen Gruppe.
- Wenn möglich, sollten sie als ganzes Lebensmittel verzehrt werden und nicht nur in kleinen Mengen wie z. B. Gewürze. [10]

Lebensmittel-Gegenstücke wurden definiert

Unter Berücksichtigung dieser Ausgangssituation und mit der mediterranen Ernährung als Grundlage suchten die Autoren nach passenden nordischen »Gegenstücken«, die ebenfalls gesundheitsfördernde Eigenschaften besitzen. Es war ihnen wichtig zu betonen, dass nicht die ganze Welt eine Mittelmeerdiät benötig. Um die Ernährungsvielfalt, den kulturellen Reichtum und sein Erbe zu erhalten, und auch aus Umweltgründen erschien es angemessener, regional angepasste Ernährungsformen auf der ganzen Welt zu fördern. [10]

Nordische Lebensmittel sollten spezielle mediterrane, in südlichen Gegenden heimische Lebensmittel ersetzen. Es kristallisierten sich Lebensmittelgruppen heraus, die eine lange Tradition in diesen Ländern haben: Die dortige Ernährung enthielt seit jeher (Wild-)Beeren und heimische Obstsorten wie Äpfel und Birnen, die in diesen kühleren Gegenden wuchsen. Zudem wurden Hafer- sowie Roggen- und Gerstenvollkornprodukte wie zum Beispiel Vollkorn-Roggenbrot oder Haferbrei häufig verzehrt. Außerdem haben magerer und fetter Fisch, Wildtiere, lokale Gemüsesorten wie Kohl und Wurzelgemüse eine lange Tradition und sind auch heute noch beliebt.

Als Ergebnis konnten die Autoren also sechs Lebensmittelgruppen für eine »Healthy Nordic Diet« mit folgenden gesünderen und nachhaltigen Nahrungsbestandteilen aus nordischen Ländern füllen: mit heimischen wilden Beeren, Kohl, heimischem Fisch und Meeresfrüchten, heimischen Wild- und Weidetieren, Rapsöl, Hafer, Roggen und Gerste. [10]

Rapsöl: Das heimische Rapsöl ersetzt das mediterrane Olivenöl. Der Nachweis, dass der Verzehr von Olivenöl vor Volkskrankheiten wie Krebs [77], Demenz [81] und Herz-Kreislauf-Erkrankungen [38] schützen kann, wurde bereits in vielen Studien erbracht.

Rapsöl hat eine ähnliche Zusammensetzung wie Olivenöl. Es enthält sogar mehr Omega-3-Fettsäuren als dieses und hat daher ein noch besseres Verhältnis von Omega-3- zu Omega-6-Fettsäuren. Die aus Omega-3-Fettsäuren gebildeten Eicosanoide verhindern bzw. reduzieren Entzündungen, während einige Omega-6-Fettsäuren in unserem Körper in entzündungsfördernde Stoffe umgewandelt werden. Das trifft besonders auf die Arachidonsäure zu, die in Lebensmitteln wie Fleisch, Innereien, Schmalz, aber auch Palm- und Sonnenblumenöl vorkommt. Diese Lebensmittel sollten daher seltener verzehrt werden. Außerdem besitzen beide die einfach ungesättigte Omega-9-Fettsäure, die Ölsäure. Weil sie körpereigene Enzyme an der Bildung von Fetten und Cholesterin hindert, kann der regelmäßige Genuss von Rapsöl vor Fettstoffwechselstörungen und den daraus resultierenden Herz-Kreislauf-Erkrankungen wie Schlaganfall schützen. [16, 95] Hierzu finden sich ebenfalls reichlich Studien, die dies für Ölsäure in Olivenöl bewiesen haben. [105] Weiterhin senkt die Ölsäure rezeptorvermittelt den Blutdruck und kann so vor Bluthochdruck schützen. [119]

Der Begriff »Diät«

Dieser Begriff wird im deutschen Sprachgebrauch leider immer wieder mit (Kalorien-) Verzicht und einem »Weniger« in Zusammenhang gebracht. Das Wort »Diät« wird deshalb sehr negativ bewertet. Dabei sollen veränderte Lebens- und Ernährungsweisen uns doch bereichern, zu mehr Gesundheit und weniger Krankheiten führen. Es muss deutlich werden, dass der Begriff »Diät«/»Diet« nur für eine Ernährungsweise steht und nicht für eine Kalorienreduktion.

Gemüse und Hülsenfrüchte: Gemüsesorten und Hülsenfrüchte wie Tomaten, Auberginen, Artischocken und Kichererbsen werden durch Kohlgemüse und Wurzelgemüse ersetzt. Kreuzblütlergemüse wie Brokkoli enthält wertvolle Inhaltstoffe mit gesundheitsfördernden Eigenschaften. [55, 126] Ihren sekundären Pflanzenstoffen, insbesondere den Glucosinolaten, wird ein krebsvorbeugendes Potential zugeschrieben. [45, 91]

Kohl gedeiht im kühlen Klima und wächst sehr gut in nordischen Ländern. Diese Gemüseart ist im Herbst und Winter verzehrbereit, besitzt daher reichlich Vitamine, da sie keine lange Reise hinter sich hatte und frisch geerntet werden kann. Kohl ist eine gute Quelle für Vitamin K und enthält Folsäure. Zudem finden sich in Kohlgemüse Omega-3-Fettsäuren und ebenso wie in Hülsenfrüchten reichlich Ballaststoffe, die gesundheitsfördernde Wirkungen besitzen. Manche Kohlsorten haben mehr Antioxidantien als andere Gemüsesorten. [41]

Beeren: Wichtig war den Autoren auch die Verwendung von heimischen Beeren, die ein unglaubliches gesundheitsförderndes Potential besitzen und überall im Norden gut gedeihen, auch in unseren heimischen Gärten. [26, 88] Sie enthalten, mehr als andere Obstsorten, reichlich Antioxidantien sowie Omega-3-Fettsäuren. [41]

Getreide: Neben (Vollkorn-)Weizen wird in nordischen Ländern Roggen, Hafer und Gerste verzehrt. Roggen, Hafer und Gerste gedeihen im kühlen Klima besser als Weizen. Weizen wird üblicherweise in Form von Weißmehl verwendet, während Hafer und Gerste häufiger in der Vollkornvariante verzehrt werden. Hafer, Roggen und Gerste haben zudem einen niedrigeren glykämischen Index als Produkte aus Weizen und sie enthalten mehr Antioxidantien, mehr Beta-Glucan und weniger Gluten als Weizen (speziell Hafer und Gerste). Die traditionellen Roggensauerteigbrote haben einen besonderen Geschmack und außerdem einen guten Einfluss auf unseren Blutzuckerspiegel nach dem Essen. [35]

Fisch: Fisch und Meeresfrüchte werden in etwa gleich häufig verzehrt und leisten einen großen Beitrag zur Aufnahme von Omega-3-Fettsäuren. Fetter Fisch enthält essenzielle Fettsäuren, speziell die langkettigen Omega-3-Fettsäuren wie EPA und DHA, sowie Vitamin D. Zudem sind Fisch und Meeresfrüchte eine großartige Quelle für Selen, Jod, Vitamin B_{12} und Proteine. [25]

Fleisch: Fleisch sollte bevorzugt von Wildtieren stammen. Wildtiere besitzen ein mageres Fleisch, somit weniger tierisches Fett, sind nicht schadstoffbelastet und enthalten logischerweise keine Antibiotikarückstände, da sie nicht in engen Ställen gehalten werden. [20] Auch Weidetiere sollten bevorzugt, aber in Maßen gegessen werden. Geflügel wird gerne verzehrt und bietet viel Eiweiß.

Alkohol: Anders als bei der mediterranen Ernährung, bei der Rotwein empfohlen wird [15, 18], findet sich bei Bere und Brug keine Empfehlung für den Alkoholgenuss. Nach neuesten Erkenntnissen wird Alkohol auch in kleinen Mengen ohnehin nicht mehr empfohlen.

Milchprodukte: Käse wird sowohl in südlichen als auch in nordischen Ländern gerne gegessen, allerdings sollten fettarme Milchprodukte bevorzugt werden. Die Proteine aus Milchprodukten sind leicht verwertbar und gerade für ältere Menschen eine willkommene Proteinquelle, da sie oft aufgrund von Gebissproblemen und Gebrechlichkeit Fleisch schlechter kauen können. Auch die Zubereitung von Fisch und Fleisch ist aufwendiger, als einen Joghurt mit Beeren und Haferflocken zu verrühren oder ein Brot mit Käse zu belegen. [123]

Hält die Nordic Diet, was sie verspricht?

Nachdem Bere und Brug im Jahr 2009 die Grundzüge einer gesunden nordischen Ernährung dargelegt hatten, stieg das wissenschaftliche Interesse an einer Healthy Nordic Diet als komplettem Ernährungskonzept.

Mehrere Studien wurden in die Wege geleitet, um die gesundheitlichen Auswirkungen dieser Ernährungsform näher zu untersuchen. Es stellte sich die Frage, ob sich durch eine angepasste mediterrane Ernährung, in der gesundheitsfördernde Lebensmittel durch nordische Pendants mit relativ ähnlicher Nährstoffzusammensetzung wie in der mediterranen Ernährung ersetzt werden, auch die gleichen positiven gesundheitlichen Auswirkungen erzielen lassen.

In einigen dieser Studien, die sich mit der neuen gesundheitsfördernden nordischen Ernährung befassten, wurden verschiedene Lebensmittelkomponenten eingesetzt, die sich nur geringfügig unterschieden. So gab es zum Beispiel in einer Studie Beeren und in einer anderen Äpfel und Birnen als heimisches Obst. Gemüse wurde zum Teil unterschieden in Kohl, Hülsenfrüchte und Wurzelgemüse. Oder es wurden für die Getreidekomponente Vollkornprodukte bzw. Roggenbrot sowie Hafer und Frühstückscerealien aufgenommen. Es entstanden verschiedene Indizes wie der Healthy Nordic Food Index, die New Nordic Diet und der Baltic Sea Diet Score zur Beurteilung der Ernährungsweise.

Die Healthy Nordic Diet: Sysdiet-Studie

In der SYSDIET-Studie, einer Ernährungsinterventionsstudie aus den Jahren 2009/2010, wurden 200 Teilnehmer in vier nordischen Ländern untersucht. Ein Teil der Teilnehmer ernährte sich nach der Healthy Nordic Diet von Bere und Brug (Seite 20) und eine Kontrollgruppe nach der nordischen Durchschnittsernährung. Der Schwerpunkt lag auf dem Verzehr von Vollkornprodukten, vielen Beeren, Obst und Gemüse, Rapsöl, drei Fischmahlzeiten pro Woche, fettarmen Milchprodukten und auf dem Meiden zuckerhaltiger Produkte.[124] Auch hier war eine Verbesserung vieler Werte zu erkennen.

Der Healthy Nordic Food Index

Zur Beurteilung der Auswirkungen und Einhaltung einer gesunden nordischen Ernährung wurde der Healthy Nordic Food Index (HNFI) eingeführt.[92] Dieser Index schloss die bekannten traditionellen nordischen Lebensmittel mit zu erwartenden gesundheitlichen Vorteilen ein: Fisch, Kohl, Roggenbrot, Haferflocken, Äpfel, Birnen und Wurzelgemüse. Die Beeren wurden durch Äpfel und Birnen ersetzt und das Getreide genauer als Haferflocken bzw. Cerealien und Roggenbrot definiert.

Mehrere in nordischen Ländern durchgeführte Kohortenstudien mit Erhebung der Ernährungsgewohnheit wendeten dabei den Healthy Nordic Food Index (HNFI) an. Eine dieser Studien ist die schwedischen Women's Lifestyle and Health-Kohortenstudie. Hierbei wurden 450277 Frauen im Alter von 29 bis 49 Jahren (bereits 1991 bis 1992 und 2003) aufgenommen, um den Zusammenhang zwischen einer Healthy Nordic Diet und dem Risiko für kardiovaskuläre Krankheiten zu bestimmen. Frauen, die einen hohen HNFI hatten, nahmen mehr Ballaststoffe und Mikronährstoffe auf als die Kontrollgruppe. [102]

In einer weiteren Studie, der Danish Diet, Cancer and Health Study, wurde der HNFI ebenfalls eingesetzt. Bei der Auswertung des HNFI wurden die Verzehrgewohnheiten (im Sinne ihrer Häufigkeit) von Wurzelgemüse, Kohl, Äpfel, Birnen, Fisch, Roggenbrot sowie Haferflocken bestimmt. Dabei wurde festgestellt, dass die Gesamtsterberate mit steigendem HNFI sank. [92, 98] Je höher der HNFI war, desto niedriger war auch die Inzidenz, an einem kolorektalen Karzinom [31, 65] sowie dem Risiko, an Typ-2-Diabetes zu erkranken. [68]

Die New Nordic Diet

Das OPUS-Projekt (Seite 70) (Optimales Wohlbefinden, Entwicklung und Gesundheit für dänische Kinder durch eine gesunde neue nordische Ernährung) hatte zum Ziel, eine gesunde neue nordische Ernährung (New Nordic Diet/NND) zu entwickeln, die sowohl wohlschmeckend und umweltfreundlich ist als auch auf Lebensmitteln aus der nordischen Region basiert. [87] Im Zuge dieser Studie wurde auch die gesundheitliche Auswirkung betrachtet.

Die New Nordic Diet (NND) zeichnet sich durch einen hohen Anteil von Obst und Gemüse (insbesondere Beeren, Kohl, Wurzelgemüse und Hülsenfrüchte), frischen Kräutern, Kartoffeln, Wildpflanzen und Pilzen aus freier Natur, Vollkornprodukten, Nüssen, Fisch und Schalentieren, Meeresalgen, Tieren aus Freilandhaltung (einschließlich Schwein und Geflügel) sowie Wild aus. Nüsse, Samen und Kerne werden sowohl in der mediterranen Ernährung als auch in der NND verzehrt, jedoch wird in der NND auf die regionalen Walnüsse, Haselnüsse und Kürbiskerne gesetzt, die ebenso wie Mandeln, Pistazien und Pinienkerne wertvolle Inhaltstoffe haben. [86] Insgesamt entspricht die durchschnittliche tägliche Aufnahme von Makro- und Mikronährstoffen in der NND den Vorgaben der Nordic Nutrition Recommendations (Seite 32) (NNR). [86] Die NNR bieten unter anderem wissenschaftliche Empfehlungen für bessere Ernährungsgewohnheiten und Nährwertvorgaben, zum Beispiel für Lebensmittelhersteller.

Bei der Entwicklung der NND wurden folgende Kriterien berücksichtigt: Gesundheit, gastronomisches Potential, nordische Identität und Nachhaltigkeit. Eine gesunde Ernährung soll dazu beitragen, Gewichtszunahme, Adipositas, Typ-2-Diabetes, Herz-Kreislauf-Erkrankungen und Krebs vorzubeugen. [2]

Der Geschmack ist ein wichtiger Aspekt bei der Entwicklung der NND. Er basiert auf Lebensmitteln mit nordischer Identität und kulturellem Erbe, d. h., dass diese Lebensmittel in nordischen Ländern hergestellt wurden. Ein weiterer Punkt – heute mehr denn je –, ist die Nachhaltigkeit. Die Produktion und Zubereitung von Lebensmitteln wirken sich auf mehrfache Art auf unsere Umwelt aus. Unter anderem auf Treibhausgase, die Artenvielfalt, die Landschaft, Umweltgifte und vieles mehr.

Stars der nordischen Küche

Rapsöl

Rapsöl wird raffiniert und unraffiniert, also naturbelassen angeboten. Es besteht zu hohen Anteilen aus einfach ungesättigten Fettsäuren wie der Ölsäure (51 bis 70 Prozent). Dazu kommen 15 bis 30 Prozent Linolsäure und fünf bis sieben Prozent Alpha-Linolensäure sowie in geringen Maßen Palmitin- und Stearinsäure. Somit hat Rapsöl ein gutes Verhältnis von Omega-3- zu Omega-6-Fettsäuren. Rapsöl wird im Gegensatz zu Olivenöl regional erzeugt und verbessert die CO_2-Bilanz.

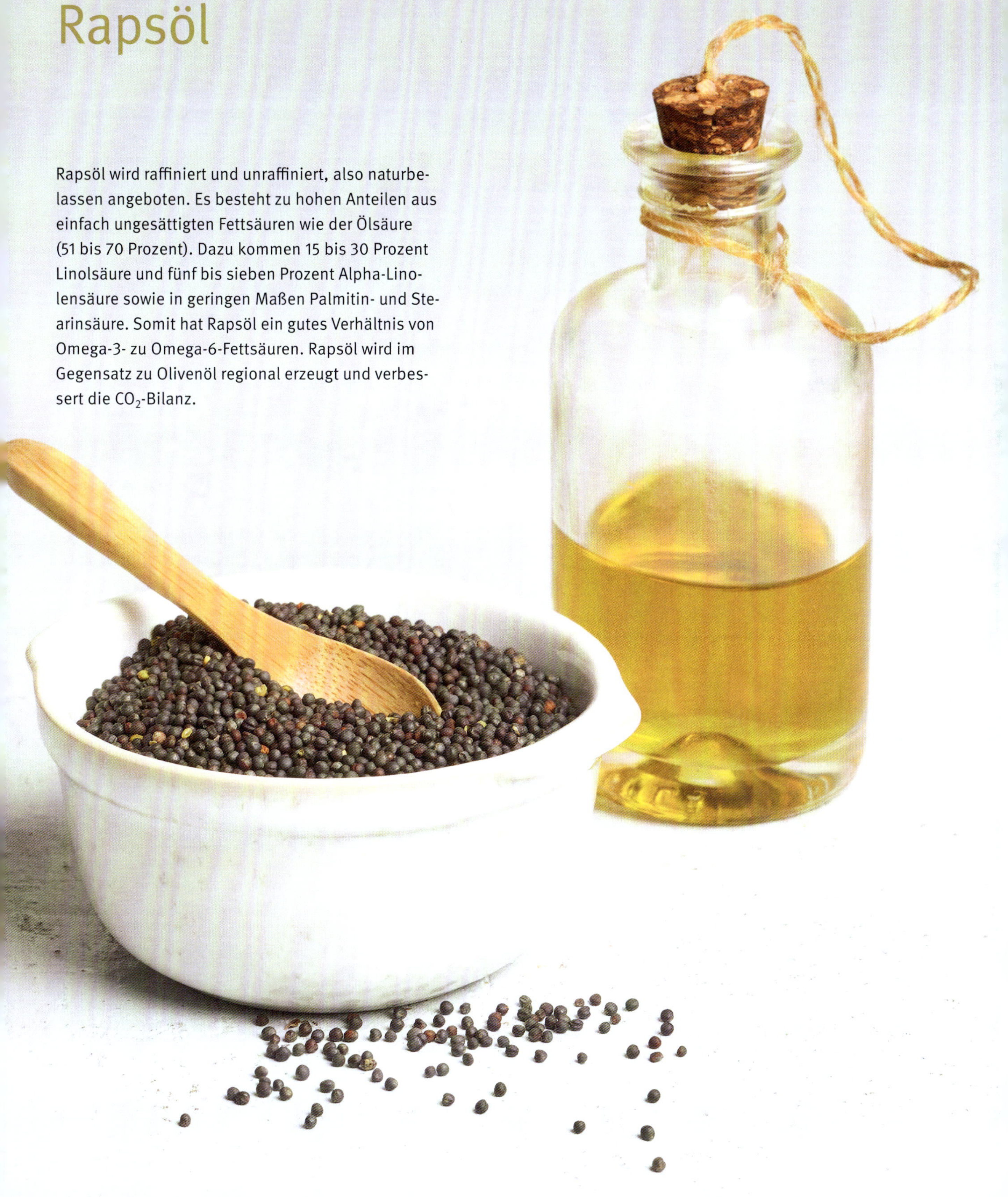

Diese Auswirkungen werden durch die Verbrauchernachfrage beeinflusst und sollten bei der Formulierung der NND berücksichtigt werden. Das dritte Kriterium war die Gesundheit. Ein geringerer Fleischkonsum schafft Platz für mehr kalorienarme Hülsenfrüchte, Gemüse, Obst, Getreide, Kartoffeln usw., von denen die meisten eine bessere Auswirkung auf unsere Gesundheit haben. Studien konnten beweisen, dass die Aufnahme von 600 Gramm oder mehr Obst und Gemüse das Risiko von Herz-Kreislauf-Erkrankungen, Übergewicht und Adipositas und wahrscheinlich bestimmten Krebsarten senkt.

Das Programm zielte sowohl auf Erwachsene als auch auf Kinder ab. Die Studiendurchführenden zeigten, dass es bei Erwachsenen, wenn sie sich ad libitum (also ohne Kalorieneinschränkung) nach der New Nordic Diet ernährten, zu einer Senkung des Blutdrucks und bei Patientinnen und Patienten mit einer zentralen Adipositas zu einer Gewichtsreduktion kam. [94]

Zwischen der Gewichtsreduktion und der begleitend auftretenden Verbesserung der Insulinsensitivität gab es einen Zusammenhang mit dem verstärkten Verzehr von Fisch, Gemüse, Obst und Vollkorn. [59] Bei Kindern führte die Ernährung zu einer verbesserten schulischen Leistung und Lesefähigkeit, was auf erhöhte Eisenwerte und Omega-3-Fettsäuren im Blut der Kinder zurückgeführt wurde. [113]

Der Baltic Sea Diet Score

Ein anderes Instrument zur Bewertung der Ernährung in nordischen Ländern ist der Baltic Sea Diet score (BSDS). Er wird teilweise schon mit »Ostseediät« übersetzt und wurde für die epidemiologische Forschung entwickelt. Um der allgemeinen Gewichtszunahme und Fettleibigkeit in der Bevölkerung vorzubeugen, müssen auch Geschmack und gastronomisches Potential in diesen Empfehlungen berücksichtigt werden, damit sie im Alltag auch eingehalten werden (können).

Der Baltic Sea Diet Score umfasst neun Komponenten, darunter sechs Lebensmittelgruppen: in nördlichen Breiten übliche Getreidesorten wie Hafer, Gerste und Roggen, fettarme Milch, Fisch- und Fleischprodukte, nordisches Gemüse (Gurken, Blattgemüse, Wurzeln, Kohl, Kartoffeln), nordisches Obst und Beeren. Außerdem werden Alkoholkonsum, das Verhältnis gesättigter zu ungesättigten Fettsäuren sowie das Gesamtfett der Nahrung berücksichtigt. [54]

In einer prospektiven Kohortenstudie (DILGOM-Studie (Seite 71)) wurde der BSDS verwendet, um die Einhaltung einer zuvor definierten Ernährung zu messen. Es zeigte sich, dass eine stärkere Einhaltung der Ernährungskomponenten mit einem geringeren Taillenumfang verbunden war, unabhängig vom BMI. Nordische Getreidesorten und Alkohol waren die wichtigsten Komponenten, die den Körperbau beeinflussten.

Darüber hinaus konnte in der Studie eine inverse Assoziation mit dem BSDC und geringgradigen Entzündungen gezeigt werden. Eine hohe Zufuhr von Getreide und nordischen Früchten sowie ein geringer Konsum von Alkohol und rotem und verarbeitetem Fleisch konnten den festgestellten Zusammenhang erklären. Außerdem wurde die Lebensqualität bei Frauen, die sich körperlich mehr bewegten und sich nach dem BSDS ernährten, in der Studie deutlich besser eingestuft. [51]

Die Nordiet-Studie

In einer weiteren Studie, der Nordiet-Studie, bestand die Nordic Diet aus einer ballaststoffreichen Ernährung mit Obst (Äpfel und Birnen) und Beeren, Gemüse, Hülsenfrüchte, Rapsöl, Nüssen, fettarmen Milchprodukten, fettem Fisch (z. B. Lachs, Makrele und Hering) sowie aus Vollkornprodukten. Zudem war sie arm an Salz, zugesetztem Zucker und gesättigten Fetten. [1]

Im Vergleich zur Kontrollgruppe gab es in der ND-Gruppe eine Verbesserung im Fettstoffwechsel: ein Rückgang von Plasmacholesterin, LDL-Cholesterin, ein besseres Verhältnis von LDL zu HDL und eine Reduzierung von Apolipoprotein B/A1. Obwohl es für die ND-Gruppe keine Kalorienreduktion gab, nahm das Körpergewicht nach sechs Wochen im Vergleich zur Kontrollgruppe um vier Prozent ab. [122]

Für viele Menschen mit Gewichtsproblemen kann daher die nordische Ernährung zur Gewichtsabnahme und zum Halten des neuen Gewichts beitragen.

Diabetes-Studie

Die Diabetes- und Ernährungsstudiengruppe der EASD, eine europäische Gesellschaft zur Diabetesforschung, untersuchte nordische Ernährungsmuster, welche reichlich gesunde, traditionelle nordische Lebensmittel enthalten, und werteten dabei 15 prospektive Kohortenstudien von Menschen mit Diabetes zur Bewertung ihres Herz-Kreislauf-Risikos und Personen ohne Diabetes zur Beurteilung ihrer Inzidenz, an Diabetes zu erkranken, aus. Die Einhaltung nordischer Ernährungsmuster, wie der HNFI, New NordicDiet, Nordic Diet oder der BSDS, ist mit einem geringen Risiko für große Herz-Kreislauf-Ereignisse und Diabetes verbunden. Die verfügbaren Studien liefern gute Hinweis auf die Vorteile nordischer Ernährungsmuster bei Menschen mit einem Diabetesrisiko. [82]

Fazit: Wie schneidet die Nordic Diet ab?

Zusammenfassend lässt sich sagen, dass eine Nordic Diet, die aus nährstoffreichen und hauptsächlich regionalen Lebensmitteln besteht, vergleichbare gesundheitsfördernde Auswirkungen hat wie eine mediterrane Ernährung. Als gesundes Ernährungskonzept lässt sie sich einfacher auf nordeuropäische Länder übertragen, da viele Lebensmittelgruppen traditionell dort gerne gegessen werden.

Besonders hervorzuheben ist die Verwendung von regionalen Produkten, die sich auch positiv auf die Umwelt auswirken kann. Das Kriterium der Nachhaltigkeit war den Begründern der Nordic Diet ebenso wichtig wie die nordische Identität und die gesundheitlichen positiven Auswirkungen.

Funktioniert die nordische Ernährung auch bei uns?

Wir können es gleich vorwegnehmen: Aufgrund vorliegender Studien und Untersuchungen lässt sich die Frage direkt mit ja beantworten!

Wie schon oft genug gesagt, ist die Nordic Diet gekennzeichnet durch den Verzehr von heimischen (wilder) Beeren und Obstsorten wie Äpfeln und Birnen, Kohl und anderen heimischen Gemüsesorten, lokalem Fisch und Meeresfrüchten, heimischen Wild- und Weidetieren, Rapsöl, Hafer, Roggen und Gerste sowie fettarmen Milchprodukten und Nüssen. Sie ist vor allem regional, möglichst saisonal und damit nachhaltig und gut für unsere Umwelt.

Aufgrund dieser Lebensmittelauswahl ist die nordische Ernährung unserer deutschen bzw. mitteleuropäischen Ernährung ähnlicher, als es die mediterrane Ernährung ist, die bei uns nicht heimische Gemüse und Früchte enthält. Heimisch sind bei uns Heidelbeeren, Johannisbeeren, Äpfel, Birnen, Rosenkohl, Brokkoli, jede Menge Kartoffeln, Kürbis und Zwiebelgewächse sowie Hafer, Raps, Roggen und Gerste. Es gibt Wälder mit kühlem, feuchtem Klima, in denen Pilze sehr gut gedeihen, die ihren Platz in unserer Ernährung haben. Sie sorgen für eine willkommene Abwechslung im Herbst. Auch der Verzehr von Wildbret ist bei uns üblich und wir genießen Rehrücken, Hase oder Hirschgulasch.

In Deutschland gibt es Forellenzuchten und wir können frische Fische wie Felchen (gehören zu den Lachsfischen), Rotaugen, Barsche, Zander, Hechte, Saiblinge und Aale aus Seen wie dem sauberen Bodensee beziehen. Weidetiere finden sich bei uns ebenfalls in Bioqualität und wir können Biogeflügel genauso gut als Fleischmahlzeit in moderaten Mengen essen.

Trend in die Vergangenheit

Mittlerweile geht der Trend zurück zur regionalen Küche. Gerichte aus den Küchen unserer Großmütter und Urgroßmütter sind wieder angesagt. Man findet in kleinen Cafés und Restaurants Haferporridge, Linsengemüse, Salatbowls mit regionalen Salaten und Wildkräutern. Es gibt einen Hype um Wurzelgemüse wie Petersilienwurzeln und Pastinaken, um alte Kohlsorten wie Rosenkohl und Wirsing, deren gesundheitsfördernde Wirkung sich herumgesprochen hat. Gerichte wie Kohlrouladen, Wirsingküchle, Sauerkraut oder Brote aus Roggensauerteig, Samen und Hafermehl sind daher wieder vermehrt zu finden.

Glücklicherweise, lässt sich sagen, denn diese Zubereitungen enthalten nur wenige Zutaten, keine Geschmacksverstärker, Konservierungsmittel oder künstliche Aromen. Und so tun wir nicht nur unserer Umwelt einen Gefallen, indem wir kurze Transportwege präferieren, keine halbreifen, langgereisten Gemüsesorten und Früchte kaufen, sondern auch uns, die wir nun die komplexen Aromen der frischen und reif geernteten Lebensmittel auskosten können!

Grafiken schaffen Klarheit

Kein einziges Lebensmittel und keine einzelne Lebensmittelgruppe enthält alle notwendigen Nährstoffe in ausreichenden Mengen. Nährwerttabellen zeigen uns, welche Vitamine und Mineralstoffe in den Lebensmitteln enthalten sind. Da es natürlich nicht sinnvoll ist, jeden Tag die Nährstoffe der einzelnen Nahrungsmittel, die man essen möchte, zu berechnen, kann man zur Vereinfachung von Fachgesellschaften veröffentlichte Grafiken wie die Ernährungspyramide oder den Ernährungskreis (Seite 30) heranziehen.[13] So kann eine Ernährungsweise leicht und verständlich präsentiert werden. Selbst Lebensstilfaktoren können schön in einer Grafik veranschaulicht werden, ein Faktor, der bei neuen Ernährungspyramiden und Grafiken immer dabei ist und sein sollte! Diese Lebensstilfaktoren sind sportliche Betätigung, geselliges Beisammensein und gemeinsames Essen.

In einigen Ernährungspyramiden, wie der mediterranen Ernährungspyramide, ist Alkohol bzw. ein Glas Rotwein abgebildet. Das wird sich in der Nordic Diet nicht wiederfinden, denn hier gibt es weder ein Äquivalent noch eine Empfehlung zum Genuss von Rotwein. Bis vor kurzer Zeit wurde davon ausgegangen, dass diese Art von Alkohol gut für das Herz-Kreislauf-System ist, da Menschen in mediterranen Ländern seltener Herzinfarkte erleiden. Ausschlaggebend war aber nicht der im Rotwein enthaltene Alkohol als solcher, sondern das darin vorkommende Resveratrol (Seite 83), das zu den sekundären Pflanzenstoffen gehört und gesundheitsfördernde Eigenschaften besitzt. Weißwein oder anderer Alkohol wie Schnaps enthalten dagegen keinen Pflanzenfarbstoff, wohingegen roter Traubensaft ihn sehr wohl enthält!

Ernährungspyramide des BZfE

Das Bundeszentrum für Ernährung (BZfE) gibt die Ernährungspyramide heraus. Lebensmittel vor grünem Hintergrund sollten möglichst viel verzehrt werden, die vor gelbem Hintergrund weniger und die vor rotem nur in geringen Mengen. Die Anzahl der Kästen steht für die Anzahl der Portionen, wobei die Portionsgröße direkt mit der Größe der ei-

Ernährungspyramide nach den Grundsätzen des Bundeszentrums für Ernährung

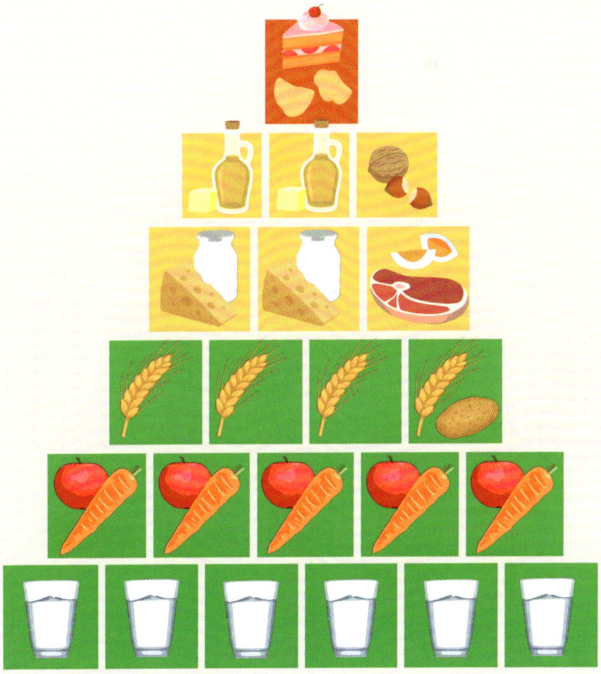

Basierend auf Daten vom Bundeszentrum für Ernährung

genen Hand in Zusammenhang steht, was die Einschätzung der individuellen Portionsgröße deutlich vereinfacht.

Bei Getränken besteht eine Portion für Kinder aus einem kleinen Glas bzw. einer kleinen Tasse, etwa einer Espressotasse, und für Erwachsene aus einem großen Glas.

Bei Gemüse-, Getreide- und Obstportionen ist eine Portion das, was in eine hohle Hand passt. Also fünf Handvoll Gemüse und Obst am Tag. Die DGE empfiehlt zwei Portionen Obst und drei Portionen Gemüse, idealerweise zwei davon als Rohkost.

Beim Getreide wie Brot, Reis, Nudeln und Kartoffeln sind es pro Tag vier Portionen. So kann morgens eine Portion Haferflocken verzehrt werden, zwei Scheiben Brot zum Abendessen und mittags vielleicht noch eine Portion Reis.

Für Milchprodukte, Fisch, Fleisch und Eier sind drei Portionen vorgesehen. Das könnten zwei Scheiben Käse auf dem Abendbrot sein und eine Portion Hähnchenbrust zum Mittagessen oder ein Joghurt zum Frühstück und ein Rührei aus zwei Eiern zum Mittagessen. Um den Kalziumbedarf von 1000 mg am Tag zu decken, können Milchprodukte ebenso wie Nüsse, grünes Blattgemüse oder kalziumreiches Mineralwasser verzehrt werden.

Fette und Öle wären zwei Portionen täglich, möglichst in pflanzlicher Form. Zusätzlich kann eine Portion Nüsse verzehrt werden.

Für Süßes ist eine Portion erlaubt, denn auch süßer Genuss soll nicht ganz tabu sein. Nur maßregeln und auf alles »Ungesunde« (nährstoffarme, aber kalorienreiche Lebensmittel) verzichten ist auf Dauer nicht durchführbar und es geht schließlich um eine ausgewogene Ernährung und eine gute Verteilung der Lebensmittelgruppen.

Ernährungskreis nach den Grundsätzen der Deutschen Gesellschaft für Ernährung

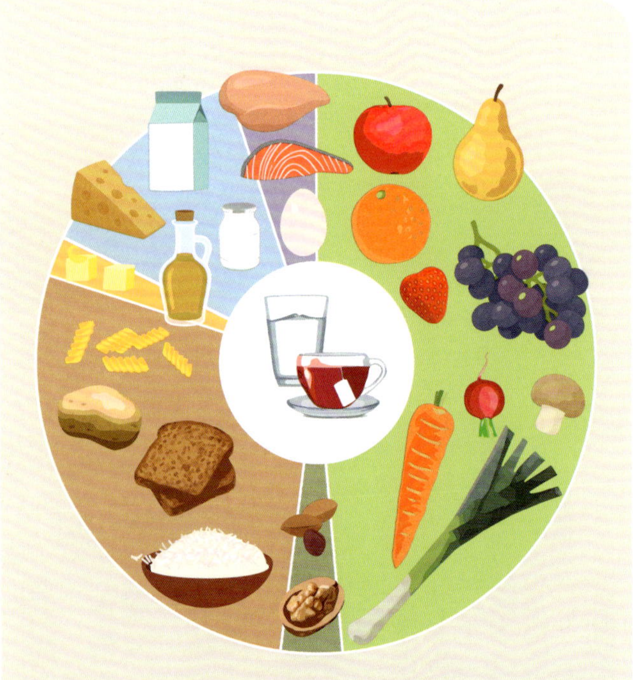

Basierend auf Daten von der Deutschen Gesellschaft für Ernährung

Ernährungskreis der DGE

Von der Deutschen Gesellschaft für Ernährung (DGE) stammt der Ernährungskreis, ein sogenanntes Tellerdiagramm, das die Verteilung der Lebensmittel auf unserem Teller noch besser darstellt.

Bei diesem Teller ist die Hälfte der Lebensmittel bunt, denn sie besteht aus Gemüse und Obst. Es sollte wirklich die Hälfte unserer jeweiligen Mahlzeiten ausmachen! Dann kommen Getreide, darunter Flocken, Brot, Nudeln und Reis. Anschließend werden die Bereiche immer kleiner und enthalten Fleisch, Fisch, Eier, Milchprodukte Öle und Süßes. Die Mitte wird ausgefüllt durch die Getränke, die wir über den Tag verteilt zu uns nehmen sollen.

Stars der nordischen Küche

Kartoffeln

Man unterscheidet Kartoffelsorten in mehligkochende, festkochende und vorwiegend festkochende Sorten nach ihrem Kochtyp, der am Stärkegehalt festgemacht wird. Kartoffeln enthalten reichlich Wasser, Stärke und pflanzliches Eiweiß, aber kaum Fett. Aus diesem Grund sättigen sie trotz geringen Kaloriengehalts gut. Sie weisen fast alle B-Vitamine und Vitamin C auf sowie Ballaststoffe und sekundäre Pflanzenstoffe.

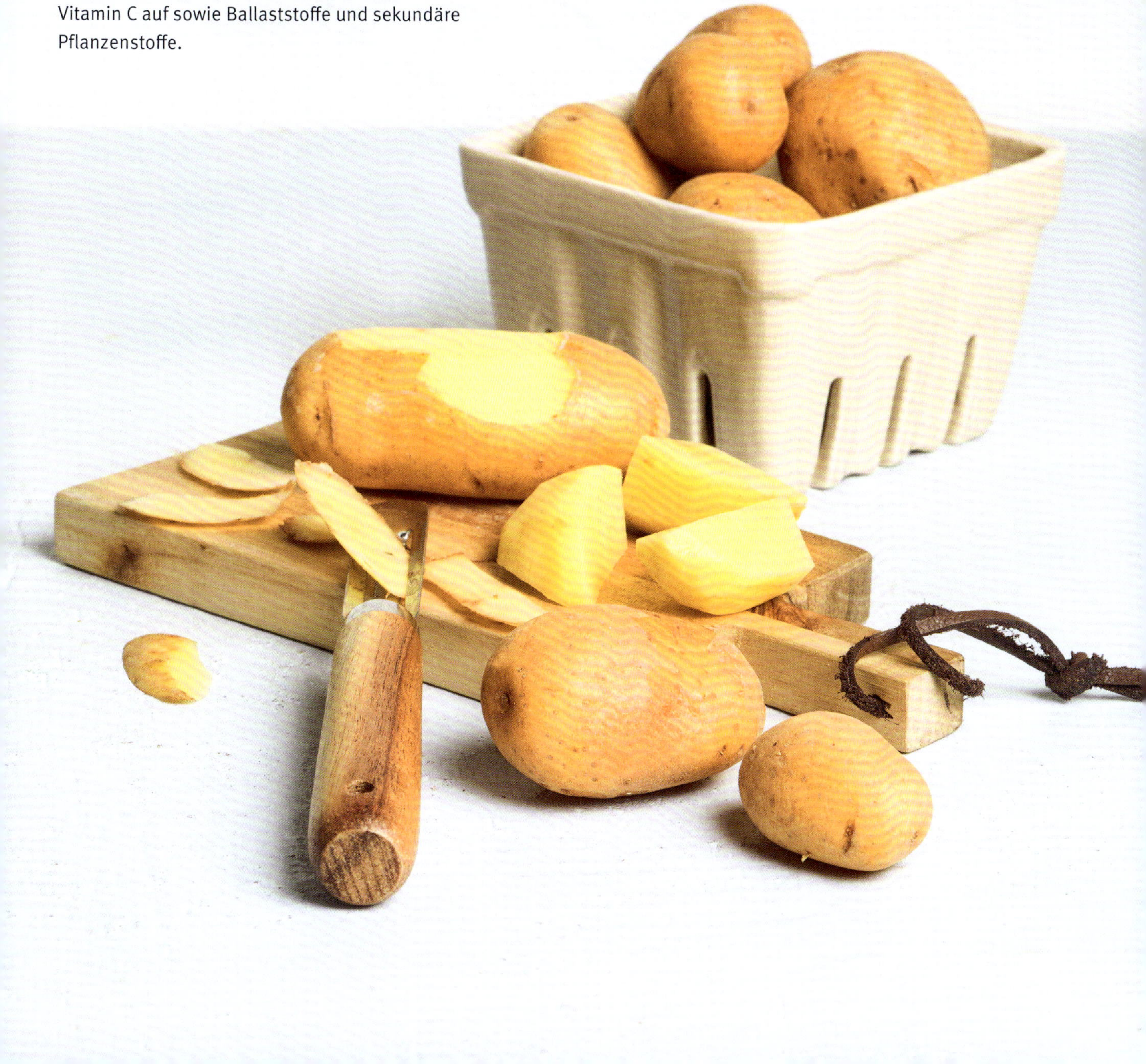

Mittelmeerdiät-Ernährungspyramide

Die Ernährungspyramide für die Mittelmeerdiät hat von ihrer ersten Darstellung bis heute einige Neuerungen erfahren. In diesem Entwurf wurde zum ersten Mal die Zusammensetzung von »Hauptmahlzeiten« beschrieben, um den pflanzlichen Kern dieser Ernährungsweise hervorzuheben. Da die Adipositas eine große Herausforderung für unser Gesundheitssystem darstellt, rückte zusätzlich die Portionsgröße in den Fokus und man riet zu Sparsamkeit und Mäßigung. Der dritte Punkt wurde ebenfalls etwas erweitert und zu der Empfehlung, sich täglich zu bewegen, kamen noch kulturelle Lebensstilelemente sowie der Rat zu ausreichend Ruhe und Geselligkeit und die Verzehrhäufigkeit einzelner Lebensmittelgruppen hinzu. Außerdem wurden Punkte wie Saisonalität, Artenvielfalt und lokale, traditionelle Produkte nicht vergessen. [7] Empfohlen wird eine überwiegend pflanzliche Ernährung mit täglichem Konsum von Gemüse, Obst, Vollkornprodukten, Nüssen, Olivenöl und Gewürzen. Wöchentlich stehen pflanzliche und tierische Eiweißprodukte auf dem Speiseplan wie Hülsenfrüchte, Fisch, Eier, weißes Fleisch. Der Verzehr von Milchprodukten aus Schaf- oder Ziegenmilch sollte mäßig, von rotem Fleisch, verarbeitetem Fleisch und Süßigkeiten minimal sein.

Die Mittelmeerdiät-Ernährungspyramide

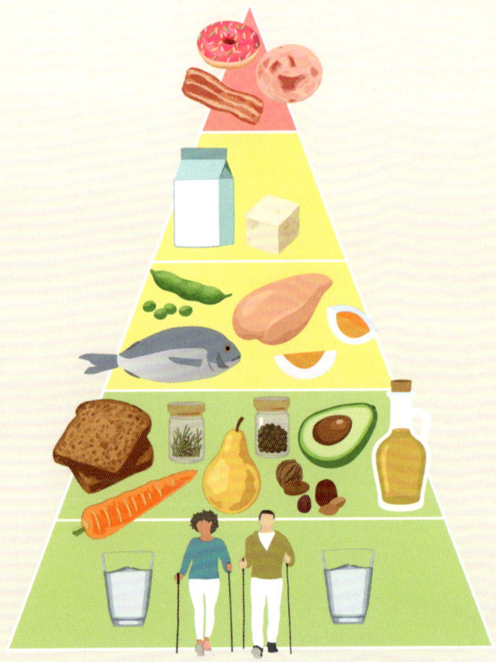

Basierend auf Daten der Mediterranean Diet Foundation Expert Group

Die Nordic Nutrition Recommendations

Die Empfehlungen zur nordischen Ernährung (Nordic Nutrition Recommendations NNR) wurden im Juni 2023 veröffentlicht. Sie sind das Ergebnis der fünfjährigen Arbeit von etwa 400 Expertinnen und Experten aus den nordischen und baltischen Ländern Dänemark, Estland, Finnland, Island, Lettland, Litauen, Norwegen und Schweden. Die Nordic Nutrition Recommendations bieten auch eine Orientierung für die Lebensmittelhersteller. Zudem hat der Verbraucher die Möglichkeit, so zu nährstoffreicheren Produkten zu greifen.

In der sechsten Ausgabe der nordischen Ernährungsempfehlungen gibt es erstmals wissenschaftliche Empfehlungen dazu, welche Lebensmittel gut für die Gesundheit, darüber hinaus aber auch gut für die Umwelt sind. Außerdem wurden die Referenzwerte für Nährstoffe aktualisiert, viele Nährstoffe erhielten zum ersten Mal Referenzwerte und es wurden deutlich mehr Lebensmittelgruppen als in früheren Ausgaben analysiert.

Empfohlen wird eine überwiegend pflanzliche Ernährung mit einem hohen Anteil von Gemüse, Früchten, Beeren, Hülsenfrüchten, Kartoffeln und Vollkorngetreide. Fisch und Nüsse sollten reichlich verzehrt werden, rotes Fleisch und Geflügel nur begrenzt, Alkohol, verarbeitetes Fleisch und andere verarbeitete Lebensmittel, die viel Fett, Salz und Zucker enthalten, nur in geringen Mengen.

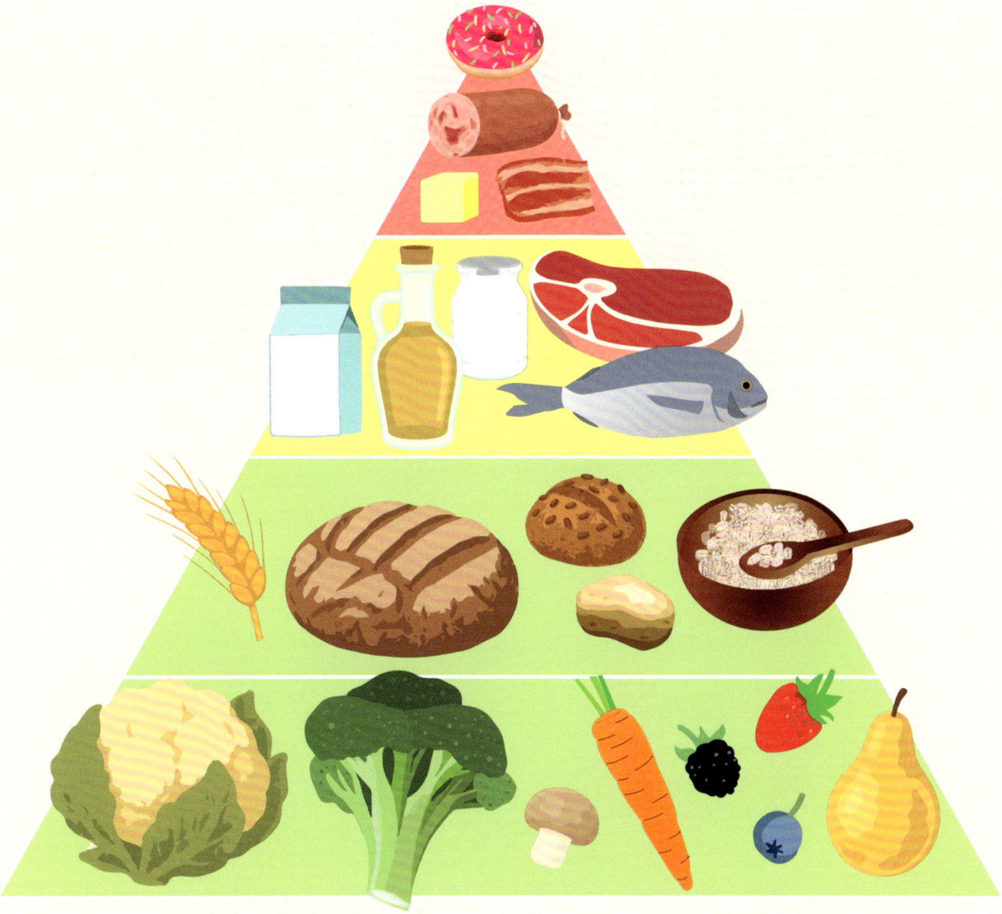

Basierend auf Daten aus Kanerva N et al. The Baltic Sea Diet Score: a tool for assessing healthy eating in Nordic countries. Public Health Nutr. 2014

Pyramide der typischen nordischen Lebensmittel

Grundsätzlich entsprechen diese Empfehlungen den in Deutschland geltenden lebensmittelbezogenen Ernährungsempfehlungen der DGE. Diese werden derzeit ebenfalls unter gleichzeitiger Berücksichtigung von Ernährungs-, Gesundheits-, und Umweltaspekten weiterentwickelt. Der Schwerpunkt der Überarbeitung liegt auf der Reduzierung des Verzehrs von Lebensmittelgruppen, die mit der Entstehung von ernährungsbedingten Krankheiten verbunden sind. Zusätzlich hat die Minimierung von schädlichen Umwelt- und Klimaeffekten Priorität. Oder einfach gesagt: Regionalität und Saisonalität wurden nun mehr in den Fokus gerückt.

Nach den nordischen Empfehlungen sollen pro Tag 500 bis 800 Gramm Gemüse (Kohl- und Wurzelgemüse, Salate und Blattgemüse sowie Kartoffeln und Hülsenfrüchte) sowie 250 Gramm Früchte (Zitrus-, Stein- und Kernobst) und Beeren gegessen werden. Außerdem sollen wöchentlich 300 bis 400 Gramm Fisch und Meeresfrüchte auf dem Speiseplan stehen, davon mindestens 200 Gramm fettreicher Fisch.[48] Diese Menge fettreichen Meeresfisches würde ausreichen, um den Bedarf an Omega-3-Fettsäuren zu decken.

Mittelmeerdiät vs. Nordic Diet

Die Mittelmeerdiät gilt als eine der am besten erforschten Ernährungsformen der Welt. Nach ihrem Vorbild wurde die Nordic Diet entwickelt. Schauen wir uns also einmal Gemeinsamkeiten und Unterschiede genauer an.

Die Mittelmeerdiät (MedDiet) ist ein wissenschaftliches Konzept, das das in den mediterranen Olivenanbaugebieten bis Mitte der 1960er-Jahre vorherrschende traditionelle Ernährungsmuster widerspiegelt. Also in einer Zeit, bevor die Globalisierung ihren Einfluss auf den Lebensstil, einschließlich der Ernährung, hatte. [80]

Die MedDiet zeichnet sich durch eine relativ hohe Gesamtfettaufnahme aus. Die Hauptquelle ist natives Olivenöl. [79, 80] Das sorgt für Wohlgeschmack bei gleichzeitig niedrigem Gehalt an gesättigtem Fett. Kennzeichnend ist auch eine hohe Aufnahme von Gemüse, Obst, Nüssen, Hülsenfrüchten und hauptsächlich unraffiniertem, minimal verarbeiteten Getreide, was für einen hohen Anteil von Nähr- und Ballaststoffen verantwortlich ist. Dazu mäßiger Verzehr von Fisch und Schalentieren, geringer Verzehr von Fleisch und Fleischprodukten und der Konsum von (Rot-)Wein zu den Mahlzeiten. Fermentierte Milchprodukte (Käse und Joghurt) sind in moderaten Mengen enthalten.

Die kardioprotektiven, also herzschützenden Eigenschaften von Olivenöl wurden zunächst auf seinen hohen Gehalt an Ölsäure zurückgeführt. [133] In den letzten Jahren deuten jedoch übereinstimmende Forschungsergebnisse darauf hin, dass bioaktive Polyphenole nur in nativem Olivenöl extra vergine enthalten sind und diese wesentlich zu den gesundheitlichen Vorteilen beitragen. Die Konzentration sekundärer Pflanzenstoffen in Ölen wird durch die Ölgewinnungsverfahren beeinflusst. Olivenöl extra vergine wird aus erster Pressung reifer Früchte gewonnen und hat einen hohen Gehalt an Antioxidantien (Tocopherol, Polyphenole und Phytosterole). Öle geringer Qualität (raffinierte Öle) verlieren trotz einer ähnlichen Fettsäurenzusammensetzung wie bei der extra nativen Sorte ihre antioxidative Wirkung, da sie nach physikalischen und chemischen Verfahren gewonnen werden. Die phenolischen Verbindungen in Olivenöl extra vergine zeigten in vitro und in vivo eine starke antioxidative und entzündungshemmende Wirkung. [106] Viele Menschen empfinden gerade das besonders hochwertige native Olivenöl als kratzig im Hals und ziehen ihm das raffinierte vor, das viel weicher und nicht so intensiv schmeckt. Die kratzige Note stammt aus den Pflanzenstoffen, die sich in dem nativen Öl befinden. Aber auch bei nativem Olivenöl gibt es mildere Sorten.

Die »Entdeckung« der Mittelmeerdiät

Die Vorteile einer mediterranen Ernährung spiegeln sich in zahlreichen Studien wider. In den 1950er-Jahren beschäftigte sich der Wissenschaftler Ansel Keys mit der mediterranen Ernährung und legte die Grundlage für die Erforschung einzelner Ernährungsgewohnheiten für unsere Gesundheit. Er und sein Team konnten erstmals mittels wissenschaftlicher Studien zeigen, dass eine mediterrane Ernährung zu einer niedrigeren Rate von Herz-Kreislauf-Erkrankungen und zu einer höheren Lebenserwartung führt. Zusätzlich entdeckten die Forschenden den Zusammenhang zwischen der Aufnahme von gesättigten Fettsäuren und dem Auftreten von Herz-Kreislauf-Erkrankungen.

Langer Vorlauf bis zur heutigen Popularität

Trotzdem war die mediterrane Ernährung jahrelang wenig populär. Erst Mitte der 1990er-Jahre machten neue Forschungsansätze auf sie aufmerksam. Die gesundheitsfördernden Effekte wurde in der großen Lyon-Diet-Heat-Studie bestätigt. [24] In weiteren Studien zeigten sich eine deutliche Verringerung der Sterblichkeit, des Auftretens von Herz-Kreislauf-Erkrankungen sowie des Krebsrisikos bei Einhaltung der Diät bzw. Ernährungsform.

Eine weitere große Studie, die PREDIMED-Studie, folgte. Sie ist bislang die vermutlich bedeutsamste randomisierte Ernährungsstudie zur mediterranen Ernährung. Bei den rund 7500 Teilnehmenden zeigte sich nach fünf Jahren deutlich seltener Herz-Kreislauf-Erkrankungen wie Herzinfarkt oder Schlaganfall oder dadurch bedingte Todesfälle. Die Reduzierung betrug 30 Prozent. Zusätzlich wurde ein Rückgang des Brustkrebsrisikos [120] und des Risikos für Typ-2-Diabetes beobachtet. Bald danach wurde die mediterrane Ernährung zum immateriellen Weltkulturerbe der UNESCO erklärt. Schon eine Erhöhung um zwei Punkte auf dem Ernährungsscore von null bis 18 Punkten in drei Verzehrkategorien für die Mittelmeerdiät führte zu einer achtprozentigen Reduktion der Gesamtmortalität, einem um zehn Prozent reduzierten Risiko für Herz-Kreislauf-Erkrankungen und einer vierprozentigen Reduzierung von Krebserkrankungen. [112]

Viele Vorteile der Mittelmeerdiät

Weil nährstoffreiches Obst und Gemüse meist kalorienarm ist, kann es reichlich verzehrt werden, ermöglicht damit eine höhere Aufnahme und gewährleistet bei einer langfristigen Durchführung dieses gesunden Ernährungsmusters eine ausreichende Nährstoffversorgung ohne Vitaminpräparate. Saisonalität, Artenvielfalt, Nährstoffdichte und die Verwendung einer Vielzahl traditioneller Lebensmittel sowie kulinarischer Traditionen sind wichtige Elemente der MedDiet. Sie ist eine Ernährung, die individuell ist, viele nährstoffreiche Lebensmittel anbietet, dadurch eine Flexibilität gewährleistet und eine große Zahl von Grundlebensmitteln vorhält, die keine speziellen Dünger benötigen. So ist sie nachhaltig für unseren Planeten. [104]

Das alles zeigt, wie wichtig eine nährstoffreiche, kalorienangepasste Ernährung ist. Sie bietet die Möglichkeit, die persönliche Gesundheit einfach durch »Essen«, also die Aufnahmen von guten und nährstoffreichen Lebensmitteln, zu unterstützen und zu fördern.

Die positive Auswirkung, traditionelle Gerichte und Ernährungsmuster auf andere Regionen zu übertragen, zeigte auch eine Untersuchung in Australien. Griechische und anglokeltische Auswanderer, die nun in Australien lebten und weiterhin ihre bekannte mediterrane Ernährung aßen, wurden diesbezüglich untersucht. Hierbei konnte gezeigt werden, dass die Einhaltung zu einer 17-prozentigen Reduzierung der Gesamtmortalität führte. [63]

Wann ist es keine Mittelmeerdiät?

In der globalisierten Welt weicht das aktuelle Ernährungsmuster vom früheren mit traditionellen Lebensmitteln und kulinarischen Traditionen ab. [80] Nicht alle Lebensmittel, die heutzutage in Mittelmeerländern konsumiert werden, sind gute Beispiele für eine herzgesunde Ernährung. Einige vorherrschende Mythen und Missverständnisse zum Thema Mediterrane Ernährung bedürfen einer Klärung:

Erstens ist die traditionelle Mediterrane Ernährung keine rein vegetarische Ernährung. Es handelt sich in erster Linie, aber nicht ausschließlich um eine pflanzliche Ernährung, die einen geringen Verzehr von Fleischprodukten und fermentierten Milchprodukten und einen moderaten Verzehr von Fisch ermöglicht. Außerdem ist die italienische Pizza, die so gerne gegessen wird und als typisch für die italienische Küche gilt, kein traditionelles mediterranes Essen. Sie sollte eher als eine Art Fastfood betrachtet werden, da sie durch die Zubereitung der verwendeten Zutaten eine Quelle für Kalorien, Natrium und gesättigte Fettsäuren ist. Auch eine Frucht wie die Avocado, die sehr nährstoffhaltig ist, gehört nicht zur mediterranen Ernährung, denn sie stammt aus Südamerika. Dasselbe gilt für Kartoffel-Fett-Zubereitungen wie Chips. Auch die »japanische mediterrane« Diät ist keine klassische Mittelmeerküche, da sie zusätzlich Soja, Algen und Samen, die nicht heimisch sind, verwendet. Eine »Indo-mediterrane« Ernährung zählt ebenso nicht dazu. Die Verwendung anderer ungesättigter Speiseöle wie Leinsamen-, Erdnuss-, Mais-, oder Sonnenblumenöl, mit ähnlichem Fettsäuremuster, gehört auch nicht der traditionellen MedDiet an. Obwohl alternative Öle, wie Raps- oder Nussöl, die reich an ungesättigten Fettsäuren sind, zwar deutlich besser sind als Butter oder Schmalz, gehören sie auch nicht zur MedDiet. [7]

Was ist übrig von den ursprünglichen Ernährungsweisen?

Leider wurden und werden noch immer viele regionale, traditionelle und verfügbare Lebensmittel durch hochverarbeitete Lebensmittel ersetzt. Sie sind süßer, fetter und salziger, zudem überall verfügbar, verzehrfertig und günstig. [74] Auch die traditionellen Gerichte wie sie unsere Vorfahren gegessen haben geraten immer mehr in Vergessenheit. Davon sind die Mittelmeerländer nicht ausgenommen, in denen die mediterrane Ernährung ja ihren Ursprung hat. Die heute in diesen Ländern wie überall weit verbreitete Ernährungsweise mit hochverarbeiteten Lebensmitteln und Fastfood hat ihre gesunde Wirkung eingebüßt und sollte nicht mit dem verwechselt werden, was unter mediterraner Ernährung verstanden wird.
Vermutlich sind die gesundheitlichen Vorteile der traditionellen mediterranen Ernährung auch damit zu begründen, dass diese viel ursprünglicher ist, also mehr der »Jäger-und-Sammler«-Ernährung unserer Vorfahren gleicht als unsere westliche Ernährung heutzutage.

Mittelmeer oder nordisch: Worin besteht der Unterschied?

MedDiet oder ND? Beide haben viele Vorzüge und stehen sich in ihrer gesundheitlichen Wirkung in nichts nach. Schauen wir uns die Unterschiede in den einzelnen Lebensmittelgruppen genauer an.

Das Öl: Der größte Unterschied zwischen der MedDiet und der Nordic Diet ist das verwendete Öl. Hier steht das mediterrane Olivenöl dem im Norden heimischen Rapsöl gegenüber. Beide weisen ausgezeichnete Inhaltstoffe auf.

Rapsöl oder Olivenöl: Was ist gesünder? Im Prinzip sind beide Öle gleich gut. Für Rapsöl spricht die Tatsache, dass es regional gewonnen werden kann und so zu einer geringeren Umweltbelastung führt, und sein höherer Gehalt an mehrfach ungesättigten Fettsäuren, dafür ist der Gehalt an der einfach ungesättigten Ölsäure in Olivenöl etwas höher.

Rapsöl ist das am zweithäufigsten produzierte Speiseöl der Welt. Es wird raffiniert und unraffiniert, also kaltgepresst, hergestellt. Als kaltgepresstes Öl enthält es, ebenso wie Olivenöl, reichlich bioaktive Substanzen wie Phenole, Tocopherole, Phytosterine und Carotinoide. In Rapsöl finden sich 66 Prozent einfach ungesättigte und 27 Prozent mehrfach ungesättigte Fettsäuren. In Olivenöl sind es 77 Prozent einfach ungesättigte und neun Prozent mehrfach ungesättigte Fettsäuren.

Die Gemüsesorten: Sie sind bei beiden Ernährungsweisen regional angepasst und werden gemäß der Saison traditionell seit Jahrzehnten so verzehrt. Im Mittelmeerraum sind es Gemüsesorten, die Wärme und viel Sonne brauchen, wie Tomaten und Auberginen, während in der nordischen Gegend Wurzelgemüse, Kohlsorten und Pilze auf den Tisch kommen. Selbstverständlich gibt es Überschneidungen wie bei Kartoffeln oder manchen Hülsenfrüchten.

Das Obst: Hier werden die Unterschiede noch deutlicher: Im Süden werden Zitrusfrüchte, Datteln, Feigen und Granatäpfel verzehrt, im kühlen Norden dagegen heimische Beeren, Äpfel und Birnen sowie manches Steinobst. Doch auch hier gibt es Überschneidungen.

Nüsse, Samen, Kerne: Sie brauchen ebenfalls, je nach Sorte, unterschiedliche Anbaubedingungen. So sind im Süden Mandeln, Pinienkerne und Sesam zu finden, im Norden gibt es Haselnuss- und Walnussbäume sowie Kerne aus dem gezogenen Kürbisgemüse.

Mediterrane Ernährung versus Nordic Diet

Mediterrane Ernährung	Nordic Diet
Olivenöl	Rapsöl
Gemüse, Hülsenfrüchte	möglichst lokales Gemüse, Kohl, Wurzelgemüse, Hülsenfrüchte, Pilze
Vollkornweizen	Vollkorn-Roggen, Hafer, Gerste
Obst	Beeren, insbesondere wild wachsende Sorten; heimisches Obst wie Äpfel oder Birnen
Nüsse	Nüsse
Fisch und Meeresfrüchte	Süßwasserfisch und Meeresfisch
Fleisch, Geflügel in Maßen	Wild, fettarmes Fleisch und Geflügel in Maßen
Wein in Maßen	keine Empfehlung oder Pendant
Käse	fettarme Milchprodukte und Käse

Quelle: Ernährungsumschau international 1/2017 [34]

Getreideprodukte und Mehle: Auch hier finden sich größere Unterschiede. In der mediterranen Ernährung werden eher Bulgur und Couscous aus Weizen und Hirse, Polenta oder Reis verzehrt. In nordischen Ländern dagegen sind es Roggen, Hafer und Gerste. Überschneidungen finden sich hier beim Hafer. Die Sauerteiggärung hat eine lange Tradition in nördlichen Ländern und so werden hier eher Sauerteigbrote gegessen als Hefebrote oder Fladen.

Milchprodukte: Milch, Milchprodukte und ihre Verzehrmengen unterscheiden sich etwas. Da in nördlichen Ländern nicht so viel Landwirtschaft aufgrund klimatischer Bedingungen möglich war, wurden mehr Tiere gehalten und Milch und Milchprodukte leisteten viele Jahrzehnte einen Betrag zur täglichen Ernährung. Daher finden sich dort interessanterweise weniger laktoseintolerante Personen als in südlichen Ländern, wo man auf eine pflanzliche Nahrungsquelle zurückgreifen konnte, wenn Milch nicht gut vertragen wurde. Es war also ein Überlebensvorteil, das milchzuckerabbauende Enzym herstellen zu können.

So werden in südlichen Gegenden eher Schafs- und Ziegenmilch verwendet und im Norden Kuhmilch. Entsprechend stehen in südlichen Ländern traditionell Feta, Halloumi, Ricotta, Ziegenkäse oder auch Hartkäsesorten wie Parmesan auf dem Speiseplan. In nördlichen Ländern wird dagegen Skyr verzehrt, Buttermilch getrunken und Käsesorten wie Havarti, Esrom, Hushållsost oder dergleichen gegessen.

Fisch und Fleisch: Fette und magere Fischsorten gibt es in beiden Gegenden. Sie werden traditionell dort gegessen, ohne lange Transportwege von Norden nach Süd oder umgekehrt. In fast allen Regionen wird Geflügel verzehrt. Traditionell kommen in südlichen Ländern eher Hammel, Lamm, Schwein und Ziege auf den Tisch, während es in nördlichen Länder Wildbret wie Hirsch, Reh, Wild, Hase sowie heimisches Weiderind sind. [10]

Fazit: mehr Gemeinsamkeiten als Unterschiede

Man sieht, dass Mittelmeerdiät und Nordische Ernährung mehr Gemeinsamkeiten als Unterschiede haben. Beide Ernährungsformen oder Diäten basieren auf typischen lokalen und saisonalen Lebensmitteln, teilen ähnliche Ernährungsempfehlungen auf der Grundlage der Prinzipien pflanzlicher Ernährung und orientieren sich nun beide an Umweltschutz und Nachhaltigkeit. Der Hauptunterschied ist die primäre Fettquelle. [64]

Typische Lebensmittel der Nordic Diet

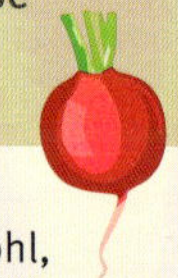
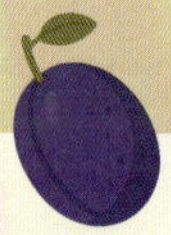

Getreide/ Getreideprodukte	Gemüse	Obst	Nüsse, Samen, Hülsenfrüchte	Milch/Milchprodukte	Fisch und Meeresfrüchte	Fleisch	Öle und Fette
Hafer, Gerste, Roggen, Roggenbrot (Sauerteig, Vollkorn, Haferporridge)	**Kohl** Grünkohl, Kohlrabi, Blumenkohl, Romanesco, Rosenkohl, Weißkohl, Rotkohl, Wirsing, Chinakohl, Pak Choi, Rettich, Radieschen, Rauke, Kresse, Brokkoli **Wurzelgemüse** Möhren, Pastinaken, Rote Bete, Petersilienwurzeln, Zwiebeln, Radieschen, Knollensellerie, Kartoffeln	Äpfel, Birnen, Zwetschgen **Beeren** Erdbeeren, Brombeeren, Himbeeren, Heidelbeeren, Walderdbeeren, Preiselbeeren, Stachelbeeren, Johannisbeeren, Aroniabeeren, Vogelbeeren, Hagebutten, Holunderbeeren, Sanddornbeeren, Maulbeeren, Moltebeeren, Moosbeeren (Cranberrys), Sauerkirschen	Haselnüsse, Walnüsse, Kürbiskerne, Leinsamen **Hülsenfrüchte** Bohnen, Erbsen, Zuckerschote	Kuhmilch, Hartkäse, Skyr, Frischkäse, fettarme Milchprodukte	(Wild-)Lachs, Makrele, Heringe, Aale, Skrei, Forellen, Krabben	Weiderind, Bio-Hähnchen **Wild** Reh, Hirsch, Fasan, Feldhase, Wildschwein, Pute	Rapsöl

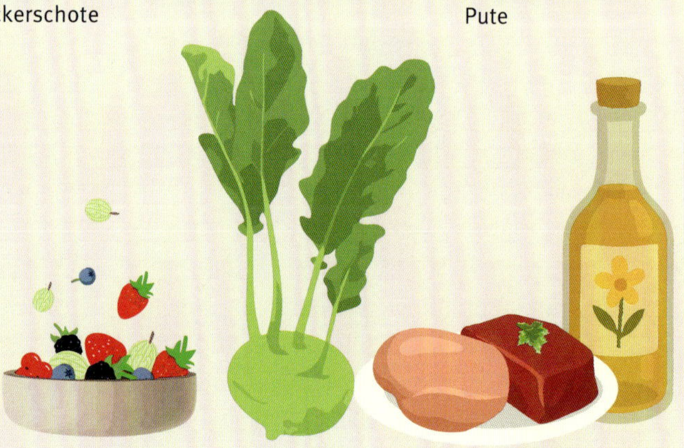

Stars der nordischen Küche

Wildbret

... ist ein natürliches Lebensmittel hoher Qualität. Da Wildtiere viel in Bewegung sind, haben sie weniger Fett und mehr cholesterinarmes, feinfaseriges Fleisch, das leicht verdaulich, reich an Kalium und Phosphor sowie den Spurenelementen Zink, Eisen, Selen und Kupfer und dabei frei von Medikamentenrückständen ist. Der Anteil einfach und mehrfach ungesättigter Fettsäuren ist ähnlich hoch wie bei Lachs, besonders bei Hirsch und Reh. Des Weiteren zählen zu den Wildtieren Fasan, Feldhase und Wildschwein.

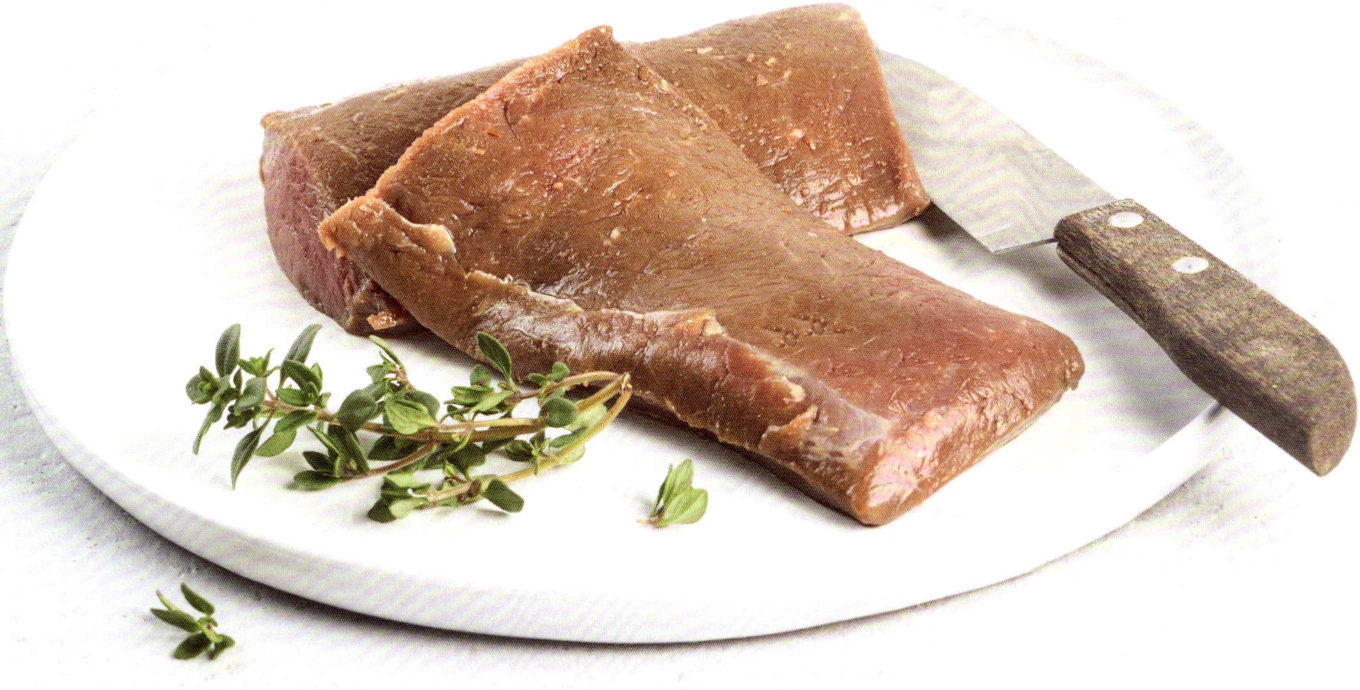

Die wichtigsten nordischen Lebensmittel

Heimische wilde Beeren, Rapsöl, Kohl, Roggen, Gerste und Hafer, Wild und Fisch sind einige der nordischen Lebensmittel mit besonders ausgeprägten guten Wirkungen auf unsere Gesundheit. Werfen wir einmal einen genaueren Blick darauf.

Beerenobst

Die Welt der Beeren (Seite 44) ist groß, vielfältig und bunt. Gut zu wissen: Es wird zwischen dem Fruchttyp »Beeren« und dem »Beerenobst« unterschieden. Während »Beeren« eine streng botanische Klassifikation ist, ist das »Beerenobst« durch kulinarisch relevante Spezifikationen gekennzeichnet. Es sind Obstarten, die vor allem durch die Fruchteigenschaften »weich«, »klein« und »rundlich« charakterisiert sind. Die Pflanzen müssen mehrjährig und ihre Früchte essbar sein. So sind Tomate und Kürbis botanisch gesehen zwar Beeren, werden aber zum Gemüse gezählt, weil die Pflanze einjährig ist. Umgekehrt werden manche Früchte aufgrund der Fruchteigenschaften traditionell zum Beerenobst gezählt, obwohl sie vom Fruchtaufbau her keine Beeren sind (z. B. ist die Erdbeere eine Sammelnussfrucht).

Sie zählen zum Beerenobst: Erdbeeren, Brombeeren, Aronia (Apfelbeeren), die Frucht der Eberesche (Vogelbeeren), Hagebutten, Mispeln, Stachel- und Johannisbeeren, Holunderbeeren, Sanddornbeeren, Heidelbeeren, Preiselbeeren, Maulbeeren, Moltebeeren, Moosbeeren (Cranberrys) und Weinbeeren. [130] In nördlichen Ländern sind teils wild beheimatet: Heidelbeeren, Walderdbeeren und Preiselbeeren. Außerdem gibt es im Sommer Weiße, Rote und Schwarze Johannisbeeren, die ebenfalls reich an gesundheitsfördernden Pflanzenstoffen sind, genauso wie Stachelbeeren, Himbeeren und Brombeeren, die auch in unseren Gärten gedeihen.

Beispiel Heidelbeere

Welche Vorzüge Beeren haben, schauen wir uns einmal am Beispiel der Heidelbeere an, denn an ihr wurden die meisten Studien durchgeführt. Es gibt sie in der aus Nordamerika stammenden gezüchteten Kultur- und in der wilden Form. Saison hat die Beere von Juli bis September. Während die Kulturheidelbeere im Innern nicht blau, sondern weiß ist und nur in der Schale den Pflanzenfarbstoff Anthocyan enthält, ist die wilde Form sehr viel reicher an diesen wasserlöslichen Pflanzenfarbstoffen, denn sie sind für die intensive rote, violette oder blaue Färbung verantwortlich. Oft schmecken Wild- oder Urformen auch deutlich intensiver.

Heidelbeeren enthalten neben den gesundheitsfördernden sekundären Pflanzenstoffen noch Kalium, Vitamin C und Kalzium. Sie stärken das Immunsystem, wirken antibakteriell, antiviral sowie antimykotisch und fördern die Wundheilung. Getrocknete Beeren werden wegen ihres Pektingehalts effektiv bei Durchfall eingesetzt.

So gesund sind Beeren

Studien zufolge wirken Beeren geringgradigen Entzündungen entgegen und haben einen positiven Einfluss auf den Glukosestoffwechsel nach einer Mahlzeit. [62] In einer Studie wurden Patientinnen und Patienten mit metabolischem Syndrom untersucht. Eine Gruppe ernährte sich im Untersuchungszeitraum mit einem hohen Anteil von Heidelbeeren. Es zeigte sich, dass die tägliche Aufnahme von 400 Gramm frischen Heidelbeeren zwar nicht das Gewicht, den Glukose- oder Fettstoffwechsel beeinflusste, jedoch Blutwerte reduzierte, die auf eine Entzündung schließen lassen, wie CRP und verschiedene Interleukine. Der Entzündungsscore war im Vergleich zur Kontrollgruppe signifikant besser. Diese Wirkung schrieb man den reichlich vorhandenen Polyphenolen zu. Zu diesen Polyphenolen gehört auch das Flavonoid Quercetin, dessen Wirkung nach der Aufnahme aus Schwarzen Johannisbeeren, Heidelbeeren und Preiselbeeren in verschiedenen Studien untersucht wurde.

In einer dieser Studien aßen die Probandinnen und Probanden täglich 100 Gramm dieser Beeren. Ihr Plasma-Quercetin-Spiegel stieg daraufhin um 50 Prozent an. Die Studie konnte damit deutlich zeigen, dass man sich den schützenden Effekt der Polyphenole durch eine an Beeren reiche Ernährung zunutze machen kann. Eine weitere Studie beschrieb die antioxidative Wirkung von Phenolen wie Anthocyanen, Ellagtanninen und Proanthocyanen aus Beeren wie Himbeeren, Heidelbeeren, Preiselbeeren und Schwarzen Johannisbeeren. Zusammenfassend ließ sich zeigen, dass an diesen Inhaltsstoffen reiche Beeren vor Fett- und Proteinoxidation schützen. [128]

Da in Finnland traditionsgemäß viele Beeren gegessen werden, fanden dort dazu viele Studien statt, die die antioxidative Wirkung beschreiben. In einer Studie, die sich mit dem antikanzerogenen Effekt von Beeren beschäftigte, wurden Cranberrys, Kulturheidelbeeren, Brombeeren, Himbeeren, Erdbeeren untersucht. Mit ihren sekundären Pflanzenstoffen wird ein krebsschützendes Potenzial in Verbindung gebracht. [43] Zusätzlich konnte gezeigt werden, dass viele Polyphenole wie Flavonoide, Proanthocyane, Ellagtannine, Gallotannine, Phenolsäure, Stilbene, Lingane und Triterpene einen antikanzerogenen Effekt haben. Dieser Effekt ist verschiedenen Studien zufolge teilweise auf die bioaktiven Pflanzenstoffe von Beeren zurückzuführen, die die Fähigkeit haben, durch oxidativen Stress und Entzündungen entstandenen Zellschäden entgegenzuwirken, Zellen zu reduzieren und auch zu reparieren. [107] Sekundäre Pflanzenstoffe, unter anderem von Beeren, bieten vielversprechende therapeutische Eigenschaften. Eine davon ist die signifikante Fähigkeit zur Unterdrückung von Tumorzellen. Prostatakrebs gilt als die zweithäufigste und am weitesten verbreitete Krebsart bei Männern weltweit. Sekundäre Pflanzenstoffe können das Wachstum von Tumorzellen, zum Beispiel eines Prostatakarzinoms, hemmen. [89] Zusätzlich können diese Beeren Krebszellen bei einer Chemotherapie sensibler machen, sie regulieren Enzyme, Wachstumsfaktoren, Zytokine, Apoptose und Tumorzell-Angiogenese.

Zusammenfassend lässt sich sagen: Beeren wirken antiallergisch, antimikrobiell, antiviral, antikanzerogen und antiproliferativ (hemmen Gewebewucherungen). Sie haben einen positiven Einfluss auf den Blutzuckerspiegel nach dem Essen und schützen durch ihre antioxidative Wirkung vor Herz-Kreislauf-Erkrankungen.

Wildwuchs ernten

Die Organisation »Mundraub« gibt über ihre Website Auskunft über wild wachsende Früchte, die für den Eigenbedarf geerntet werden dürfen. Auf einer digitalen Karte ist verzeichnet, wo sich wild wachsende Beeren und Kräuter befinden und wo Obststräucher und Bäume stehen, die zum Eigenverzehr gerne aberntet werden dürfen. Sie bietet weiterhin die Möglichkeit, Fundorte selbst anzulegen und zu kommentieren. Außerdem gibt es Inspirationen, wie man pflanzt, pflegt oder erntet.
Die Website ist die größte deutschsprachige Plattform für die Entdeckung und Nutzung wild wachsender Früchte, will das Bewusstsein für Regionalität und Saisonalität schaffen und die Menschen motivieren, ihre Umgebung kulinarisch wahrzunehmen und zu nutzen.

Beeren genießen

Beeren wurden von der nordischen Bevölkerung seit jeher gegessen. Man kann sie in Müsli frisch oder getrocknet essen, einen Haferporridge damit zubereiten oder sie für Salat und Saucen verwenden, die eine Süße und gleichzeitig eine Säure benötigen. In Wildgerichten finden sie Anwendung und natürlich als Konfitüren, Kompott oder für Süßspeisen. Es wird geschätzt, dass nur zwei bis vier Prozent der wild wachsenden Beeren in nordischen Ländern von Menschen gesammelt und verzehrt werden. Der Rest bleibt den Wildtieren und Vögeln.

Aber nicht nur die Beeren selbst sind genießbar und gesund. Die jung geernteten Blätter von Himbeeren und Brombeeren schmecken gut als Tee aufgegossen und getrocknete Heidelbeeren werden sogar als Mittel gegen Durchfall eingesetzt. Bei manchen Menschen kann daher ein Zuviel zu Obstipation (Verstopfung) führen.

Rapsöl

Rapsöl (Seite 25) ist das am zweithäufigsten produzierte Speiseöl der Welt. Es kann raffiniert und unraffiniert, also kaltgepresst, sein. Kaltgepresst ist vorzuziehen, da zum einen keine Lösungsmittel verwendet werden und zum anderen der geringere Verarbeitungsgrad die wertvollen Inhaltsstoffe optimal erhält. Es bietet aufgrund seines Fettsäureprofils und seiner bioaktiven Verbindungen gesundheitliche Vorteile, weil es einen hohen Gehalt an Phenolverbindungen, Tocopherolen, Phytosterolen und Carotinoiden hat. [16]

Der Rauchpunkt liegt bei kaltgepresstem Öl bei 130 °C, bei raffiniertem bei 200 °C. Damit sind sowohl kaltgepresstes als auch raffiniertes Öl vielseitig in der Küche verwendbar. Rapsöl erstarrt bei minus zwei bis minus vier Grad und kann daher auch zu Margarine verarbeitet werden. Sein Gehalt an einfach ungesättigten Fettsäuren ist hoch, insbesondere an Ölsäure (51 bis 70 Prozent), zusätzlich besitzt es 15 bis 30 Prozent Linolsäure und fünf bis sieben Prozent Alpha-Linolensäure sowie in geringen Maßen Palmitin- und Stearinsäure. Das Verhältnis von Omega-3-Fettsäuren zu Omega-6-Fettsäuren ist daher sehr gut. Rapsöl wird im Gegensatz zu Olivenöl regional angebaut und ist damit besser für die CO_2-Bilanz.

So gesund ist Rapsöl

Die Wirksamkeit von Rapsöl mit seinen gesundheitsfördernden Inhaltsstoffen wurde in verschiedenen Studien bewiesen. [95] So konnte gezeigt werden, dass eine rapsölhaltige Ernährung den Plasmacholesterinspiegel besser senkt als eine Ernährung, die viele gesättigte Fettsäuren beinhaltet. Einige Studien untersuchten die positiven Effekte von Rapsöl auf Koronare Herzerkrankungen, Insulinsensitivität, Fettstoffwechsel, Entzündungen, Stoffwechsel und das Wachstum von Krebszellen. Andere Studien zeigten ebenfalls eine

Reduzierung von Gesamtcholesterin, LDL-Cholesterin sowie andere nützliche Auswirkungen auf unsere Gesundheit wie erhöhte Tocopherol-Spiegel (Vitamin E) oder eine verbesserte Insulinsensitivität. [72] Weitere Studien, die sich mit einem Risikofaktor für Herz-Kreislauf-Erkrankungen, der Hyperlipidämie, beschäftigten, zeigten ebenfalls eine Reduktion einiger Serumlipide. Es kam zu einer Senkung des Gesamtserumcholesterins sowie von LDL. Die Aufnahme von Rapsöl hatte keinen Einfluss auf andere Fettstoffwechselfaktoren wie HDL, Triglyceride und die Apolipoproteine A1 und B. [3]

In einer Untersuchung aus dem Jahr 2011 wurden die verschiedenen teils vermuteten Wirkungen von Omega-3-Fettsäuren auf den menschlichen Organismus betrachtet. Dabei waren eine Reduzierung der Triacylglycerol-Produktion in der Leber, eine Senkung des Blutdrucks, eine Verringerung von Herzrhythmusstörungen, eine Senkung der Herzfrequenz und einer Vorbeugung gegen Thrombose zu beobachten. [90] Diese verringerten Risiken waren dosisabhängig. [108]

Omega-3-Fettsäuren haben nachweislich positive Auswirkungen auf verschiedene Krebserkrankungen, darunter Prostata-, Dickdarm-, Brust- und Lungenkrebs, kolorektales Karzinom, Eierstock-, Bauchspeicheldrüsen-, Haut- und Magenkrebs. [61, 117]

Rapsöl genießen

Rapsöl kann problemlos in unserer Küche verwendet werden und Sonnenblumenöl, Maiskeimöl oder Weizenkeimöl sowie Butter zum Anbraten ersetzen. Das kaltgepresste Öl eignet sich für Salate, zum Braten ist eher die raffinierte Form vorzuziehen. Auch Streichfett kann auf einer Rapsölbasis sein. Man kann sich sogar ganz einfach seine eigene Margarine herstellen, indem man Rapsöl in einem Schälchen einfriert. Da es erst bei Minustemperaturen fest wird, kann es eine gesunde Alternative zu einer gekauften Margarine darstellen.

Nüsse

In der neu angepassten Ernährungspyramide (Seite 29) sind auch Nüsse (Seite 59) als wichtiger Bestandteil unserer täglichen Ernährung vertreten. Sie können eine Portion Obst am Tag ersetzen.

In den nordischen Ländern und auch bei uns heimische Nüsse, Kerne und Samen sind Haselnüsse, Walnüsse, Kürbiskerne und Leinsamen. Es ist wunderbar, dass wir die Möglichkeit haben, auf heimische Nüsse und Samen zurückzugreifen. Wir brauchen keine extra importierten Chiasamen zu kaufen, wenn heimische Leinsamen ein ähnliches Nährstoffprofil aufweisen.

So gesund sind Nüsse

Nüsse und Samen enthalten hochwertiges Eiweiß sowie gesundheitsfördernde Omega-3-Fettsäuren. Wer regelmäßig Nüsse isst, senkt das Risiko für Herzinfarkt und Schlaganfall und beugt Gallensteinen und Typ-2-Diabetes vor. Omega-3-Fettsäuren können zudem die Immunabwehr stärken und Entzündungsvorgänge reduzieren. [56]

Obwohl Nüsse, Samen und Kerne kalorienreich sind und 50 Gramm am Tag zehn bis 15 Prozent der wünschenswerten Energiezufuhr eines Erwachsenen decken, liegt die Zufuhr von Mikronährstoffen über Nüsse deutlich höher. 50 Gramm Nüsse liefern mindestens 30 Prozent der empfohlenen Tageszufuhr von Mikronährstoffen nach den D-A-CH-Referenzwerten. So enthalten beispielsweise die in der nordischen Diät heimischen Haselnüsse Vitamin E, Vitamin B_6 und Mangan, Kürbiskerne enthalten Magnesium, Eisen und Zink und Walnüsse Vitamin B_6 und Kupfer.

Fortsetzung auf Seite 46

Beeren

Heimische, teils wilde Beeren wie Heidelbeeren, Walderdbeeren und Preiselbeeren sind in nördlichen Ländern eine willkommene Vitaminquelle. Johannisbeeren, Stachelbeeren, Erdbeeren, Himbeeren und Brombeeren gedeihen im Sommer auch in unseren Gärten.

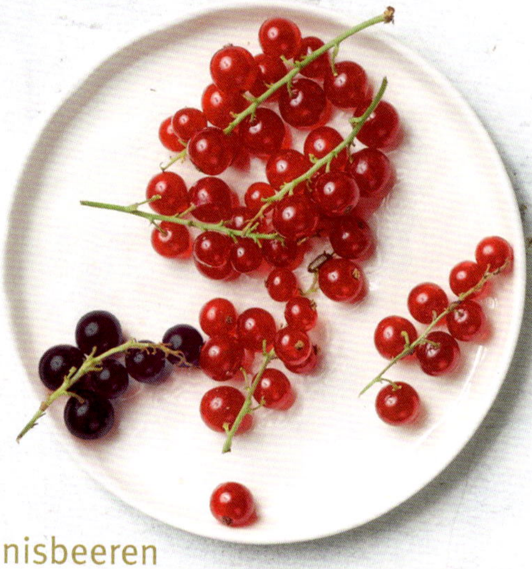

Johannisbeeren

Es gibt sie in Schwarz, Weiß oder Rot – meist findet man im Supermarkt aber nur die Rispen mit den roten Beeren, die fast immer aus Europa stammen und zur Familie der Stachelbeeren gehören. Sie sind reich an sekundären Pflanzenstoffen und Vitaminen, können im Müsli, in Süßspeisen, als Saft, in Salaten und zu Wildgerichten gegessen werden.

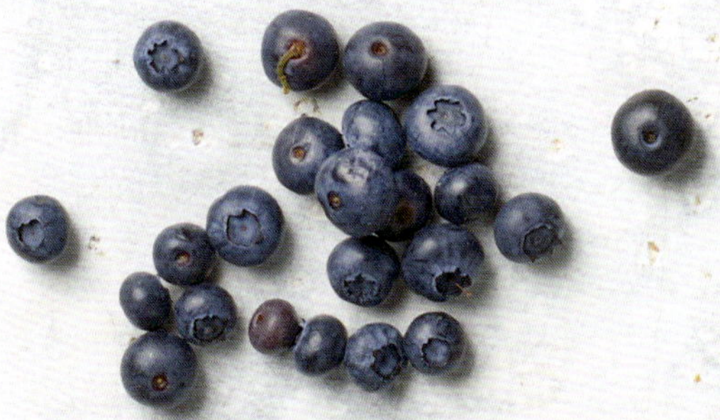

Heidelbeeren

Waldheidelbeeren sind reicher an antioxidativ wirksamen Anthocyanen, aber nur halb so groß wie die Kulturform. Neben sekundären Pflanzenstoffen enthalten die Beeren Kalium, Vitamin C und Kalzium. Sie stärken das Immunsystem, wirken antibakteriell, antiviral, antimykotisch, fördern die Wundheilung ... und schmecken im Müsli, als Brotaufstrich, pur, in Muffins oder als reiner Saft, den man gut mit Wasser mischen kann.

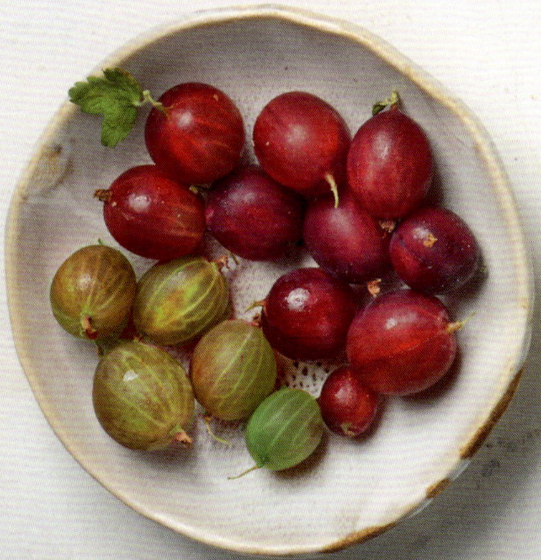

Stachelbeeren

Sie sind in fast ganz Europa verbreitet. Es gibt sie in vielen Farbschattierungen von Grün über Gelb bis zu Rotviolett. Sie liefern Vitamin C und E, Kalium, Kalzium, Magnesium und Ballaststoffe. Durch den hohen Gehalt an Pektin, Säure und Schleimstoffen aus den Kernen wirken Stachelbeeren verdauungsfördernd. Sie sind geeignet für Konfitüren, Kuchen und Kompott.

Himbeeren

Es gibt Sommer- und Herbsthimbeeren und auch Letztere sind – trotz der späten Ernte – sehr aromatisch. Himbeeren enthalten Vitamin C und E, Zink, Eisen, Kalzium und Magnesium. Aus ihnen lassen sich leckere Desserts, Müsli, Süßspeisen, Konfitüre und Smoothies zaubern. Ihre Blätter enthalten Gerbstoffe und werden gerne als Tee aufgegossen.

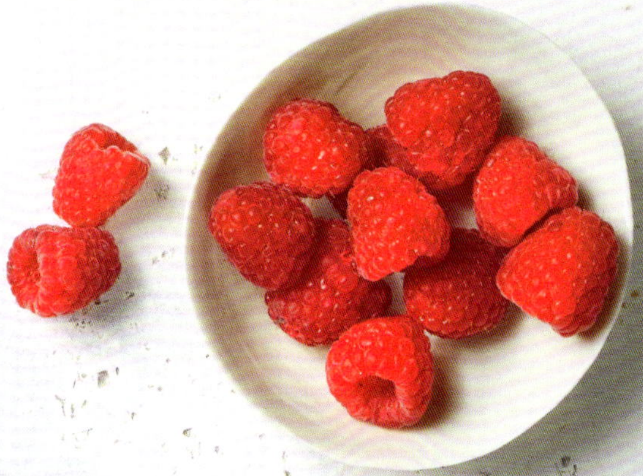

Preiselbeeren

Sie sind in Europa und Nordamerika weit verbreitet. Die sogenannte »Kulturpreiselbeere« ist gar keine Preisel-, sondern eine Moosbeere (Cranberry). Diese Beeren waren schon immer wichtig für die Vitamin- und Nährstoffversorgung im Winter und sind von allen am längsten haltbar, auch durch Trocknung. In der Küche ist die Beere eine geschätzte Frucht für Wildgerichte, wird aber selten roh gegessen.

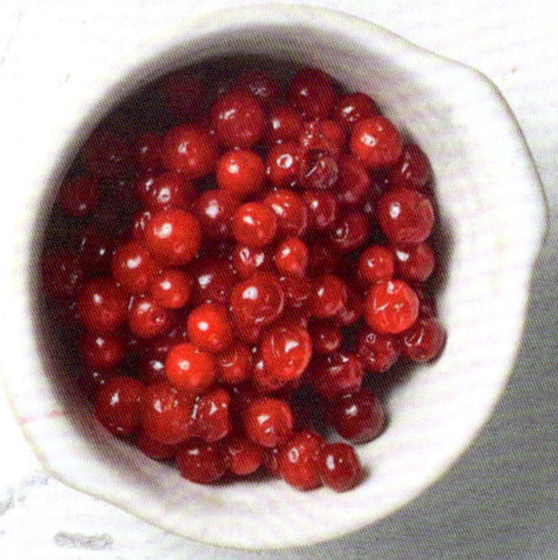

Brombeeren

Wie Himbeeren sind auch Brombeeren botanisch gesehen keine Beeren, sondern Sammelsteinfrüchte. Sie enthalten reichlich sekundäre Pflanzenstoffe. Man kann aus ihnen Konfitüre, Gelee, Sorbet, Saft, Wein oder Likör machen und natürlich auch mit ihnen backen. Ihre jung geernteten Blätter werden für Teemischungen verwendet.

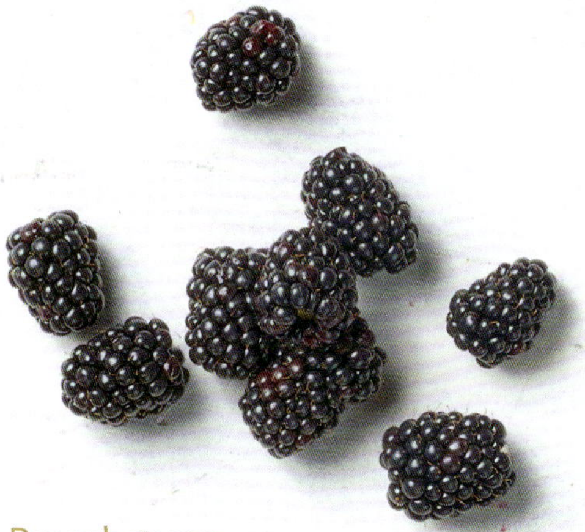

Erdbeeren

Seit der Steinzeit spielen sie eine Rolle in der menschlichen Ernährung. Im biologischen Sinne sind die Früchte Nüsschen. Die meisten (bis auf weiße Sorten) haben eine tiefrote Farbe. Unreif gepflückte Beeren reifen nicht nach, daher beträgt ihre Haltbarkeit nur wenige Tage. Sie sind roh, im Obstsalat, im Eis, für Konfitüre oder als Tortenbelag genießbar.

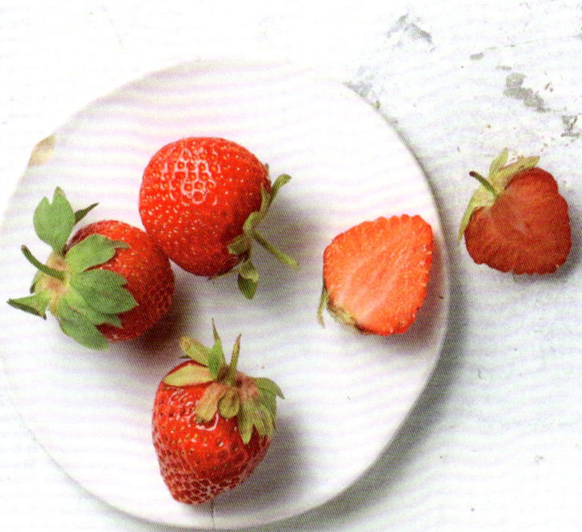

Sie sind sehr nährstoffdichte Lebensmittel mit gesunden Fetten wie den Omega-3-Fettsäuren, pflanzlichen Eiweißen, Ballaststoffen und bioaktiven Substanzen wie den Phenolen.

Auch in der Akne-Therapie erweisen sich Omega-3-Fettsäuren als wirkungsvoll. Omega-3-Fettsäuren wie Eicosapentaensäure (EPA) und Docosahexaensäure (DHA) sind essenzielle Nährstoffe, die für ihre entzündungshemmenden Eigenschaften bekannt sind. Dazu gehört die Reduzierung entzündungshemmender Zytokine, von Eicosanioden und dem insulinähnlichen Wachstumsfaktor-1. Ein Hinweis auf ihr Potenzial, Akne zu lindern, insbesondere wenn ein Defizit an diesen Wirkstoffen vorliegt. [39]

Nüsse zeichnen sich insbesondere durch einen hohen Gehalt an Phenolsäuren und Phytosterinen aus. Für die Phenolsäuren Ellagsäure (z. B. in Walnüssen und Pekannüssen) und Resveratrol (Seite 83) (z. B. in Erdnüssen) werden antikanzerogene, antimikrobielle und antioxidative Wirkungen beschrieben. Zwar werden diese Stoffe oft nur zu einem geringen Anteil von unserem Körper aufgenommen, helfen jedoch im Darm, krebserregende Substanzen zu binden oder zu inaktivieren.

In einer Studie wurden die Effekte des Verzehrs von 30 Gramm Nüssen pro Tag denen des Verzehrs von Rapsöl gegenübergestellt. Hier konnte gezeigt werden, dass beide eine Reduzierung des Gesamtcholesterins und des LDL-Cholesterins mit sich brachten. Schlussfolgerung war, dass Nüsse, die eine ähnliche Fettsäurezusammensetzung haben wie Rapsöl, gleichermaßen das Risiko für kardiovaskuläre Erkrankungen senken. [17]

Nüsse wurden mehrfach auf ihre günstigen kardiometabolischen Effekte hin untersucht. Die Untersuchungsergebnisse wiesen darauf hin, dass ein regelmäßiger Nusskonsum zu einer um 8,3 Prozent geringeren Wahrscheinlichkeit führt, an einer Koronaren Herzerkrankung zu versterben. [103]

Zahlreiche Studien konnten mittlerweile zeigen, dass Nussverzehr die Inzidenz von Herz-Kreislauf-Erkrankungen, Gallensteinen und Diabetes bei Frauen verhindern kann. Weiterhin gibt es Hinweise für positive Auswirkungen von Nüssen auf Entzündungen, Krebs und Bluthochdruck. Zudem können Nüsse Adipositas und das metabolische Syndrom positiv beeinflussen. [101]

Besonders Walnüsse mit ihrem hohen Gehalt an Omega-3-Fettsäuren wurden auf ihre Gesundheitsvorteile vielfach untersucht. Sie spielen eine Rolle in der Prävention von Colitis ulcerosa und in der Verhinderung einer Entwicklung einer Magenschleimhaut-Läsion. [75] Walnüsse zeigten einen positiven Einfluss bei chronisch-entzündlichen Darmerkrankungen (CED), die auf ihre bioaktiven Inhaltstoffe zurückzuführen sind. Sie beeinflussen die antientzündlichen Vorgänge (Tumornekrosefaktor, COX/COX2, MAPCK), reduzieren oxidativen Stress und modulieren das Darmmikrobiom. [21]

Nüsse genießen

Walnüsse und ihre Öle haben einen besonders hohen Gehalt an entzündungshemmend wirkenden Omega-3-Fettsäuren. Vier bis fünf Walnüsse täglich decken den Bedarf an Omega-3-Fettsäuren. Sie sind zudem kalium- und magnesiumreich. Walnüsse schmecken in Müslis, Salaten oder in Pestos. Das Walnussöl hat einen niedrigen Rauchpunkt und findet daher nur Verwendung in der kalten Küche und ist nicht zum Braten geeignet.

Leinsamen enthalten Alpha-Linolensäure, die zu den Omega-3-Fettsäuren gehört. Ihr Öl enthält 65 Prozent Linolensäure. Leinsamen sind zusätzlich reich an Ballaststoffen und regen die Verdauung an. Kaufen Sie Leinsamen möglichst als ganze

Wildpflanzen

Die NND zielt darauf ab, Lebensmittel einzuschließen, die einer Mahlzeit Geschmack und Volumen verleihen. Frische Kräuter, Wildpflanzen und Pilze sind sehr aromatisch und können einer fettärmeren Mahlzeit zusätzlich Geschmack und Volumen verleihen. Damit tragen sie dazu bei, dass Mahlzeiten trotz reduzierten Fettgehalts als befriedigend und wohlschmeckend empfunden werden. Denn Ernährungsweisen oder Gerichte, die alle Geschmacksknospen auf der Zunge ansprechen (süß, sauer, salzig, bitter) lassen das Essen »voller und runder« schmecken und befriedigen uns beim Essen mehr, selbst wenn wir eine kalorienärmere Variante verzehren!

Viele Pilze wie Pfifferlinge oder Steinpilze und Wildpflanzen wie Brennnesseln, Giersch und Bärlauch können in der freien Natur gesammelt werden. Sie wachsen ohne Düngemittel, Pestizide oder den Aufwand externer Energie heran und haben, im Gegensatz zur konventionellen Lebensmittelproduktion, nur sehr geringe negative Auswirkungen auf die Umwelt.

Studienergebnisse deuten darauf hin, dass Wildpflanzen höhere Mengen an Vitaminen, Mineralstoffen, sekundären Pflanzenstoffen und Omega-3-Fettsäuren enthalten als konventionell angebaute Pflanzen. Es wurde festgestellt, dass Wildpflanzen einen höheren Gehalt an Vitamin C, Vitamin E, Phenolen und anderen Verbindungen aufweisen, die den Antioxidantienspiegel in Pflanzen erhöhen. [109]

Samen, die Sie erst kurz vor der Verwendung mahlen oder mörsern, da sie schnell ranzig werden. Ihr Öl, das Leinöl, gilt als besonders wertvoll. Geben Sie einen Teelöffel auf Müsli, in Quark oder in einen Smoothie. Leinöl sollte dunkel aufbewahrt und zügig verbraucht werden, da es schnell ranzig wird. Es ist nur für die kalte Küche geeignet.

Haselnüsse sind besonders reich an Ballaststoffen sowie dem zellschützendem Vitamin E. Außerdem sind sie kalziumreich und können einen Beitrag zur Knochengesundheit leisten. Haselnüsse sind in der Küche vielseitig einsetzbar, sowohl in würzigen als auch in süßen Speisen. Das Haselnussöl hingegen wird eher selten verwendet, z. B. in Salaten. Es darf nicht erhitzt werden.

Kürbiskerne und Kürbiskernöl sind beliebt. Kürbiskerne enthalten Zink, Magnesium, Eisen und Selen sowie B-Vitamine. Ihr Öl ist reich an ungesättigten Fettsäuren und Vitamin E. Kürbiskerne werden gerne in Backwaren wie Brot und Brötchen verwendet. Auch in Müslis, Nuss-Frucht-Riegeln, Energiekugeln oder als Saaten-Mix im Salat. Das Kürbiskernöl hat einen sehr nussigen Geschmack und eignet sich für kalte Gerichte wie Salate.

Kartoffeln und Gemüse

Zum heimischen Gemüse gehören neben Kohl auch Kartoffeln (Seite 31), Pilze, Wurzelgemüse und Hülsenfrüchte. Sie alle stellen neben Obst die Basis der nordischen Ernährung dar. Wir befassen uns hier etwas näher mit den Kartoffeln. Kohl (Seite 48) und Wurzelgemüse, die beide zu den typischen Gemüsesorten der Nordischen Diät gehören, werden an anderer Stelle näher beschrieben.

Weltweit gibt es über 3000 Kartoffelsorten, wovon ungefähr 540 in Deutschland zugelassen sind, darunter sind etwa 390 Sorten Speisekartoffeln. Der Kochtyp ist durch den Stärkegehalt definiert. Je mehr Stärke in einer Kartoffel steckt, desto mehliger wird sie beim Kochen – dementsprechend wird in mehligkochende, festkochende und vorwiegend festkochende Kartoffeln unterteilt.

Ein weiteres Unterscheidungsmerkmal ist der Anbauzeitraum. Frühkartoffeln brauchen nur etwa 90 bis 110 Tage bis zur Reife Anfang Juni, haben besonders viel Geschmack, sind aber nicht so ertragreich. Zu den festen Sorten gehören z. B. die Sorten Agata, Annabelle, Glorietta, Belana, Gloria, Marabel, Sieglinde, zu den mehligkochenden Christa, Hela, Gunda, Ilona. Mittelfrühe Sorten, die meist Hobbygärtner anbauen, reifen 120 bis 140 Tage, haben einen intensiven Geschmack und eignen sich als Lagerkartoffeln. Zu mittelspäten festkochenden Kartoffeln zählen Allians, Bamberger Hörnchen, Schlauer Schwede, La Ratte und Nicola, zu den mehligkochenden Kartoffeln Adretta, Agira, Blauer Schwede, British Queen Felsina und Irmgard.

Spätkartoffeln bringen aufgrund ihrer langen Wachstumszeit am meisten Ertrag. Sie stehen 140 bis 160 Tage in der Erde, werden Ende Oktober geerntet, sind lange lagerfähig und können den ganzen Winter über verzehrt werden. Zu den späten festkochenden Kartoffeln gehören Blaue Anneliese, Heiderot, Laura, Linda, Vitelotte. Späte, mehligkochende Sorten sind Ackersegen, Schwarzblaue aus Franken.

So gesund sind Kartoffeln

Die Kartoffel ist ein kalorienarmes Gemüse, da sie zu 80 Prozent aus Wasser besteht und praktisch kein Fett besitzt. Die darin enthaltene Stärke quillt beim Kochen auf, wird verträglich und sättigt sehr gut. Kartoffeln liefern hochwertiges pflanzliches Eiweiß, das einen Beitrag zu unserer täglichen Eiweißversorgung leisten kann. Zudem punkten sie mit Kalium, B-Vitamine und Vitamin C. Je nach Zubereitungsart können 15 Prozent des enthaltenen Vitamins C verlorengehen. Kartoffeln beinhalten Flavonoide und Anthocyane, die gesundheitsfördernde Eigenschaften besitzen. Besonders gut zu sehen sind diese Pflanzenpigmente in bläulichen und roten Kartoffeln.

Kartoffeln genießen

Durch die Vielzahl der unterschiedlichen Kartoffelsorten, ihrer unterschiedlichen Erntezeit und den verschiedenen Stärkegehalten ist eine große Bandbreite leckerer, gesunder und meist auch kalorienarmer Gerichte möglich, ob Salzkartoffeln, Ofenkartoffeln, Speisen aus Kartoffelteig wie Schupfnudeln oder Gemüse-Kartoffel-Küchle, Rösti und Bratkartoffeln. Frühkartoffeln sind so zart, dass sie mit Schale gegessen werden können, und späte Sorten lassen sich sehr gut lagern.

Kohl

Die Familie der Kreuzblütlerartigen, zu der die Kreuzblütler (Brassicaceae) zählen, enthält zwischen 3000 und 4000 Arten. Diese Pflanzen besitzen Zellen, die das Enzym Myrosinase sowie Senfölglykoside enthalten. Die Senfölglykoside sind es, die den typischen kohlartigen Geruch und Geschmack verursachen.

Kreuzblütler haben einen großen Verbreitungsraum, sie können von der Dauerfrostzone bis zu den Tropen angebaut werden. Ihren Verbreitungsschwerpunkt haben sie jedoch in den gemäßigten Zonen der Nordhalbkugel.

Zu den Kohlgemüsen (Seite 76) gehören Grünkohl, Kohlrabi, Blumenkohl, Romanesco, Rosenkohl, Weißkohl, Rotkohl, Wirsing, Chinakohl, Pak Choi, Rettich, Radieschen, Rauke, Kresse und Brokkoli. Aus Weißkohl, besonders aus der Weißkohlart Spitzkohl (Filderkraut), wird Sauerkraut hergestellt. Es war über viele Jahrhunderte im Winter wichtigster Vitaminlieferant für die Bevölkerung und auch die Seefahrer. Kohlgewächse gehören damit zu den Gemüsen, die am längsten und häufigsten in Europa gegessen wurden. Kohl enthält viel bioaktive Substanzen. Weil Kohlgemüse ein häufiger Bestandteil unseres Speiseplans ist, nehmen wir diese Substanzen glücklicherweise häufig auf.

So gesund ist Kohl

Mittlerweile hat sich Kohlgemüse wieder in unseren Küchen eingefunden und ist nicht mehr von unseren Tischen wegzudenken. Das war jahrelang nicht so – es galt als altmodisch und wenig schmackhaft. Heute bringen neue und traditionelle Gerichte diese Gemüsesorten wieder kreativ in unsere Ernährung ein. Kohl enthält viel Kalzium, Vitamin C und E, Carotinoide und antioxidative Enzyme. Sulforaphan, das in gespeicherter Form als Glucoraphanin in Kreuzblütlergemüse vorkommt, ist nachgewiesenermaßen gesundheitsfördernd. Die Inhaltsstoffe von Kohl reduzieren oxidativen Stress, induzieren Enzyme, stimulieren unser Immunsystem, reduzieren das Krebsrisiko, verhindern bösartige Veränderungen und maligne Transformationen und reduzieren die Proliferation von Krebszellen. Daher gelten sie als krebsschützend, entzündungshemmend [55] und wirken somit lebenszeitverlängernd. [92]

Kohl genießen

Kohlgemüse ist sehr vielseitig und kann übers ganze Jahr gegessen werden. Im Winter eignen sich Rosenkohl, Wirsing und Sauer- oder Rotkraut für eher deftigere Gerichte, im Sommer ein knackiger Kohlrabi zum Mittagessen und Radieschen, Kresse und Rauke passen auf jedes »Abend«-Brot. Milchsauer eingelegtes Kraut enthält wertvolle Bakterien, die sich positiv auf unseren Darm auswirken.

Getreide

Zu dem in den nordischen Ländern regelmäßig verzehrten Getreide zählen Roggen, Hafer und Gerste.

So gesund ist Vollkorngetreide

Vollkorngetreide bietet vielfachen Schutz vor Erkrankungen wie Übergewicht und Diabetes und reduziert das Entzündungslevel. In Studien zeigte sich, dass die kombinierte Wirkung von fettem Fisch, Heidelbeeren und Vollkornprodukten die endotheliale Dysfunktion und Entzündung bei übergewichtigen und fettleibigen Personen mit einem hohen Risiko für Diabetes verbessern kann. [25, 36]

Vollkornprodukte können vor einer Vielzahl von Erkrankungen schützen, wobei der Schutz dosisabhängig ist. Je höher die Aufnahme, umso besser der Schutzmechanismus. So reduziert eine hohe Aufnahme von Vollkornprodukten das Risiko von Herz-Kreislauf-Erkrankungen, eines Kolorektalen Karzinoms, von Typ-2-Diabetes und sogar eines vorzeitigen Todes. Das niedrigste Risiko, zu erkranken und zu versterben, fand sich bei drei bis sieben Vollkornportionen pro Tag bzw. einer Menge von 90 bis 210 Gramm Frischgewicht oder fertigverzehrbaren Produkten wie Brot oder Müsliflocken. [110] Der Verzehr von Vollkornprodukten stand in umgekehrter Beziehung zu dem Einfluss auf den HbA_{1c}-Wert (Langzeitzuckerwert; ein Teil des roten Blutfarbstoffs der roten Blutkörperchen, an den Glukose gebunden ist. Da Erythrozyten 120 Tage leben, zeigt dieser Wert sehr gut, wie der Blutzuckerspiegel die letzten drei Monate war). [132]

Zu den Getreiden gehören Weizen, Roggen, Gerste, Hafer, Reis, Mais und Hirse. Mehle unterscheiden wir anhand der Getreidesorte und des Ausmahlungsgrads. Wenn wir reine Weißmehlprodukte

» Fortsetzung auf Seite 53

» Saisonkalender für heimisches Obst und Gemüse

	Januar	Februar	März	April	Mai	Juni
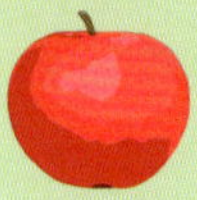 Obst	Äpfel	Äpfel	Äpfel	Äpfel	Äpfel Erdbeeren	Äpfel Erdbeeren Himbeeren Johannisbeeren Kirschen, süß Stachelbeeren
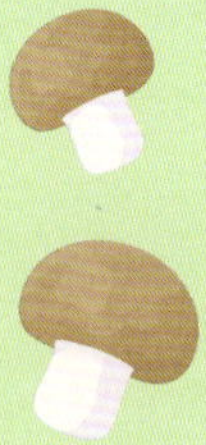 Gemüse	Champignons Lauch Radieschen Rosenkohl Kartoffeln Kopfkohl (Rot-, Weiß-, Wirsingkohl) Kürbis Möhren Pastinaken Rettich Rote Bete Schwarzwurzeln Sellerie: Knollensellerie Steckrüben	Champignons Lauch Radieschen Rhabarber Rosenkohl Kartoffeln Kopfkohl (Rot-, Weiß-, Wirsingkohl) Kürbis Möhren Pastinaken Rettich Rote Bete Schwarzwurzeln Sellerie: Knollensellerie Steckrüben Gurken	Champignons Lauch Radieschen Rhabarber Spargel Kartoffeln Kopfkohl (Rot-, Weiß-, Wirsingkohl) Möhren Pastinaken Rettich Rote Bete Schwarzwurzeln Sellerie: Knollensellerie Steckrüben Gurken	Blumenkohl Champignons Kohlrabi Lauch Radieschen Rhabarber Spargel Spinat Zwiebeln: Bund-, Lauch-, Frühlings- Kartoffeln Kopfkohl (Rot-, Weiß-, Wirsingkohl) Möhren Pastinaken Rettich Rote Bete Schwarzwurzeln Sellerie: Knollensellerie Steckrüben Gurken	Blumenkohl Brokkoli Champignons Fenchel Gurken Kohlrabi Kopfkohl (Rot-, Weiß-, Wirsingkohl) Lauch Radieschen Rettich Rhabarber Sellerie: Knollensellerie, Stangensellerie Steinpilze (wild wachsend) Spargel Spinat Spitzkohl Zwiebeln: Bund-, Lauch-, Frühlings- Kartoffeln Möhren Pastinaken Rote Bete Schwarzwurzeln Gurken	Blumenkohl Bohnen (Busch-, Stangenbohnen) Brokkoli Champignons Erbsen Fenchel Gurken Kartoffeln Kohlrabi Kopfkohl (Rot-, W Wirsingkohl) Kürbis Lauch Möhren Radieschen Rettich Rhabarber Rote Bete Sellerie: Knollensellerie, Stangensellerie Steinpilze (wild wachsend) Spargel Spinat Spitzkohl Zwiebeln: Bund-, Lauch-, Frühlings- Pastinaken
 Salate	Feldsalat Rucola Radicchio	Feldsalat Rucola	Feldsalat Kopfsalat Rucola	Feldsalat Kopfsalat Rucola	Eisbergsalat Endiviensalat Feldsalat Kopfsalat Romanasalate Rucola	Eisbergsalat Endiviensalat Feldsalat Kopfsalat Radicchio Romanasalate Rucola

Freilandprodukte, »geschützter Anbau« (Abdeckung mit Folie oder Vlies) oder Anbau im ungeheizten Gewächshaus — Lagerware — Anbau im beheizten Gewächshaus

Juli	August	September	Oktober	November	Dezember
Äpfel Brombeeren Erdbeeren Heidelbeeren Himbeeren Johannisbeeren Kirschen Mirabellen Stachelbeeren	Äpfel Birnen Brombeeren Erdbeeren Heidelbeeren Himbeeren Johannisbeeren Kirschen Mirabellen Pflaumen Stachelbeeren Tafeltrauben	Äpfel Birnen Brombeeren Erdbeeren Mirabellen Pflaumen Tafeltrauben	Äpfel Birnen Brombeeren Erdbeeren Tafeltrauben	Äpfel Birnen	Äpfel Birnen
Blumenkohl Bohnen (Busch-, Stangenbohnen) Brokkoli Champignons Erbsen Fenchel Gurken Kartoffeln Kohlrabi Kopfkohl (Rot-, Weiß-, Wirsingkohl) Kürbis Lauch Möhren Radieschen Rettich Rote Bete Sellerie: Knollensellerie, Stangensellerie Steinpilze (wild wachsend) Spinat Spitzkohl Zwiebeln: Bund-, Lauch-, Frühlings- Pastinaken	Blumenkohl Bohnen (Busch-, Stangenbohnen) Brokkoli Champignons (auch wild wachsend) Erbsen Fenchel Gurken Kartoffeln Kohlrabi Kopfkohl (Rot-, Weiß-, Wirsingkohl) Kürbis Lauch Möhren Pastinaken Radieschen Rettich Rote Bete Sellerie: Knollensellerie, Stangensellerie Steinpilze (wild wachsend) Spinat Spitzkohl Zwiebeln: Bund-, Lauch-, Frühlings-	Blumenkohl Bohnen (Busch-, Stangenbohnen Brokkoli Champignons (auch wild wachsend) Erbsen Fenchel Gurken Kartoffeln Kohlrabi Kopfkohl (Rot-, Weiß-, Wirsingkohl) Kürbis Lauch Möhren Pastinaken Radieschen Rettich Rosenkohl Rote Bete Schwarzwurzeln Sellerie: Knollensellerie, Stangensellerie Steinpilze (wild wachsend) Spinat Spitzkohl Steckrüben Zwiebeln: Bund-, Lauch-, Frühlings-	Blumenkohl Bohnen (Busch-, Stangenbohnen) Brokkoli Champignons (auch wild wachsend) Fenchel Gurken Kartoffeln Kohlrabi Kopfkohl (Rot-, Weiß-, Wirsingkohl) Kürbis Lauch Möhren Pastinaken Radieschen Rettich Rosenkohl Rote Bete Schwarzwurzeln Sellerie: Knollensellerie, Stangensellerie Steinpilze (wild wachsend) Spinat Spitzkohl Steckrüben Zwiebeln: Bund-, Lauch-, Frühlings-	Blumenkohl Brokkoli Champignons Fenchel Kartoffeln Kohlrabi Kopfkohl (Rot-, Weiß-, Wirsingkohl) Lauch Möhren Pastinaken Radieschen Rettich Rosenkohl Rote Bete Schwarzwurzeln Sellerie: Knollensellerie, Stangensellerie Steinpilze (wild wachsend) Spinat Spitzkohl Zwiebeln: Bund-, Lauch-, Frühlings- Kürbis Steckrüben Gurken	Champignons Kohlrabi Lauch Radieschen Rosenkohl Sellerie: Knollensellerie Kartoffeln Kopfkohl (Rot-, Weiß-, Wirsingkohl) Kürbis Möhren Pastinaken Rettich Rote Bete Schwarzwurzeln Spitzkohl Steckrüben
Eisbergsalat Endiviensalat Feldsalat Kopfsalat Radicchio Romanasalate Rucola	Eisbergsalat Endiviensalat Feldsalat Kopfsalat Radicchio Romanasalate Rucola	Eisbergsalat Endiviensalat Feldsalat Kopfsalat Radicchio Romanasalate Rucola	Eisbergsalat Endiviensalat Feldsalat Kopfsalat Radicchio Romanasalate Rucola	Endiviensalat Feldsalat Kopfsalat Radicchio Romanasalate Rucola	Feldsalat Kopfsalat Rucola Radicchio

Stars der nordischen Küche

Roggen

Er wird hauptsächlich zur Brotherstellung angebaut, macht aber mengenmäßig weltweit nur etwa ein Prozent aller Getreideerzeugnisse aus. Mit seinem niedrigen glykämischen Index lässt er daher unseren Blutzuckerspiegel nicht so schnell ansteigen. Er enthält 15,2 Gramm Ballaststoffe auf 100 Gramm und somit fast doppelt so viel wie Weizen. In einer Scheibe Roggenbrot stecken rund 4,5 Gramm Ballaststoffe.

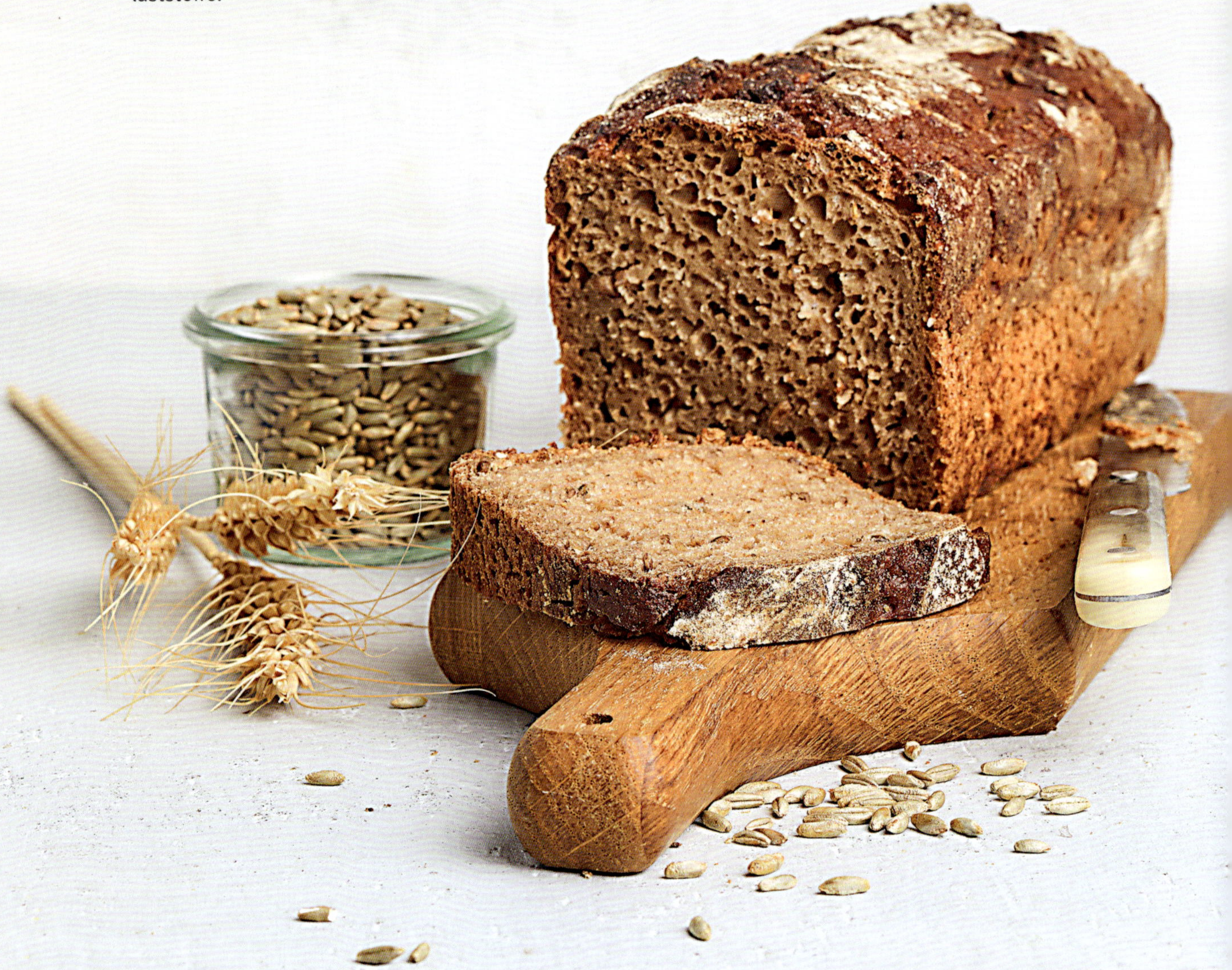

durch die Vollkornvariante ersetzen, profitieren wir gesundheitlich. Also für Müslis Haferflocken verwenden, Weizentoast durch Roggenvollkornbrot ersetzen und bei Nudeln dürfen wir auch gerne zur Vollkornvariante greifen.

Roggen wird in nordischen Ländern sehr gerne in Form von Roggenvollkornbrot gegessen. Es enthält wertvolle Inhaltstoffe, die den Glukosestoffwechsel sowohl bei Gesunden als auch bei Menschen mit einem erhöhten Risiko für chronische Erkrankungen positiv beeinflussen. Verschiedene Studien konnten dies beweisen. [67]

Brote mit Sauerteig haben eine längere Teigführung als kurztreibende Hefebackwaren, dabei werden schwer verdauliche und verdauungshemmende Stoffe besser abgebaut und die Backwaren sind für viele Menschen besser verträglich. Das älteste Sauerteigbrot stammt aus dem Jahr 3700 v. Chr. und wurde in der Schweiz gefunden. Der Ursprung der Sauerteiggärung findet sich jedoch in Ägypten mehrere tausend Jahre zuvor.

Roggenbrot besticht durch seinen niedrigen glykämischen Index. Es enthält viele Ballaststoffe, die die Magen-Darm-Passage und den Blutzuckeranstieg nach dem Essen beeinflussen. Durch die vielen Ballaststoffe bleibt es lange frisch, da diese Wasser binden können. Roggen ist ebenso wie Beeren reich an Polyphenolen, die eine positive Wirkung auf den Glukosestoffwechsel haben und zu den Ernährungsfaktoren zählen, die in bestimmtem Umfang entzündungshemmend wirken. [14]

Hafer zählt wie Roggen zu den Süßgräsern. Saat-Hafer wird vor allem als Tierfutter sowie als Nahrungsmittel in Form von Haferflocken verwendet. Ein aus Hafer hergestelltes Getränk (Haferdrink) kann Kuhmilch ersetzen. 100 Gramm Haferflocken besitzen zehn Gramm Ballaststoffe, darunter den löslichen Ballaststoff Beta-Glucan. Dieser ist nicht nur gut für unser Darmmikrobiom, sondern kann Cholesterin binden und den Blutzuckerspiegel senken. Somit findet er auch in der Medizin, z. B. in Form von Hafertagen bei Diabetikern, Anwendung. Sein Vermögen, Serumcholesterin zu reduzieren, wurde in mehreren Studien bewiesen. [44]

Gerste ist eine der wichtigsten und ältesten Getreidearten. Für die menschliche Ernährung kommt Sommergerste zum Einsatz. Ein großer Anteil der angebauten Gerste wird als Braugerste zur Bierherstellung verwendet. In nicht gemälzter Form wird die Gerste zu Grütze oder Graupen und teilweise zu Mehl verarbeitet. Die für die menschliche Ernährung gezüchtete Gerste enthält mehr als vier Gramm Beta-Glucan auf 100 Gramm. Die tägliche Aufnahme von drei Gramm Beta-Glucan reduziert nachweislich den Blutcholesterinspiegel. Da Gerste mehr enthält, wird hier ein Health Claim ausgelobt. [46, 50] Health Claims sind gesundheitsbezogene Aussagen zu Lebensmitteln oder Lebensmittelbestandteilen. Die Ausagen müssen wissenschaftlich bewiesen sein.

Getreide genießen

Getreide ist unglaublich vielfältig: Nudeln, Brot, Müsli, Getreidebreie und vieles mehr wird aus Getreide hergestellt. Besser immer die Vollkornvariante wählen!

Fisch und Meeresfrüchte

Fisch (Seite 69) wird in den nördlichen Ländern sehr gern und viel verzehrte, denn er ist ein wichtiger Lieferant für Eiweiß, antientzündliche Omega-3-Fettsäuren und Jod. Die beste Jodquelle ist Meeresfisch. Je nach Fischsorte und Größe deckt eine Fischmahlzeit den Jodbedarf für mehr als einen Tag.

Auch in Bezug auf Omega-3-Fettsäuren hat Meeresfisch mehr zu bieten als Fisch aus Binnengewässern. Atlantikfisch beinhaltet dabei mehr Omega-

3-Fettsäuren als Mittelmeerfisch und fettreiche Sorten mehr als fettarme. Fettreiche Sorten sind beispielsweise (Wild-)Lachs, Makrele oder Hering sowie Aal. Zu den mageren Fischen gehören Kabeljau, Scholle, Seelachs und Zander. Den Fettgehalt betreffend liegen Fische wie Rotbarsch, Dorade, Forelle und Karpfen im Mittelfeld.

Achtung ist geboten bei mit Quecksilber belasteten Fischen wie Haifisch, Buttermakrele, Aal, Steinbeißer, Schwertfisch, Heilbutt, Hecht, Seeteufel und Thunfisch. Fische aus Aquakultur sind in der Regel unbedenklich und stellen eine gute Alternative zum Beispiel für Schwangere und Kinder dar.

So gesund ist Fisch

Herz-Kreislauf-Erkrankungen sind in Deutschland noch immer Todesursache Nummer 1. Heute weiß man, dass Fischkonsum vor Herzerkrankungen, Stoffwechselstörungen und Krebs schützen kann. [134]

Mittlerweile ist bekannt, dass leichte Entzündungen und eine endotheliale Dysfunktion bei der Entstehung von Herz-Kreislauf-Erkrankungen und Typ-2-Diabetes eine Rolle spielen. Unter einer endothelialen Dysfunktion versteht man die geringere Produktion gefäßerweiternder Substanzen im Vergleich zu gefäßzusammenziehenden Substanzen. Die Dysfunktion ist das erste klinische Zeichen einer Atherosklerose und kann durch fast alle Risikofaktoren für Herz-Kreislauf-Erkrankungen ausgelöst werden. Daher wurde evaluiert, ob eine Ernährung mit reichlich fettem Fisch, Heidelbeeren und Vollkornprodukten Biomarker verbessert, die Entzündungen und endotheliale Dysfunktion bei Personen mit beeinträchtigtem Glukosestoffwechsel widerspiegeln (siehe Sysdiet, Seite 23). [25]

Fisch genießen

Gerade wenn man kein Fischesser ist, kann es anfangs schwierig sein, Fischgerichte in die Ernährung zu integrieren. Hier kann man auf eine einfache Weise anfangen, indem man geräucherten Lachs, Forelle oder ein paar Krabben aufs Brot legt. Später lohnt sich der Besuch bei Forellen- oder Fischzüchtereien, um ganz frischen Fisch zu bekommen, der zubereitungsfertig angeboten wird.

Fleisch, Weidetiere und Wildbret

Auch Fleisch von Wildtieren (Seite 39) und Geflügel ist ein Bestandteil der nordischen Ernährung.

So gesund ist Wild- und Weidetierfleisch

Es enthält im Allgemeinen weniger Fett, hat eine gesündere Fettzusammensetzung mit weniger gesättigten Fettsäuren und mehr mehrfach ungesättigten Fettsäuren als Fleisch von Tieren, die im Stall gehalten werden und nicht auf die Weide kommen. Studien haben gezeigt, dass Fleisch von Tieren, die auf offenen Weiden grasen, auch eine gesündere Fettsäurezusammensetzung aufweist als Fleisch von Tieren, die in Ställen, ohne Zugang zu Kräutern und Gras, aufgezogen werden. [10]

Es lohnt sich immer, Wildfleisch auszuprobieren. In Deutschland gibt es sogar »Wild-Apps«, die aufzeigen, welcher Jäger gerade frisches Wild anbietet. Generell sollte man Fleisch von Tieren aus Weidehaltung kaufen, da diese Tiere besser aufgezogen werden und das Fleisch nährstoffreicher ist.

Fleisch genießen

Wildgerichte von Reh, Hirsch oder Wildhase enthalten keine Schadstoffe, weniger Fett und mehr Muskelfleisch, daher ist dieses Fleisch auch kalorienarm. Wildfleisch oder Weiderind sind auch sehr gut geeignet für die Zubereitung eines Sonntagsbratens oder eines Schmorgerichts.

Prävention von Erkrankungen

Viele weit verbreitete Erkrankungen lassen sich durch Ernährung bessern, behandeln und sogar heilen. Die Nordische Ernährung ist hier sehr wirksam – auch präventiv bei ernährungsbedingten Erkrankungen.

Nahezu allen bekannten sogenannten Zivilisationskrankheiten kann mit einer angepassten und gesunden Ernährung vorgebeugt werden – ob Herz-Kreislauf-Erkrankungen, Diabetes, Übergewicht und damit verbundene Folgeerkrankungen oder sogar Krebs. Nicht nur das: Auch bei schon bestehenden Erkrankungen ist eine Besserung bis hin zur Heilung durch gute Ernährung möglich. Nicht zuletzt ist sie die allerbeste Voraussetzung, ein langes, gesundes Leben führen zu können.

Herz-Kreislauf-Erkrankungen

Herz-Kreislauf-Erkrankungen sind die führenden Todesursachen in Deutschland und insgesamt für etwa 40 Prozent aller Sterbefälle verantwortlich. Darüber hinaus sind sie mit erheblichen individuellen gesundheitlichen Folgen verbunden und verursachen hohe Kosten für die Gesellschaft.

Zu den wichtigsten Herz-Kreislauf-Erkrankungen mit hoher Public-Health-Relevanz, also einer großen Belastung für unser Gesundheitssystem, zählen Koronare Herzerkrankung, Herzinfarkt und Schlaganfall. Eine häufige Ursache für Herz-Kreislauf-Erkrankungen ist eine krankhafte Veränderung der Blutgefäße, die Arteriosklerose genannt wird. Arteriosklerose, auch als Arterienverkalkung bezeichnet, ist ein Überbegriff für Gefäßerkrankungen, die durch abnorme Verdickung, Verhärtung und Verlust der Elastizität der Arterienwände gekennzeichnet ist. Dieser Prozess schränkt die Blutversorgung von Organen und Geweben ein und birgt schwere gesundheitliche Risiken. Die Anzeichen und Symptome einer Arteriosklerose hängen von dem von der Krankheit betroffenen Gefäß ab.

Einer Arteriosklerose liegt häufig eine Entzündung im Körper zugrunde. Die Seven-Countries-Studie (Seite 67) konnte dies eindrücklich nachweisen: Das deutlich erhöhte Auftreten von Herz-Kreislauf-Erkrankungen konnte auf die ungünstige entzündungsfördernde Ernährung zurückgeführt werden, die reich an tierischen Fetten war. Entsprechend konnten Präventionsmaßnahmen mit einer Ernährungsumstellung diesen Zustand deutlich verbessern.

Wichtigste beeinflussbare Risikofaktoren für Herz-Kreislauf-Erkrankungen sind kardiometabolische Erkrankungen wie Hypertonie, Diabetes mellitus, Fettstoffwechselstörungen und Adipositas sowie gesundheitsbeeinträchtigende Verhaltensweisen wie Rauchen, körperliche Inaktivität und ungesunde Ernährung. Das bedeutet, dass ein Großteil der Arteriosklerose und die daraus folgenden Herz-Kreislauf-Erkrankungen durch den Lebensstil hervorgerufen werden.

Einfluss der Ernährung

Mittlerweile weiß man, dass eine gesunde Ernährung das Auftreten von Herz-Kreislauf-Erkrankungen um 30 Prozent senken kann. In einer Studie führte beispielsweise die Nordic Diet zu einem geringeren Herzinfarktrisikos bei Däneninnen und Dänen mittleren Alters. [40, 82]

Das Bewusstsein, dass kardiovaskuläre Gesundheit und Ernährung in einem engen Zusammenhang stehen, entwickelt sich weiter. Lebensstiländerungen, zu denen auch eine Ernährungsumstellung gehört, sind der primäre Ansatz zur Behandlung kardiometabolischer Risikofaktoren.

Zu den Lebensstilfaktoren gehören:

- Kein übermäßiges Körpergewicht. Übergewicht besteht ab einem BMI von 25 und mehr.
- Nikotinverzicht
- Regelmäßige Bewegung. Die DGE empfiehlt 150 Minuten Bewegung pro Woche.
- Eine Ernährung mit viel Obst, Gemüse, Hülsenfrüchten, Vollkorn und mageren Proteinquellen sowie eine Minimierung bzw. Meidung von verarbeiteten Lebensmitteln, Transfetten und zuckerhaltigen Getränken. [28] Eine ausgewogene Ernährung enthält wenig Zucker, wenig rotes und verarbeitetes Fleisch, dafür mehr Omega-3-haltige Öle wie Rapsöl, 30 Gramm oder mehr Ballaststoffe pro Tag, reichlich Obst und Gemüse, Vollkornprodukte, Fisch und Nüsse.

Diese gesunde Ernährungsweise entspricht damit den Grundzügen der Nordischen Ernährung.

Ein geringerer Fleischkonsum schafft zudem Platz für mehr proteinreiche Hülsenfrüchte, Gemüse, Obst, Getreide, Kartoffeln, Nüsse und Kräuter in unserer täglichen Ernährung. Diese das Fleisch ersetzende Lebensmittel haben meistens eine wesentlich bessere gesundheitliche Auswirkung.

Studien zeigten, dass eine tägliche Aufnahme von 600 Gramm oder mehr Obst und Gemüse das Risiko von Herz-Kreislauf-Erkrankungen, Übergewicht, Adipositas und Krebs senkt. [6] Je höher der Verzehr von Äpfeln und Birnen, Zitrusfrüchten, grünem Blattgemüse, Kreuzblütlergemüse und Salaten, desto geringer ist das Risiko für Herz-Kreislauf-Erkrankungen sowie die Gesamtmortalität.

Wie wir bereits festgestellt haben, hat unsere Ernährung Einfluss auf eine Vielzahl von neurologischen Erkrankungen. Insbesondere das Schlaganfallrisiko mit darauf folgenden Gehirnschäden, die auch zu Gedächtnisstörungen führen, lässt sich mit der Ernährung beeinflussen. Eine häufige Ursache für verminderte Gedächtnisleistungen ist eine verminderte Gehirndurchblutung aufgrund von kleinen Schlaganfällen und Arteriosklerose. Da die nordische Ernährung das Risiko für Arteriosklerose verringern kann, hat dies auch positive Folgen für die Gehirndurchblutung.

Krebs

Laut der American Association for Cancer (AACR) sind vor allem verschiedenen Lebensstilfaktoren für unser persönliches Krebsrisiko mitverantwortlich. Demnach sind für etwa 70 Prozent aller Krebserkrankungen Rauchen, Übergewicht, Bewegungsmangel, Ernährung und Alkoholkonsum ursächlich.

Eine wirklich erschreckende Zahl, wenn man bedenkt, dass sich diese Krebsauslöser durch unser eigenes Tun beeinflussen lassen. Darunter liegen mittlerweile Übergewicht und Ernährung mit ca. 30 Prozent fast gleichauf mit dem Rauchen. Vor 30 Jahren war das noch anders. Das heißt wiederum, dass es 60 Prozent weniger Krebserkrankungen gäbe, wenn wir nicht rauchten, uns besser ernährten und nicht übergewichtig wären. Es bedeutete auch eine deutlich geringere Belastung unseres ohnehin überarbeiteten und überlasteten Gesundheitssystems. [118]

Einfluss der Ernährung

Viele Untersuchungen zeigen, dass die Ernährung bzw. die Auswahl und Häufigkeit des Verzehrs von bestimmten Lebensmitteln bei allen Krebserkrankungen und in allen Stadien wichtig ist: bei der Entstehung von Krebs, während seiner Behandlung mit Operationen, Medikamenten und Bestrahlung, in der Rekonvaleszenz und bei der Verhinderung eines neuen Auftretens der Erkrankung.

Die Nordic Diet enthält reichlich gesundheitsfördernde Lebensmittel mit Inhaltsstoffen, die gut untersucht sind. So haben Beeren ein hohes antioxidatives Potential, wirken antiviral, antimykotisch und antiallergisch. Zusätzlich können sie Krebszellen bei einer Therapie mit Chemotherapeutika sensibler machen, sie regulieren verschiedene Botenstoffe im Körper, die für unser Immunsystem wichtig sind. So können sie die Entstehung von Krebszellen verhindern und die körpereigene Abwehr stärken. [66]

Das Risiko für Dickdarmkrebs bei Frauen wurde durch die Nordic Diet verringert. Dies zeigte die Diet, Cancer and Health Cohort Study, die den Zusammenhang zwischen einem Healthy Nordic Food Index (Seite 23) (HNFI) und dem Auftreten eines kolorektalen Karzinoms untersuchte. Bei Frauen, die sich strikt an den Healthy Nordic Food Index hielten, war die Inzidenz von kolorektalen Karzinomen um 35 Prozent geringer als bei Frauen mit einer unzureichenden Einhaltung. Der Schutzeffekt bewegte sich in der gleichen Größenordnung wie bei der mediterranen Ernährung. Das legt nahe, dass eine gesunde regionale Ernährung unbedingt gefördert werden sollte, um die Gesundheit zu gewährleisten und um unsere Umwelt zu schützen.

Brustkrebs ist mit Abstand der häufigste Krebs der Frauen weltweit. Jährlich erkranken etwa 58000 Frauen in Deutschland an Brustkrebs.

Viele Risikofaktoren für Brustkrebs sind gut dokumentiert und erforscht. So sind sich Wissenschaftlerinnen und Wissenschaftler heute sicher, dass z. B. eine frühe erste Regelblutung, ein spätes Eintreten der Wechseljahre sowie das gehäufte Auftreten von Brustkrebs in der Familie mit einem erhöhten Risiko einhergehen.

Es stellt sich natürlich die Frage, ob und wie man durch Verhaltensänderungen dazu beitragen kann, die Erkrankungsrate zu senken. Forscher konzentrierten sich auf Risikofaktoren für Brustkrebs, die wir beeinflussen können, so zum Beispiel auf die Einnahme von Hormonen zur Linderung von Wechseljahrsbeschwerden, die das Risiko geringgradig erhöhen, auf körperliche Aktivität, Abbau von Übergewicht und Reduzierung von Alkoholkonsum. All diese Lebensstilfaktoren galten aufgrund früherer Untersuchungen als mögliche beeinflussbare Risikofaktoren. 12,8 Prozent sind auf einen Mangel an Bewegung zurückzuführen, 19,4 Prozent auf eine Hormonersatztherapie. [29]

Es ist gut dokumentiert, dass das Risiko für nicht genetisch bedingten Brustkrebs, im Gegensatz zu hochpenetranten BRCA-Mutationen, durch Änderung der Lebensstilfaktoren, zu denen in erster Linie körperliche Aktivität, Ernährungsgewohnheiten und Körpergewicht gehören, beeinflusst werden kann. [60] Viele Studien aus unterschiedlichen Ländern konnten zeigen, dass die Nordic Diet vor verschiedenen Krebserkrankungen schützen kann.

Zur Senkung des individuellen Brustkrebsrisikos sollte man die beeinflussbaren Risiken natürlich möglichst vermeiden. Basierend auf Studien, die den Zusammenhang zwischen der Ernährung und Brustkrebs untersuchten, empfiehlt das Deutsche Krebsforschungszentrum eine Ernährung reich an Obst, Gemüse und Ballaststoffe, während Fett und verarbeitetes Fleisch nur selten konsumiert werden sollten. [27]

Eine wichtige Klasse bei der Krebsprävention in unserer westlichen Ernährung bilden die Lignane. Diese Phytoöstrogene kommen in Saaten, besonders in Leinsamen, aber auch in Getreide und Gemüse vor. Sie werden im Darm in Enterolakton umgewandelt, eine Substanz, die von der Darmschleimhaut absorbiert wird. Sie ist als Biomarker im Blut messbar. Frauen mit höheren Blutwerten für diesen Biomarker hatten ein um 40 Prozent geringeres Sterberisiko. So gibt es Hinweise darauf, dass Lignane nicht nur das Erkrankungsrisiko für Brustkrebs nach den Wechseljahren senken können, sondern auch das Sterberisiko. Eine Ernährungsweise, die reich an Vollkornprodukten, Saaten und Gemüsen ist, kann uns ausreichend mit Lignanen versorgen.

Prostatakrebs gilt als die zweithäufigste und am weitesten verbreitete Krebsart bei Männern weltweit. Ziel in einer Studie war es, erstmals präklinische und klinische Studien zur Behandlung und Vorbeugung dieser Krebsart zusammenzufassen. Generell bestätigen die Ergebnisse der Studie, dass Pflanzenpigmente wie Anthocyane eine gute Wirksamkeit gegen Prostatakrebs haben. Anthocyane sind hauptsächlich in Beeren, Granatäpfeln, Weintrauben und dunklen Früchten und somit in der Nordic Diet reichlich zu finden. [89] Sie besitzen viele bioaktive Eigenschaften und wirken antioxidativ, antiproliferativ und antimutagen. Das heißt, sie können Entzündungen hemmen und Zellreparatur und Erneuerung fördern.

Die Nordic Diet enthält reichlich Fett, allerdings wenig tierisches, dafür reichlich pflanzliches aus Rapsöl. Lange Zeit wurde eine fettarme Ernährung zur Krebsprävention empfohlen, was sich über die Jahre nicht halten konnte. Denn man weiß mittlerweile, dass nicht die Menge des Fetts entscheidend ist, sondern die Art. Neben den Fetten enthält die Nordic Diet auch reichlich Ballaststoffe und Antioxidantien zum Schutz vor Krebs.

Diabetes

Diabetes mellitus (früher sprach man von »Zuckerkrankheit«) ist ein Überbegriff für verschiedene Erkrankungen des Stoffwechsels. Allen Diabetestypen gemeinsam ist, dass sie zu erhöhten Blutzuckerwerten führen, weil ein Mangel des Hormons Insulin vorliegt oder die Insulinwirkung vermindert ist.

Die Hauptformen sind Typ-1- und Typ-2-Diabetes mellitus. Im Unterschied zu Typ 2 ist der Typ 1 genetisch bedingt. In Deutschland ist bei circa 7,2 Prozent der Erwachsenen im Alter von 18 bis 79 ein Diabetes mellitus bekannt. 90 bis 95 Prozent davon sind an Diabetes Typ 2 erkrankt.

Aufklärung und Vorbeugung sind entscheidend für die Bekämpfung von Diabetes. Typ-2-Diabetes wird in erster Linie durch Übergewicht hervorgerufen. Er entsteht zum einen durch eine verminderte Empfindlichkeit der Körperzellen für Insulin (Insulinresistenz), zum anderen führt eine jahrelange Überproduktion von Insulin zu einer Erschöpfung der insulinproduzierenden Zellen. Früher wurde diese Diabetesform als »Altersdiabetes«

Nüsse

In der Ernährungspyramide finden mittlerweile auch Nüsse ihren Platz und ersetzen eine Portion Obst am Tag. Heimische Nüsse, Kerne und Samen sind Haselnüsse, Walnüsse, Kürbiskerne und Leinsamen. Sie enthalten hochwertiges Eiweiß sowie gesundheitsfördernde Omega-3-Fettsäuren. Der regelmäßige Verzehr senkt das Risiko für Herzinfarkt und Schlaganfall, beugt Gallensteinen und Typ-2-Diabetes vor. Die in Nüssen enthaltenen Omega-3-Fettsäuren können die Immunabwehr stärken und Entzündungsvorgänge zum Abklingen bringen.

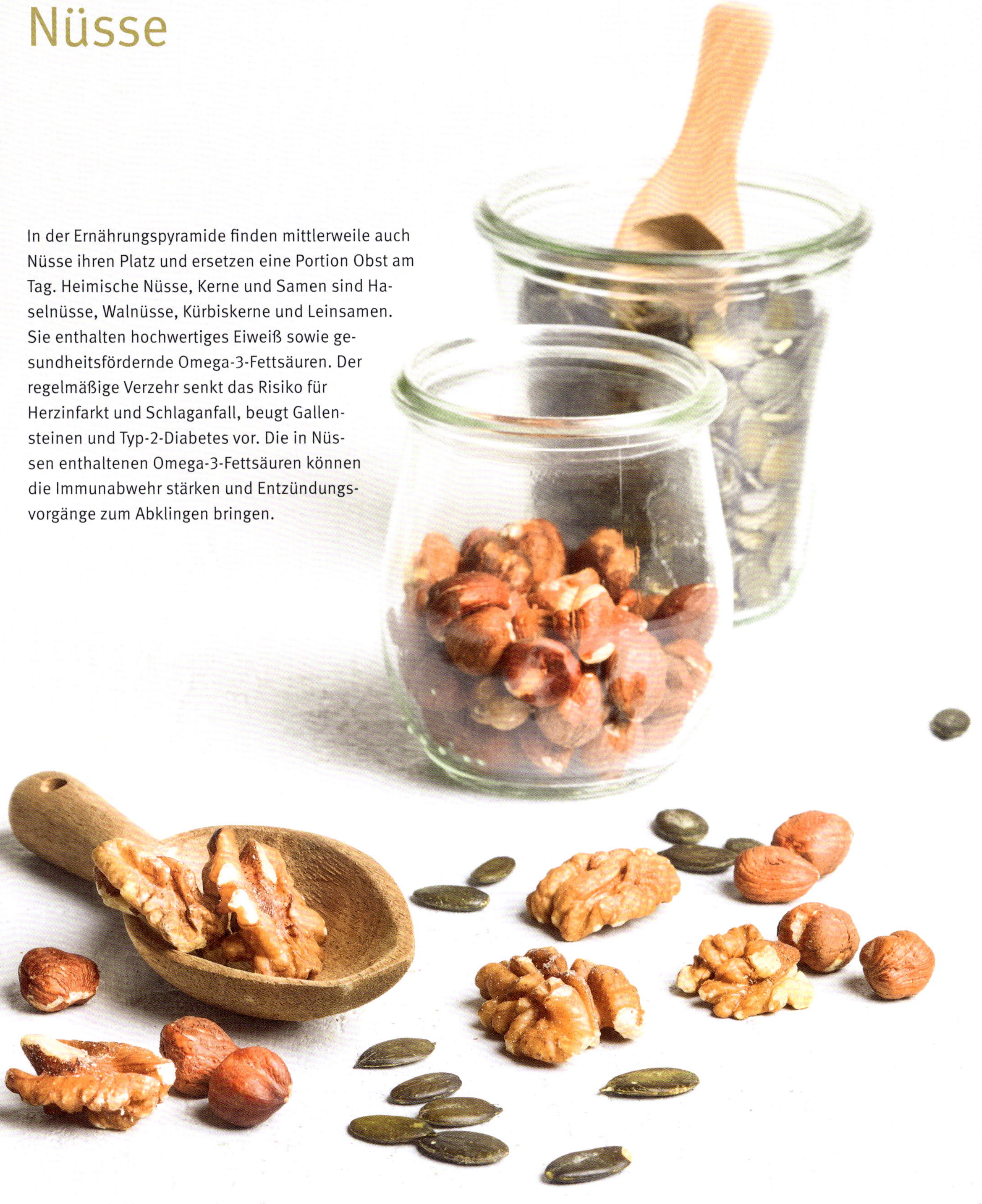

bezeichnet. Mittlerweile, durch die dramatisch steigende Zahl übergewichtiger und adipöser Erwachsener, betrifft er zunehmend auch jüngere Erwachsene. Neben einer erblichen Veranlagung gelten Übergewicht und Bewegungsmangel als die wichtigsten Verursacher dieses Diabetes. Auch eine unausgewogene (ballaststoffarme, fett- und zuckerreiche) Ernährung sowie Rauchen begünstigen die Entstehung. Leider sind diabetesbedingte Folgeerkrankungen für viele Organe schwerwiegend. So können Schäden an Nerven und Blutgefäßen entstehen, es kann zu Herzschwäche, Schlaganfall und Nierenverlusten kommen und sogar zur Erblindung.

Einfluss der Ernährung

Die Nordic Diet wirkt sich positiv auf den Blutzuckerspiegel aus. Der Blutzuckeranstieg nach den Mahlzeiten fällt geringer aus, wenn Vollkornprodukte, Ballaststoffe und Beeren enthalten sind. Je nährstoffreicher, gemüsereicher und ballaststoffreicher eine Mahlzeit ist, desto geringer steigt der Blutzuckerspiegel an. [82]

Daher wird Typ-2-Diabetikerinnen und -Diabetikern auch von den Diabetesgesellschaften empfohlen, reichlich Ballaststoffe zu verzehren. Für Gesunde werden 30 Gramm Ballaststoffe pro Tag empfohlen, für von Diabetes Betroffene mindestens 40 Gramm.

Longevity

Longevity ist ein neuer Begriff, der sich aktuell in den sozialen Medien rasant verbreitet und auch in der breiten Öffentlichkeit vermehrt Aufmerksamkeit findet. Gemeint ist damit gesundes Altern und eine lange Lebenszeit.

In einer mittelgroßen prospektiven Stichprobenstudie aus Kiel wurden über elf Jahre hinweg knapp 850 ältere Teilnehmerinnen und Teilnehmer auf ihre Ernährungsweise und ihr Sterberisiko untersucht. Sie ernährten sich entweder nach der DASH-Diät (Dietary Approaches to stop Hypertension, eine Ernährung, die das Bluthochdruckrisiko verringern soll), nach einer modifizierten mediterranen Diät (MMDS) oder nach dem Healthy Nordic Food Index (Seite 23). [115] Man hatte in einigen Studien bereits festgestellt, dass es reichlich gesunde Lebensmittel gibt, die die Sterblichkeit verringern, so auch im HNFI, in der DASH oder der Med-Diät. Da die Region um Kiel den nordischen Ländern geografisch, kulturell und gastronomisch sehr nahe ist, wollte man auch in Deutschland untersuchen, ob sich unter einer nordischen Ernährung wie auch unter anderen Ernährungsweisen wie MedDiet und DASH hierzulande dieselben Ergebnisse die Lebenszeitverlängerung betreffend zeigen.

Das Ergebnis: Wenn der HNFI besser eingehalten wurde, konnte eine geringere Sterblichkeit beobachtet werden. Dabei zeigte unter den verschiedenen HNFI-Komponenten der Hafer- und Getreidekonsum den eindeutigsten Zusammenhang. Die Ergebnisse deuten darauf hin, dass eine gute Einhaltung des HNFI mit einem verringertem Sterberisiko in einer norddeutschen Bevölkerung assoziiert war, während die DASH und MMDS-Werte dies nicht zeigten.

Die Autoren schlussfolgerten daraus, dass die norddeutschen Essgewohnheiten dafür verantwortlich sein könnten. Sie weisen eine größere Ähnlichkeit mit der gesunden Nordic Diet auf als eine traditionelle MD- oder DASH-Diät. Der Grund könnte die geografische Nähe zu den skandinavischen Ländern sein, in denen das HNFI zuerst entwickelt und angewendet wurde. Die Empfehlungen für einen gesunden Ernährungsstil in Norddeutschland sollten sich daher darauf konzentrieren, die Einhaltung einer gesunden nordischen Ernährung zu fördern, die der geografischen Lage dieser Region entspricht.

Vorteile verschiedener gesunder Ernährungsformen

Viele Studien untersuchten die Vorteile der verschiedensten als gesund geltenden Ernährungsformen: Mediterrane Ernährung, Nordic Diet, Okinawa-Ernährung (genannt nach einer japanischen Region, die mit die geringste Sterblichkeit der Welt aufweist. Ein Umstand, der durch die besondere Ernährungsweise dort erklärt wird) sowie kurzfristige Ernährungsumstellungen und Einhaltung gewisser Ernährungsmuster wie DASH-Diät oder Healthy plant-based diet index. Für all diese Ernährungsformen und Diäten konnte gezeigt werden, dass sie mit einer niedrigeren Mortalität und einer Lebenszeitverlängerung assoziiert sind!

All diese Ernährungsformen besitzen viele Gemeinsamkeiten: zum Beispiel die Aufnahme nährstoffreicher pflanzlicher Lebensmittel, wenig rotes oder verarbeitetes Fleisch bzw. Wurstwaren und die Verwendung von Küchenkräutern und Gewürzen. Kombiniert man dann eine gesundheitsfördernde Ernährung wie die mediterrane oder nordische mit anderen Lifestylefaktoren wie Bewegung und Geselligkeit beim Essen, kann dies zu einer Lebenszeitverlängerung von acht bis zehn krankheitsfreien Jahren führen! [49]

Gesunde Ernährung für ein langes gesundes Leben

Wenn man sich einmal richtig bewusst macht, dass es bei der Nordic Diet Lebensmittel gibt, die einfach in der Anwendung sind (»nur Öl«), regional erhältlich (Roggen- oder Hafervollkornbrot), meist für wenig Geld verfügbar (Kohlgemüse), leicht zuzubereiten sind (Haferflockenmüsli) und die das Leben um Jahre verlängern können – sollte das nicht genug Grund sein, öfter danach zu greifen?

Heute sind Schlagworte wie Longevity, Antiaging oder Healthy Aging allgegenwärtig und geben das Ziel vor, Schönheit, Jugendlichkeit und Lebenskraft zu bewahren. Dafür werden oft teure Cremes gekauft, Eiweißpulver, Aminosäuren und Nahrungsergänzungsmittel eingenommen, die sehr viel Geld kosten und deren Wirksamkeit überhaupt nicht bewiesen ist. Im Vergleich dazu kosten unraffiniertes Raps- oder Olivenöl wirklich nicht viel Geld und die Wirksamkeit ihrer Inhaltstoffe, wie der entzündungshemmenden Omega-3-Fettsäuren und der wertvollen Ölsäure, sind wissenschaftlich bewiesen. Es wäre so viel einfacher, diese Öle zu verwenden, als teure Kapseln mit Omega-3-Fettsäuren zu kaufen und einzunehmen, um eine schlechte Ernährung auszugleichen. Abgesehen davon kommen Nahrungsergänzungsmittel nie an das Original-Lebensmittel und dessen Wirkung heran.

Dass es wirkt, konnte u. a. in einer Studie mit (hauptsächlich männlichen) Dänen mittleren Alters, die den nordischen Lebensmittelindex einhielten nachgewiesen werden: Es konnte eine reduzierte Sterblichkeit festgestellt werden. [92]

Ein gesundes Körpergewicht erhalten

Auch andere Faktoren begünstigen eine Lebenszeitverlängerung: Ein lebenslang gesundes Körpergewicht ist ausschlaggebend für gesundes Altern, Longevity. Dieses Normalgewicht ist wiederum durch eine lebenslang normale Kalorienzufuhr zu erreichen. Das ist in unserer adipogenen (übergewichtigen) Umwelt mit kalorien-, fett- und zuckerreichen Nahrungsmitteln für viele sicher schwierig. Wenn die Menschen im eigenen Umfeld übergewichtig sind, sehr gerne zuckerhaltige Getränke konsumieren und fettreiches, nährstoffarmes Fastfood essen, kann die Umstellung auf eine pflanzenbasierte Ernährung mit guten Ölen und wenig verarbeitetem Fleisch und deren Einhaltung schwierig sein.

Altersabhängige Erkrankungen

Der Anteil an Über-65-Jährigen wird sich 2050 im Vergleich zu 2000 fast verdoppelt haben, somit werden vermutlich auch altersabhängige Erkrankungen doppelt so häufig auftreten. Etwa zwei Drittel aller dieser älteren Menschen leiden unter chronischen Erkrankungen wie Herzerkrankungen, Bluthochdruck, Arthritis, Diabetes und Krebs. Das wird unweigerlich zu einer riesigen Belastung des Gesundheitssystems werden, aber wir haben es in der Hand. Wenn sich heute 40-Jährige ihre eigene Ernährung bewusst machen und sie in eine positive Richtung verändern, wird in 25 Jahren der Anteil der chronisch Kranken geringer ausfallen.

Das Altern führt zu vielen körperlichen Veränderungen. Wir werden infektanfälliger, unsere körperliche Stärke und geistige Kraft lassen nach und unsere Knochen können leichter brechen. Die positive Auswirkung einer mediterranen Ernährung auf die Gebrechlichkeit im Alter (frailty) und das Altern selbst wurde bereits bestätigt. In einer Studie sollte auch die nordische Ernährung darauf untersucht werden. Ernährten sich die Probandinnen und Probanden nach der Nordic Diet, zeigte sich ein niedrigeres Risiko für Bewegungseinschränkungen und eine größere Selbstständigkeit. Zudem wurden vielversprechende Hinweise dazu gefunden, dass sich dadurch zusätzlich das Risiko für Frailty verringert. [42]

Mehrere Studien konnten die Wirksamkeit von Lebensmitteln zeigen, die zu einer verbesserten Denkleistung führen, wie Öle, Vollkornprodukte, Fische, Gemüse (vor allem grünes Blattgemüse), Beeren und Nüsse. Eine Verschlechterung der Denkleistung zeigte sich wiederum bei der Aufnahme von rotem Fleisch, Gebäck und Süßwaren. [100]

Beitrag der nordischen Ernährung zu Longevity und gesundem Altern

Altersabhängige Veränderungen	Nährstoffbedarf	Beitrag der Nordic Diet
Muskelmasse ↓	Energiebedarf ↓ Proteinbedarf ↑	fettreicher Fisch, mageres Wild, fettarme, leicht verdauliche Milchprodukte, pflanzliche Proteine aus Hülsenfrüchten
Knochendichte ↓	Kalzium und Vitamin D	fettarme Milchprodukte, Fisch, Pilze, evtl. Kalzium- und Vitamin-D-Substitution, besonders bei Pflegeheimbewohnerinnen und -bewohnern (ärztliche Absprache)
Immunsystem ↓	zahlreiche Nährstoffe	Obst, Gemüse, Vollkornprodukte, Wild, helles Fleisch
Gedächtnisleistung ↓	gesunde Fette als Strukturgeber für Nervenzellen	Rapsöl, Vollkornprodukte, Fisch, Gemüse, Früchte, Nüsse
chronische Schmerzen ↑	Antioxidantien	Rapsöl, Nüsse
Magen-Darm-Beschwerden ↑	Ballaststoffe und Wasser	Obst, Gemüse, Vollkornprodukte, ausreichend trinken
Vitamin-Aufnahme ↓	vitaminreiche Lebensmittel	Obst (Beeren), Gemüse (Kohl, Wurzelgemüse)
oxidativer Stress ↑	Beta-Carotin, Vitamin C und E	Obst, Gemüse, Vollkornprodukte

Basierend auf Seethaler B, Bischoff S, Snowdon B. Medical Cooking: Mediterrane Ernährung. Aktiver Schutz vor Herzinfarkt, Arteriosklerose, Krebs und Diabetes. Stuttgart: TRIAS; 2024, Seite 52

Übergewicht

Die weltweit steigende Zahl von Menschen mit Adipositas oder Übergewicht ist die Folge von Veränderungen, die ein neuer Lifestyle oder Lebenswandelt mit sich gebracht hat: übermäßige Kalorienzufuhr, größere Portionen auf unseren Tellern und ein vermehrt sitzender Lebensstil bei wesentlich weniger Bewegung im Alltag als noch vor vielen Jahren. Denken wir an unsere Kindheit zurück (bei mir war das Ende der 1980er, Anfang der 1990er-Jahre): Es gab nicht so viele dicke Menschen oder dicke Kinder, das waren wirklich Ausnahmen. Man war deutlich mehr in Bewegung, aß mehr in der Gemeinschaft und nicht allein vor dem Fernseher. Und dieses verführerische Überangebot von jederzeit verfügbaren Lebensmitteln gab es einfach nicht.

Da die Häufigkeit von Übergewicht weltweit rasant zugenommen hat, wird schon länger zu Diäten und Ernährungsformen geforscht und untersucht, welchen Einfluss sie auf die Entstehung und Reduktion von Übergewicht haben. Allen voran in den USA fanden und finden sich die meisten übergewichtigen und adipösen Erwachsenen und Kinder.

Leider ist es so, dass gerade Menschen in Ländern mit sehr niedrigerem Einkommen stetig an Gewicht zunehmen und sich in Haushalten mit niedrigem Einkommen die höchste Rate Übergewichtiger findet. Was sicher auch daran liegt, dass Weißmehlnudeln und Brot weniger kosten als die Vollkornvariante und u. a. daher günstigere Lebensmittel den teureren und gesünderen vorgezogen werden. [30]

Übergewicht und Erkrankungen

Übergewicht und Adipositas sind ursächlich für eine Vielzahl von Erkrankungen wie zum Beispiel dem metabolischen Syndrom. Von einem metabolischen Syndrom spricht man, wenn bestimmte Erkrankungen bzw. Symptome gemeinsam auftreten.

Entzündungen und die Ernährung

Es wird angenommen, dass eine leichte Entzündung (LGI) an der Entstehung von chronischen Krankheiten beteiligt ist. Gesunde Ernährungsmuster wie die Mittelmeerdiät (MD) können die Marker für LGI senken. Die gesunde nordische Ernährung (HND) hat viele Ähnlichkeiten mit der MD, trotzdem sind ihre Auswirkungen auf LGI weniger bekannt. Beide Ernährungsmuster betonen den reichlichen Verzehr von Obst und Gemüse (Beeren bei HND), Vollkornprodukten, Fisch und Pflanzenölen (Rapsöl bei HND, Olivenöl bei MD), beschränken jedoch den Verzehr von gesättigtem Fett sowie rotem und verarbeitetem Fleisch. In der Literaturrecherche fanden sich Veröffentlichungen von zwei Beobachtungsstudien und acht Interventionsstudien. Beide Beobachtungsstudien berichteten von einem umgekehrten Zusammenhang zwischen der Einhaltung von HND und der Konzentration von hochempfindlichem C-reaktivem Protein (hsCRP). In zwei von vier Interventionsstudien zur Messung von hsCRP wurde von einem signifikanten Rückgang berichtet. [69]

Dazu zählen in erster Linie Übergewicht, Bluthochdruck sowie Zucker- und Fettstoffwechselstörungen. Faktoren wie körperliche Inaktivität, Stress, Rauchen und Alkohol spielen bei der Entstehung mit. Deshalb wird das metabolische Syndrom auch als Wohlstandskrankheit bezeichnet. Der Großteil aller Personen mit metabolischem Syndrom ist übergewichtig. Je nach Ausmaß des Übergewichts und der familiären Vorbelastung steigt das Risiko für Herz-Kreislauf-Erkrankungen an. Es ist um etwa um das Dreifache erhöht. Zudem besteht ein erhöhtes Risiko, einen Diabetes Typ 2 oder eine Fettleber zu entwickeln.

Stars der nordischen Küche

Skyr

Skyr ist ein traditionelles nordisches Milchprodukt aus Kuh- oder Schafsmilch, die gesäuert und dickgelegt (zum Gerinnen gebracht) wurde. Er ähnelt unserem Joghurt und hat einen geringen Fettgehalt, da er aus entrahmter Milch hergestellt wird. Dafür ist sein Eiweißgehalt mit circa 11 g pro 100 g sehr hoch. Daher stellt er eine sehr wertvolle Quelle für leicht verdauliches Eiweiß dar. Wie alle Milchprodukte enthält er Vitamin A, Vitamin K, Vitamin B_2, Niacin, Folat und Vitamin B_{12}.

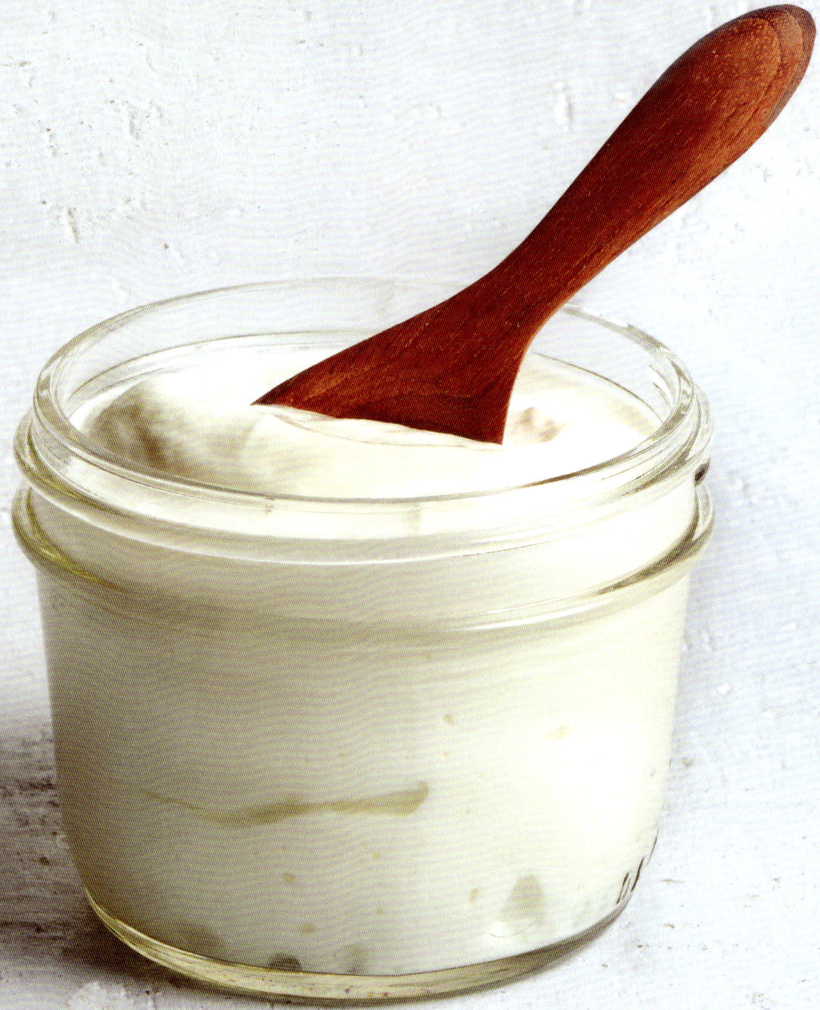

Zu den Maßnahmen zur Behandlung des metabolischen Syndroms zählen:

- Gewichtsreduktion
- mehr Bewegung
- Alkoholreduktion
- verminderte Aufnahme von gesättigten Fettsäuren
- ballaststoffreiche Kost

Es fängt schon im Kindesalter an

Übergewicht im Kindesalter (BMI > 90. Perzentile) stellt ein großes Problem für die öffentliche Gesundheit dar, weil sich Erwachsenenkrankheiten bereits in der Kindheit manifestieren. In einer Studie wurden Daten aus den Jahren 2001 bis 2008 aus Deutschland und der Schweiz von mehr als 26000 übergewichtigen und adipösen Kindern herangezogen. Abgesehen von nicht stoffwechselbedingten Ko-Morbiditäten, nämlich Muskel-Skelett-Komplikationen (bis zu 74 Prozent) und Aufmerksamkeitsdefizit/-Hyperaktivitätsstörungen (bis zu 58 Prozent) der übergewichtigen Kinder, wurde bei 52 Prozent der übergewichtigen Kinder mindestens ein kardiovaskulärer und metabolischer Risikofaktor beobachtet, meist Bluthochdruck (35 Prozent) oder Arteriosklerose. Anzeichen einer Fettlebererkrankung oder Dyslipidämie wurden bei 29 Prozent bzw. 32 Prozent der Kinder gefunden.

Ein erschreckendes Ergebnis, was wiederum deutlich macht, wie wichtig das Erlernen einer gesunden, nährstoffreichen Ernährung ist und familiäre Mahlzeiten ein Grundstein für das kindliche Wohlbefinden liefern. Solche Projekte wie die OPUS-Schulspeisung (Seite 70) können einen positiven Einfluss auf die Ernährungsgewohnheiten von Kindern haben. Den Kindern werden gesunde Lebensmittel und Mahlzeiten angeboten und diese gemeinsam gegessen, was eine gesunde, nährstoffreiche Familienmahlzeit ersetzen oder imitieren kann. Gerade bei sozial schwachen Familien können diese Schulmahlzeiten, dazu führen, dass die Kinder mindestens eine gesunde Mahlzeit am Tag zu sich nehmen. [30]

Apfel oder Birne?

Auch die Fettverteilung am Körper hat einen Einfluss auf unsere Gesundheit. Die Pölsterchen am Po (Birnenform) sind ein anderes Speicherfett als das Bauchfett (Apfelform), das viszerale Fett. Letzteres hat entzündungsfördernde Eigenschaften, die das Risiko für Herz-Kreislauf-Erkrankungen und Diabetes fördern. Daher sollten Menschen, die eher Fett am Bauch als am Gesäß speichern, noch mehr auf ihr Normalgewicht achten bzw. versuchen, es zu erreichen. So sollte bei einer Adipositas-Ernährungsberatung nicht nur die Gewichtsmessung mittels einer Waage, sondern auch das Messen des Bauchumfangs dazugehören.

Weniger Zucker

Eine Hauptursache bei Übergewicht ist der zunehmende Verzehr und Genuss von Süßgetränken. [125] Obwohl Süßgetränke kohlenhydratreich sind, sättigen sie nicht in dem Maße, wie es die gleiche Menge Kohlenhydrate in fester Nahrung tun. Studien zeigten die Verbindung von Kohlenhydrataufnahme und BMI, wobei der Verzehr von Vollkornprodukten invers mit der Zunahme des BMI korrelierte. [37] Eine andere Studie an jungen Männern aus Zürich zeigte, dass bereits moderate Mengen an Frucht- und Haushaltszucker die körpereigene Fettproduktion in der Leber verdoppeln. Schon 80 Gramm Zucker täglich, etwa 0,8 Liter Softdrink, kurbelt die Fettproduktion in der Leber an. [52] Der wissenschaftliche Konsens hierzu war: Der Konsum von zuckerhaltigen Produkten, speziell Süßgetränken, wird in Verbindung mit der Zunahme chronischer Krankheiten, einschließlich Diabetes Typ 2, Herz-Kreislauf-Erkrankungen, Bluthochdruck und Schlaganfall, gebracht.

Auch zu der Frage, ob Zuckeraustauschstoffe genutzt werden können, um Übergewicht und seine Folgen langfristig zu verhindern, wurde viel geforscht. In Studien konnte gezeigt werden, dass auch Süßstoffe die Entstehung von Übergewicht nicht vermeiden können, da sie weiterhin unser Verlangen nach dem süßen Geschmack fördern. Obwohl sie keine oder kaum Kalorien besitzen, könnten sie Übergewicht nicht reduzieren oder beim Abnehmen helfen.

Wie lässt sich das Problem anpacken?

Sollte es eigentlich nicht die »Pflicht« der Politik sein, die Voraussetzungen für ein gesundes Altern zu schaffen? Also das Bewusstsein für eine gesunde Ernährung von Kindesbeinen an und die Möglichkeit diese, ungleich jedweden Einkommens, zu ermöglichen? So sollte keine Werbung für Süßgetränke oder Süßigkeiten für Kinder geschaltet werden bzw. höhere Steuern auf diese Lebensmittel eingeführt werden, dagegen aber die Steuern auf Obst und Gemüse verringert werden. In Gemeinschaftseinrichtungen wie Kitas, Schulen oder Altersheimen sollten nährstoffreiche und nicht zucker- und fetthaltige Gerichte auf den Tisch kommen. Vor allem Personen, die sich aufgrund des jungen Alters oder von Gebrechlichkeit noch nicht oder nicht mehr selbst versorgen können, sollten auf diese Weise die Möglichkeit bekommen, sich gesund zu ernähren.

Oft wird Zeitmangel genannt, wenn es darum geht, warum Menschen nicht selbst kochen, sondern Fertiggerichte kaufen. Dabei kostet auch das Erwärmen oder Zubereiten Zeit, ebenso wie die Fahrt zum Fastfood-Restaurant. Abgesehen davon sind solche Gerichte meist teurer als einfache, selbst zubereitete Gerichte. Natürlich kosten ein Rinderfilet, frischer Spargel oder Bio-Salate mehr Geld, aber diese Produkte finden sich auch nicht in Fertiggerichten! Für Fertiggerichte werden Kartoffeln mit günstigem Fett frittiert und oder ein günstiges Weißmehlbrötchen mit Belag versehen. Leider wird heutzutage lieber schnell und billig gegessen als gut und nährstoffreich. Lieber kauft man Nahrungsergänzungsmittel, teils zweifelhafter Herkunft, ohne überhaupt auf Mangelerscheinungen untersucht worden zu sein. Viele Menschen wähnen sich in Sicherheit, wenn sie versuchen, vermeintlich »ungesunde« Nahrungsmittel mit Nahrungsergänzungsmitteln ausgleichen. Aus Studien wissen wir, dass Nahrungsergänzungsmittel nie das leisten können, was dem Original möglich ist!

Natürlich bedient sich die Lebensmittelindustrie einiger Tricks, die Fastfood und Fertiggerichte so lecker und schmackhaft machen und einen Suchtfaktor mit sich bringen. Das liegt zum einen daran, dass diese Produkte für unser Urzeitgehirn die perfekte Zusammensetzung von Zucker und Fett beinhalten, die ihm signalisieren: Hier steckt viel Energie für schlechte Zeiten drin (die natürlich nie kommen!). Und zum anderen, dass dieser Zuckergehalt von einer großen Salzzugabe überdeckt wird, damit es nicht so süß schmeckt.

Fruktose in allen Formen und unter allen Bezeichnungen wird gerne als Süßungsmittel verwendet, da sie günstig ist und eine starke Süßkraft besitzt. Zudem macht sie nicht satt macht, da sie den Insulinspiegel nicht beeinflusst, sondern direkt in der Leber landet und dort für Schaden sorgt. Knapp zehn Prozent der Kinder aus westlichen Ländern haben mittlerweile eine nichtalkoholische Fettleber, die auf den hohen Konsum von Fruktose, am häufigsten in Form von Limonaden und anderen Süßgetränken, zurückzuführen ist. Die nicht alkoholische Fettleber ist eine Erkrankung, bei der sich Fett in der Leber ablagert, die aber nicht durch Alkohol ausgelöst wurde. Einer Studie zufolge haben schätzungsweise 38 Prozent der übergewichtigen Kinder in westlichen Ländern eine Lebererkrankung. [76] Die erhöhte Fettproduktion ist maßgeblich ein erster Schritt in der Entstehung weitverbreiteter Erkrankungen wie Fettleber oder Typ-2-Diabetes.

Studien zur nordischen Ernährung

Dieses Kapitel bietet einen Überblick über die einflussreichsten Studien zur Nordic Diet.

Die Forschung zur nordischen Ernährung ist noch jung, gibt es diese neue nordische Ernährungsweise doch erst seit wenigen Jahrzehnten. Vergleichende Studien wie die Seven-Countries-Studie wiesen aber schon früh auf die Vorzüge einer bestimmten Lebensmittelauswahl, wie sie in der mediterranen Ernährung praktiziert wird hin. Sie legte den Grundstein für die Mittelmeerdiät und damit Jahrzehnte später auch für die Nordische Diät.

Seven-Countries-Studie

Eckdaten: Studienstart 1958, Beobachtungsstudie, 14 Gebiete in sieben Ländern, 12700 ausschließlich männliche Teilnehmer

Die Sieben-Länder-Studie zu Herz-Kreislauf-Erkrankungen wurde Ende der 1950er-Jahre begonnen und wird auch nach über 50 Jahren noch weitergeführt.

Zu Beginn wurden 16 Bevölkerungskohorten in acht Nationen von sieben Ländern mit insgesamt 12763 Männern mittleren Alters aufgenommen. Die Studie war der Prototyp epidemiologischer Studien, die kulturelle Kontraste untersuchten und die erste, die die Häufigkeit von Herz-Kreislauf-Erkrankungen im Zusammenhang mit Ernährungsunterschieden verglich. Die Studie zeigte, dass verschiedene Bevölkerungen sehr unterschiedliche Inzidenz- und Sterberaten bei Herz-Kreislauf-Erkrankungen und eine unterschiedliche Gesamtmortalität aufwiesen. Höhere Raten fanden sich in Nordamerika und Nordeuropa, niedrigere in Südeuropa, den Mittelmeerländern und Japan. Diese Unterschiede waren stark mit der jeweils konsumierten Menge an gesättigten Fettsäuren verbunden.

Die Kohorten unterschieden sich auch in ihren Ernährungsgewohnheiten, die durch das Verhältnis von Kalorien aus pflanzlichen Lebensmitteln und Fisch einerseits und Kalorien aus tierischen Lebensmitteln und Zucker andererseits definiert wurden. Neuere Studien verfeinerten das Konzept der Mittelmeerdiät und dokumentieren die Vorzüge dieser Ernährung in größerem Umfang. [84]

The Danish Diet, Cancer and Health Study

Eckdaten: Studienzeitraum 1993–1997, Dänemark, Kohortenstudie, 57053 Teilnehmende, 50–64 Jahre

Seit Jahrzehnten steht die Mittelmeerdiät im Mittelpunkt der gesunden Ernährung, da sie mit einem geringeren Risiko nicht übertragbarer Krankheiten in Verbindung gebracht wird. Die gesundheitlichen Vorteile anderer regionaler Diäten wurden weniger beachtet. Ziel der Studie war es, einen Lebensmittelindex zu entwickeln, der auf traditionellen nordischen Lebensmitteln mit erwarteten gesundheitsfördernden Effekten beruht.

Dieser »Lebensmittelindex« bestand aus folgenden Komponenten: Haferflocken, Sauerteigbrot, Äpfeln, Birnen, Kohl, Wurzelgemüse und Fisch. In dieser Studie konnte gezeigt werden, dass bei Däneninnen und Dänen im Alter von 50 bis 64 Jahren mit einer strengeren Einhaltung der Ernährungsweise eine geringere Sterblichkeit verbunden war.

Das Studienergebnis bestätigte, dass eine gesunde nordische Ernährung mit einem geringeren Herzinfarktrisiko verbunden ist, was darauf schließen lässt, dass die nordische Ernährung bei Empfehlungen für Ernährungsumstellungen zur Förderung der Koronargesundheit berücksichtigt werden sollte. [40]

In der gleichen Studie zeigte sich, dass Frauen, die sich nach dem HNFI ernährten, ein um 35 Prozent niedrigeres Risiko hatten, an einem kolorektalem Karzinom zu erkranken. [31]

Teheran Lipid and Glucose Study (TLGS)

Eckdaten: Studienzeitraum 1999–2018, Teheran/Iran, Kohortenstudie, 2918 Teilnehmende

Ziel dieser Studie war, den Zusammenhang zwischen einer modifizierten nordischen Ernährung und dem Risiko für kardiovaskuläre Erkrankungen bei nicht nordischen Erwachsenen zu untersuchen. In dieser Kohortenstudie wurden 2918 Personen untersucht, die an der dritten Phase der Teheran Lipid and Glucose Study teilnahmen. Der Nordic Score wurde mit validierten Fragebögen ausgewertet und berechnet.

Die Ergebnisse zeigten, dass während einer Nachbeobachtung von 10,6 Jahren 203 Personen kardiovaskuläre Ereignisse erlitten. Die Analysen bestätigten, dass ein hoher Nordic Score umgekehrt proportional zu einem geringeren kardiovaskulären Risiko bei Männern und Frauen über 45 Jahren und in allen BMI-Kategorien verbunden war. Die Studie bewies, dass eine hohe Einhaltung des Nordic Score kardiovaskuläre Ereignisse bei nicht nordischen Bevölkerungen verhindern kann. Die Hauptbestandteile der nordischen Ernährung, die in umgekehrten Zusammenhang mit dem Risiko für Herz-Kreislauf-Erkrankungen standen, waren Getreide, fettarme Milch und Fisch. [85]

Swedish Women's Lifestyle and Health Cohort

Eckdaten: Studienzeitraum 1991–1999, Schweden, Querschnittsstudie, rund 43310 ausschließlich weibliche Teilnehmende, 29–49 Jahre.

Studien, die den Zusammenhang zwischen Ernährungswerten und gesundheitlichen Auswirkungen untersuchen, gewinnen an Bedeutung. Ziel dieser Studie war es, die Zusammensetzung der Nahrung,

Stars der nordischen Küche

Fisch und Meeresfrüchte

Meereslebewesen sind wichtige Lieferanten für Eiweiß, antientzündliche Omega-3-Fettsäuren und Jod. In kalten Gewässern heimische Fische haben eine dickere Fettschicht, um sich vor Kälte zu schützen, und daher auch mehr Omega-3-Fettsäuren. In der Healthy Nordic Diet wird der Verzehr von drei Portionen Fisch pro Woche empfohlen. Fettreiche Sorten sind (Wild-)Lachs, Makrele, Hering sowie Aal u. a.

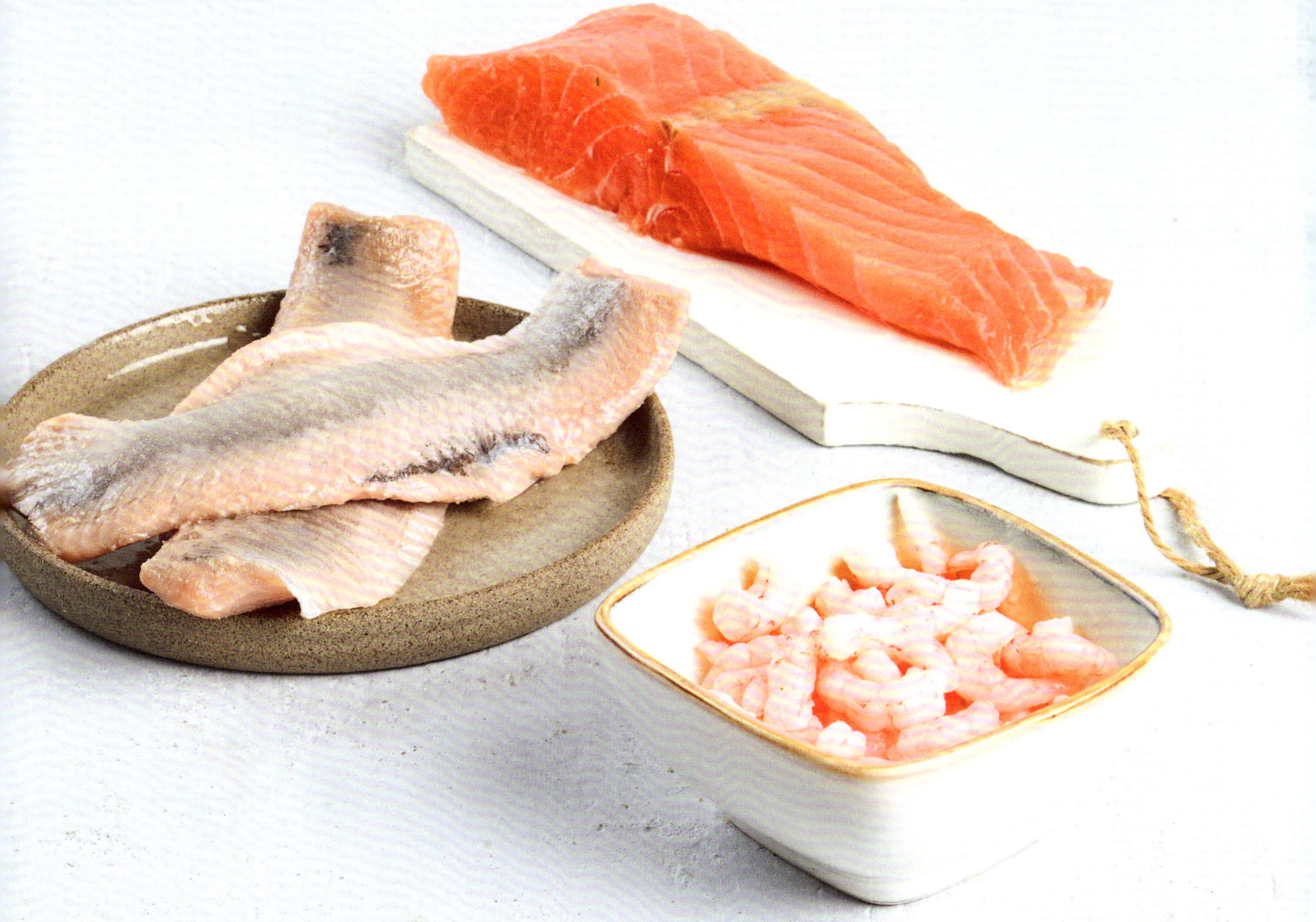

die Mikronährstoffdichte, den Lebensstil, sozioökonomische Faktoren und die Einhaltung der nordischen Ernährungsempfehlung in Gruppen zu untersuchen.

Man wollte damit klären, wie stark sich die Einhaltung eines Index für gesunde nordische Lebensmittel, des Healthy Nordic Food Index (Seite 23) (HNFI), auf die Gesundheit auswirkt. Es gab sechs Komponenten: Roggenbrot, Haferflocken, Äpfel/Birnen, Kohl, Wurzelgemüse, Fisch/Schalentiere.

Frauen mit hohen HNFI-Werten hatten im Vergleich zu Frauen mit niedrigen HNFI-Werten eine höhere Energieaufnahme. Sie zeigten ebenfalls eine höhere Ballaststoffaufnahme und Mikronährstoffdichte, aber auch eine höhere Aufnahme von Lebensmitteln, die nicht im HNFI enthalten sind (Kartoffeln, Fleisch und Süßigkeiten). Sie waren im Durchschnitt körperlich aktiver und rauchten weniger. So kam man zu der Schlussfolgerung, dass eine Einhaltung des HNFI mit einem gesünderen Lebensstil und einer hohen Aufnahme von gesundheitsfördernden Komponenten verbunden ist. Leider zeigte sich in dieser Studie kein Zusammenhang zwischen der Einhaltung des HNFI und der Reduktion von kardiovaskulären Erkrankungen, allerdings eine Reduktion der Gesamtmortalität von sechs Prozent. Wobei nur die Komponenten Vollkornbrot und Äpfel/Birnen einen inversen Zusammenhang zeigten. [102]

NOWAC-Studie

Eckdaten: Studienzeitraum: 1991–2007, Norwegen, Querschnittsstudie, etwa 82000 ausschließlich weibliche Teilnehmende, 41–76 Jahre.

Die NOWAC-Studie war eine Querschnittsstudie innerhalb der norwegischen Frauen- und Krebskohorte. Ziel der Studie war es, energiebereinigte Ernährungsfaktoren und Lebensstilfaktoren im Zusammenhang mit dem Einhalten des Healthy Nordic Food Index (Seite 23) (HNFI) zu untersuchen. Der Index umfasste sechs Lebensmittelgruppen: Fisch, Wurzelgemüse, Kohl, Äpfel/Birnen, Vollkornbrot und Frühstückscerealien. In der NOWAC-Studie wurde untersucht, inwiefern norwegische Frauen den Healthy Nordic Food Index einhielten.

Jede vierte Frau hielt sich nur wenig, knapp die Hälfte mäßig und 28 Prozent sehr stark an den Index. Die Studienergebnisse zeigten zudem deutlich, dass ein hohes Festeinkommen mit einem gesunderen Lebensstil verbunden war, sowohl in Bezug auf die Ernährung als auch auf andere Faktoren. [33]

OPUS-Schulspeisungsstudie

Eckdaten: Studienzeitraum: 2009, Dänemark, Kinder, 8–11 Jahre

Im Rahmen der dänischen OPUS-Studie (Optimales Wohlbefinden, Entwicklung und Gesundheit für dänische Kinder durch eine gesunde nordische Ernährung) wurde eine neue nordische Ernährung (New Nordic Diet; NND) (Seite 24) entwickelt. Gesundheit, gastronomisches Potential, Nachhaltigkeit und nordische Identität waren entscheidende Grundsätze der NND. Ziel der Studie war es, die Auswirkung des Servierens von NND-typischen Schulmahlzeiten im Vergleich zu üblichen Lunchpaketen zu untersuchen. [22] Dänische Kinder konsumieren zu viel Zucker und zu wenig Vollkornprodukte, Fisch, Obst und Gemüse. Die nordische Region ist reich an solchen Lebensmitteln, die ein starkes gesundheitsförderliches Potential bieten. Es fehlten randomisierte, kontrollierte Studien, die die Auswirkungen von Schulmahlzeiten auf die Entwicklung und Gesundheit untersuchten, die auf nordischen Lebensmitteln basieren. [23]

In der OPUS-Studie wurde eine Schulspeisung für dänische Kinder von acht bis elf Jahren über drei Monate hinweg durchgeführt. Sie erhielten entweder nach den Vorgaben der New Nordic Diet (NND) ein Mittagessen und einen Snack während des Schulalltags oder ihr übliches Pausenbrot von zu Hause. In der Gruppe der NND nahmen die Kinder mehr Kartoffeln, Fisch, Käse, Gemüse, Eier und Getränke zu sich als in der Kontrollgruppe. Gleichzeitig fiel die Aufnahme von Fett und Brot geringer aus. Kein Unterschied fand sich in der Energieaufnahme, allerdings wurde weniger Fett, dafür mehr Eiweiß konsumiert. Bei der Aufnahme von Mikronährstoffen zeigte sich der größte Unterschied bei Vitamin D und Jod.

So konnte gezeigt werden, dass sich die Gesamtaufnahme von Nahrungsmitteln und Nährstoffen verbesserte, wenn bei den Kindern die Schulmahlzeit, gemäß den Grundsätzen der NND, das übliche Lunchpaket ersetzte. [22] Bei Kindern der OPUS-Studie waren Erhöhungen der Omega-3-Fettsäuren Eicosapentaensäure (EPA) und der Docosahexaensäure (DHA) im Blut positiv mit der schulischen Leistung assoziiert, d. h. eine bessere schulische Leistung im Sinne einer verbesserten Lesefähigkeit und der Aufmerksamkeit im Unterricht.

DILGOM-Studie

Eckdaten: Studienzeitraum: 2007 (3 Monate), 5024 Finninnen und Finnen, 25–75 Jahre.

Der Baltic Sea Diet Score (Seite 26) (BSDS) wurde in der prospektiven Kohortenstudie DILGOM (Dietary Lifestyle and genetic Determinants on the Developement of Obesitiy and Metabolic Syndrome) eingesetzt, um die Auswirkungen der Nordic Diet zu untersuchen. Es wurde festgestellt, dass eine stärkere Einhaltung des Baltic Sea Diet Scores unabhängig vom Body-Mass-Index mit einem niedrigeren Taillenumfang assoziiert war. [54]

FINRISK-Studie (North Karelia Project)

Eckdaten: Studienzeitraum 1972–2012, Finnland, Querschnittsstudie, ca. 60 000 Teilnehmende, 25–74 Jahre.

Für die epidemiologische Forschung wurde ein Baltic Sea Diet Score (Seite 26) (BSDS) entwickelt, um die Einhaltung einer gesunden nordischen Ernährung zu ermitteln. Es wurde der Zusammenhang zwischen dem Score und der Nährstoffaufnahme untersucht. Später in der Finrisk-Studie wurde der BSDS verwendet, um die Nahrungs- sowie die Nährstoffaufnahme zu bewerten. 2007 wurden hier rund 2700 Männer und Frauen der finnischen Bevölkerung bezüglich der Einhaltung ihrer Ernährung nach dem BSDS untersucht und es zeigte sich eine höhere Aufnahme von Kohlenhydraten und eine geringere Aufnahme von gesättigten Fettsäuren und Alkohol. Darüber hinaus war die Aufnahme von Ballaststoffen, Eisen, Vitamin A, C und D sowie Folsäure höher. [54]

SYSDIET-Studie

Eckdaten: Studienzeitraum 2009–20010 (18–24 Wochen), Finnland, Schweden, Dänemark, Island, Multizentrische, randomisierte Kontrollstudie, 309 untersuchte Personen und 200 Teilnehmer, 30–65 Jahren.

Ziel der Studie war es, eine modifizierte mediterrane Ernährung, in der bekannte gesundheitsfördernde Lebensmittel durch nordische Pendants ersetzt wurden, zusammenzustellen und zu prüfen. 25 Prozent der Gesamtenergie sollten aus Vollkornprodukten stammen, davon 50 Prozent oder mehr aus Hafer, Roggen und Gerste. Es sollten mehr als 500 Gramm Obst, Beeren und Gemüse gegessen werden, davon 150 bis 200 Gramm frische

Wissenschaftliche Studien

Von (ernährungs-)medizinischer Forschung fordern wir zu Recht, dass sie nach höchsten wissenschaftlichen Standards durchgeführt wird. Das gilt vor allem – aber nicht ausschließlich – für die Entwicklung von neuen Medikamenten. Denn auch in der Ernährungsmedizin werden klinische Studien mit teils sehr hohen Teilnehmerzahlen durchgeführt. Im Folgenden sollen die gängigsten Studienmodelle sowie deren Vor- und Nachteile kurz vorgestellt werden.

Experimentelle Studien sind der Goldstandard in der medizinischen Forschung und umfassen **randomisierte** und **nicht randomisierte** klinische Studien. In beiden Studiendesigns werden Personen aus zwei oder mehr Gruppen miteinander verglichen: Die Personen der Studiengruppe bekommen das Medikament (oder folgen z. B. der Nordic Diet), die der Kontrollgruppe bekommen ein Scheinmedikament (oder folgen einer anderen Ernährungsweise). Nach Abschluss der Studie lassen sich Unterschiede zwischen den Personen der Gruppen untersuchen: Gibt es einen unterschiedlichen Verlauf des Blutdrucks der jeweiligen Gruppenmitglieder? Ist nach einem Jahr unterschiedlicher Ernährung das Körpergewicht unterschiedlich? **Randomisierung** bedeutet dabei, dass die Zuordnung der Personen in die Gruppen zufällig erfolgt. Kontrolliert heißt eine Studie, wenn die Ergebnisse der Personen der Studiengruppe mit den Ergebnissen der Kontrollgruppe verglichen werden. Die Personen der Kontrollgruppe erhalten meistens die bisher wirksamste Maßnahme, die Personen der Studiengruppe meist eine neuartige. Sind die medizinischen Zielparameter in der Studiengruppe vorteilhaft er als in der Kontrollgruppe, so ist das der Nachweis, dass das neue Medikament besser wirkt als das alte.

Bei **Beobachtungsstudien** werden die Teilnehmenden über einen vorher festgelegten Studienzeitraum beobachtet – üblicherweise ohne dass sie während der Studie etwas an ihrem Lebensstil ändern sollen. Nach Abschluss der Studie wertet die Studienleitung die Daten aus und untersucht Zusammenhänge zwischen dem Lebensstil und gesundheitlichen Outcomes: Leiden Raucherinnen und Raucher vermehrt an Lungenkrebs? Senkt der Verzehr von Obst und Gemüse das Risiko, an Darmkrebs zu erkranken? Der Nachteil von Beobachtungsstudien ist, dass sie in der Regel keine Rückschlüsse auf eine Kausalität, also die Beziehung zwischen Ursache und Wirkung, liefern und anfällig für sogenannte Scheinkorrelationen sind. In der Ernährungsmedizin sind Scheinkorrelationen häufig: Personen, die sich gesund ernähren, sind in der Regel jünger, treiben mehr Sport, rauchen weniger und haben ein geringeres Körpergewicht. Der Lebensstil hat also in vielerlei Hinsicht Einfluss auf die Gesundheit – anders als z. B. die Gabe eines einzelnen Medikaments. Solche Aspekte werden heutzutage in der Planung und Auswertung von Studien berücksichtigt, sodass Beobachtungsstudien zu einem validen und wichtigen Mittel in der ernährungsmedizinischen Forschung geworden sind.

aus: Seethaler B, Bischoff S, Snowdon B. Medical Cooking: Mediterrane Ernährung. Aktiver Schutz vor Herzinfarkt, Arteriosklerose, Krebs und Diabetes. Stuttgart: TRIAS; 2024, Seite 61

oder gefrorene Beeren, zudem regionale Früchte wie Äpfel, Birnen und Pflaumen.

In dieser Studie lag der Untersuchungsschwerpunkt auf dem Glukosestoffwechsel, den Entzündungsmarkern und der Reduktion von Herz-Kreislauf-Erkrankungen, die sich in den untersuchten Blutfetten widerspiegelten. Eine Gewichtsabnahme wurde nicht angestrebt. Durch die normale Kalorienaufnahme der Probanden erklärte man sich die geringe Auswirkung auf den Glukosestoffwechsel und die Insulinsensitivität. [124]

Man bestimmte die Blutwerte HDL-Cholesterin, LDL-Cholesterin, Apolipoprotein B und A1. IL-1 (Interleukin 1) sowie Magnesium. Es wurde ein oraler Glukosetoleranztest durchgeführt und der BMI sowie der Blutdruck bestimmt. [73, 78]

Aus klinischer Sicht war die Haupterkenntnis eine Reduktion der Blutlipide (ausgenommen der günstige HDL) sowie ein positiver Einfluss auf das Entzündungsgeschehen durch die Healthy Nordic Diet.

Es wurde ferner ein allgemeines Genexpressions- und Lipidprofil erstellt. Genexpression ist ein Prozess, durch den Informationen aus einem Gen in funktionelle Produkte wie Proteine umgesetzt werden. Geringste Entzündungen und endotheliale Dysfunktion können eine Rolle bei der Pathogenese von Typ-2-Diabetes und Herz-Kreislauf-Erkrankungen spielen.

In einer Studie beobachtet man u. a. die Expression von Genen, die mit Entzündungen in Zusammenhang stehen. Bei der Healthy Nordic Diet (Seite 23) im Vergleich zur Kontrollkost waren diese Gene herunterreguliert. [62] Dies traf auch auf die Expression solcher Gene zu, die den Lipidstoffwechsel beeinflussen. [70]

In einer sehr kleinen Teilstudie der Sysdiet wurden 37 Probanden mit metabolischem Syndrom nach dem Zufallsprinzip entweder in eine Kontrollgruppe oder in eine Gruppe mit der gesunden nordischen Ernährung eingeteilt. Nach zwölf Wochen zeigte sich, dass bei der Gruppe mit der nordischen Ernährung der ambulant gemessene, diastolische Blutdruck und der mittlere arterielle Druck im Vergleich zur Kontrollgruppe gesenkt waren. Der systolische Blutdruck war nicht verändert. [12]

In der SYSDIET-Studie wurde ferner ein allgemeines Genexpressions- und Lipidprofil erstellt.

Die Nährstoffe in der Nordic Diet

Was macht die Nordic Diet so gesund? Um das besser zu verstehen, werfen wir einen vertiefenden Blick auf die einzelnen Nährstoffe, die diese Ernährungsweise auszeichnen.

In der nordischen Bevölkerung wurden von je her Roggenvollkornbrot, Haferflocken, fettreicher Seefisch, Rapsöl, Beeren, heimisches Obst, Nüsse, Wildkräuter, Wildtiere und fettarme Milchprodukte verzehrt. Jetzt möchte ich auf die einzelnen Nährstoffe einmal eingehen, die diese Ernährungsweise so besonders macht, also die Nährstoffe, auf denen in der nordischen Ernährung ein besonderes Augenmerk liegt.

Wir unterscheiden die Makronährstoffe wie Kohlenhydrate (zu denen auch die Ballaststoffe zählen), Eiweiße und Fette und die Mikronährstoffe wie Vitamine, Mineralstoffe und sekundäre Pflanzenstoffe. Mit Rapsöl nehmen wir gesunde Fettsäuren auf, mit Haferflocken und Roggenvollkornbrot reichlich Ballaststoffe, mit Beeren sekundäre Pflanzenstoffe; Wildtiere haben mageres Fleisch, das nicht mit Schadstoffen belastet ist.

Kohlenhydrate

Kohlenhydrate sind der wichtigste Energielieferant für unseren Körper. Sie werden nach Anzahl der Zuckerbausteine in drei Hauptgruppen eingeteilt: Mono-, Di- und Oligo- bzw. Polysaccharide. Monosaccharide bestehen aus einem, Disaccharide aus zwei Zuckerbausteinen. Die wichtigsten Vertreter sind die Monosaccharide (Einfachzucker) Glukose und Fruktose sowie die Disaccharide (Zweifachzucker) Saccharose, Maltose und Laktose. Diese Kohlenhydrate zeichnet aus, dass sie sehr schnell ins Blut gehen. Wir kennen sie auch unter dem Begriff Zucker, weil sie süß schmecken. Oligo- und Polysaccharide sind Vielfachzucker. Wichtig für uns sind die zu den Polysacchariden (Mehrfachzucker) zählende Stärke und einige Ballaststoffe. Stärke ist beispielsweise der Hauptbestandteil des Mehls. In der Vollkorn-Variante enthält Mehl zudem wichtige Ballaststoffe.

Lebensmittel, die aus vielen Polysacchariden bestehen, sind aufgrund ihrer gesundheitsfördernden Inhaltstoffe besonders empfehlenswert. Solche Lebensmittel sind häufig reich an Vitaminen, Mineralstoffen sowie sekundären Pflanzenstoffen und stellen die Basis einer vollwertigen Ernährung dar. Sie sättigen länger durch den höheren Gehalt an Ballaststoffen und die Möglichkeit, Wasser zu binden. Dadurch ist die Energieaufnahme geringer, was gut für unser Körpergewicht ist. Auch ihr niedrigerer Fettanteil wirkt sich positiv aus.

Mehrfachzucker müssen im Darm erst mehrfach gespalten werden, damit sie aufgenommen werden können und den Blutzuckerspiegel erhöhen – im Gegensatz zu den Einfach- oder Zweifachzuckern, die gar nicht bzw. nur einmal gespalten werden müssen und damit viel schneller im Blut landen. Das lässt den Blutzuckerspiegel rascher ansteigen, was wiederrum zu einer verstärkten Insulinausschüttung führt. Daher sind Mehrfachzucker, auch komplexe Kohlenhydrate genannt, viel besser für unseren Blutzuckerspiegel, da sie nicht so große Schwankungen verursachen, die schnell wieder zu Hunger führen.

In der Nordic Diet sind die wichtigsten Quellen für Polysaccharid- und ballaststoffreiche Lebensmittel Vollkornprodukte (Vollkornbrot, -reis und -nudeln sowie Haferflocken) Obst, Gemüse, Hülsenfrüchte sowie Nüsse und Samen.

Ballaststoffe

Zu den Ballaststoffen zählen Gerüstsubstanzen von Zellmembranen pflanzlicher Nahrung, die wir nicht oder nur eingeschränkt verdauen können. Daher wurden sie früher als überflüssiger Ballast betrachtet und bekamen so ihren Namen. Heute bezeichnet man sie meistens als Nahrungsfasern, ein Begriff, der es wohl besser trifft. Für unsere Gesundheit sind Ballaststoffe jedoch von großer Bedeutung. Unverdauliche Kohlenhydrate wie Zellulose, Hemizellulose und Pektin, durch unsere Verdauungsenzyme nicht spaltbare Stärke und andere Mehrfachzucker (Oligosaccharide) sowie der Holzstoff Lignin sind Ballaststoffe. Wasserlösliche Ballaststoffe sind zum Beispiel Inulin und Pektin, die im Darm eine gelartige Substanz bilden können. Wasserunlösliche wie Zellulose oder Lignin hingegen erhöhen das Stuhlvolumen und fördern die Darmtätigkeit.

Möglichst immer Vollkorn

Die Nordic Diet beinhaltet Vollkornprodukte. Wählen Sie also die Vollkornvariante bei Brot, Nudel, Reis und Mehlen. Die Mehltype sagt etwas über den Ausmahlgrad aus: Je höher die Typenzahl ist, desto mehr Ballaststoffe und Mineralstoffe sind im Mehl enthalten. Mehle mit einem höheren Anteil von Mineralstoffen (z. B. Weizenmehl Type 1050) sind also immer den Mehlen vorzuziehen, bei denen die meisten Kornbestandteile entfernt wurden, wie bei Weizenmehl mit der Typenbezeichnung 405. Am nährstoffreichsten ist Vollkornmehl. Es enthält noch alle Kornbestandteile sowie die gesundheitsfördernden B-Vitamine und Ballaststoffe. Beim Bäcker sollte man direkt nachfragen, ob es sich um Vollkornbrot handelt. Denn nur, weil ein Brot dunkel gefärbt und mit Körnen verziert wurde, ist es noch lange nicht aus Vollkornmehl.

Aufgrund ihres verschiedenartigen Aufbaus haben Ballaststoffe unterschiedliche Wirkungen in unserem Körper. Sie unterscheiden sich in ihrer Wasserlöslichkeit, ihrer Viskosität und ihrem Abbau im Dickdarm. Durch ihre vielseitigen physiologischen Effekte verfügen Ballaststoffe über ein großes gesundheitliches Potential.

In Deutschland liegt die durchschnittliche tägliche Aufnahme von Ballaststoffen bei Männern bei 25 Gramm und bei Frauen bei 23 Gramm. Von der Deutschen Gesellschaft für Ernährung (DGE) werden jedoch 30 Gramm pro Tag empfohlen. Ein Zuviel gibt es dabei nicht! Durch die Nordic Diet ließe sich diese Menge gut erreichen. Es wird sogar davon ausgegangen, dass es ein Leichtes wäre, eine höhere Menge an Ballaststoffen damit aufzunehmen.[83]

Stars der nordischen Küche

Kohlgemüse

In der nordischen Küche finden sich heimische Kohlsorten wie Grünkohl, Kohlrabi, Blumenkohl, Romanesco, Rosenkohl, Weißkohl, Rotkohl, Wirsing, Chinakohl, Pak Choi und Brokkoli. Sie schmecken gedünstet, gebraten, in der Suppe, in Smoothies oder als Pesto. Kohl gilt als krebsschützend und entzündungshemmend. Dazu enthält er viel Kalzium, Vitamin K, Vitamin C und Magnesium.

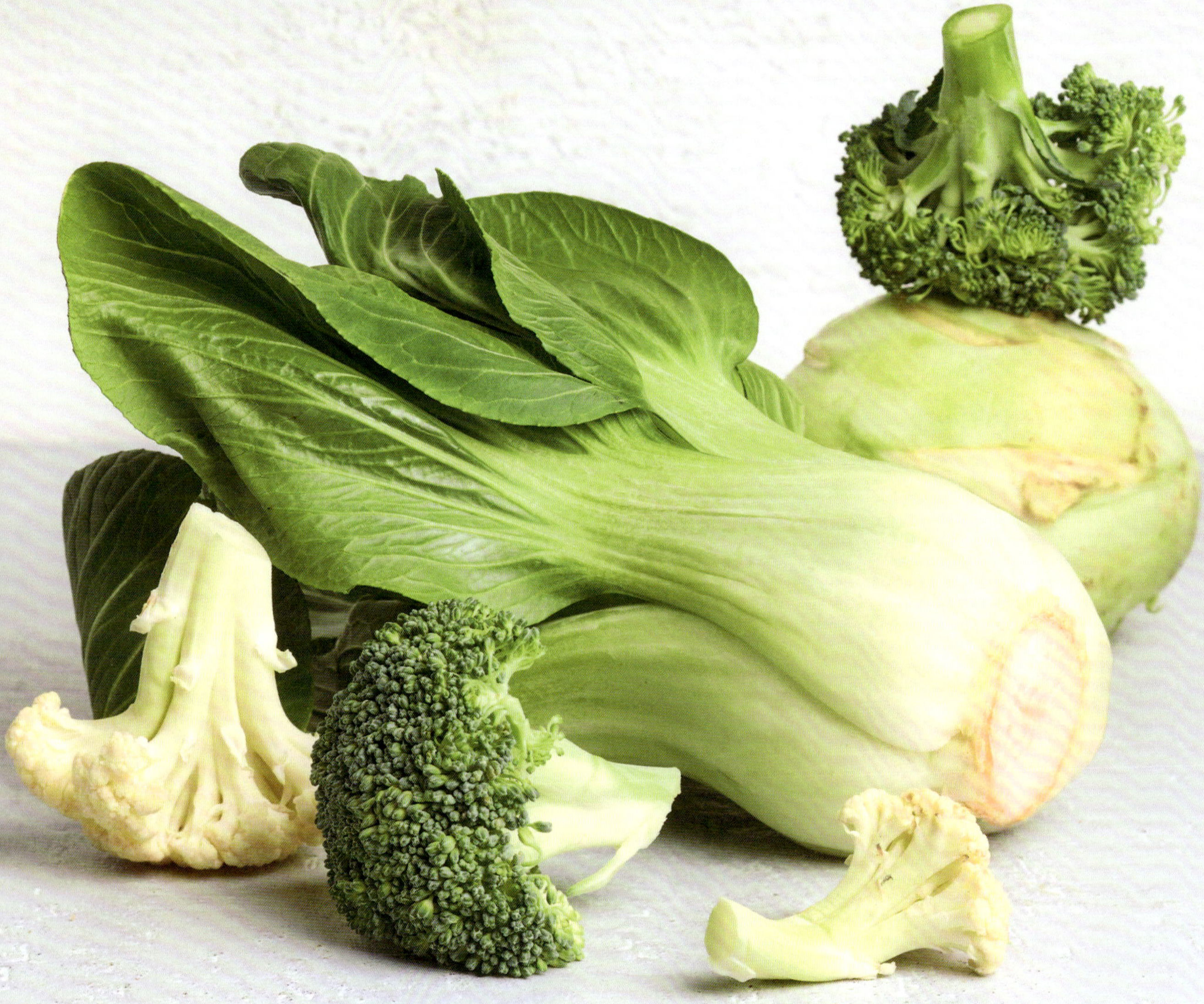

Warum sind Ballaststoffe gut für uns?

Die ausreichende Aufnahme von mindestens 30 Gramm Ballaststoffen pro Tag kann vor Diabetes mellitus Typ 2, vor Herz-Kreislauf-Erkrankungen, Übergewicht, Bluthochdruck und Krebserkrankungen schützen. [5] Eine höhere Ballaststoffaufnahme geht mit einer Verringerung der Sterblichkeit einher und senkt das Risiko, an Herz-Kreislauf-Erkrankungen zu versterben.

Ballaststoffe werden im Dickdarm von Darmbakterien zu kurzkettigen Fettsäuren abgebaut, darunter Essigsäure, Propionsäure und Buttersäure. Diese Fettsäuren werden zwar im Dickdarm gebildet, wirken aber im ganzen Körper. Im Darm führen sie zu einer Absenkung des pH-Werts des Darminhalts und dienen der Darmschleimhaut als Nährstoff. Im ganzen Körper wirken sie dann als Regulatoren für den Zucker- und Fettstoffwechsel, sie beeinflussen das Hunger- und Sättigungsgefühl und hemmen die Krebsentstehung, indem sie über Rezeptoren auf der Zellmembran krebsartige Zellen absterben lassen. Zusätzlich regen sie zum Kauen an und verlängern dadurch die Mahlzeiten. Das führt zu einem besseren Sättigungsgefühl. Denn zum einen essen wir dadurch länger und erleben während der Mahlzeit ein deutlich spürbares Sättigungsgefühl, zum anderen machen uns diese Lebensmittel durch ihr größeres Volumen länger satt und der Blutzuckerspiegel steigt langsamer an. Das größere Volumen führt zu einer Steigerung der Peristaltik (Darmbewegung) und beugt Verstopfungen vor. Wichtig ist, dazu genügend zu trinken.

In der Nordic Diet finden sich reichlich Ballaststoffe. Durch ihren hohen Anteil pflanzlicher Lebensmittel ist es relativ einfach, wohlschme-

Einfluss von Ballaststoffen auf die Magen-Darm-Gesundheit

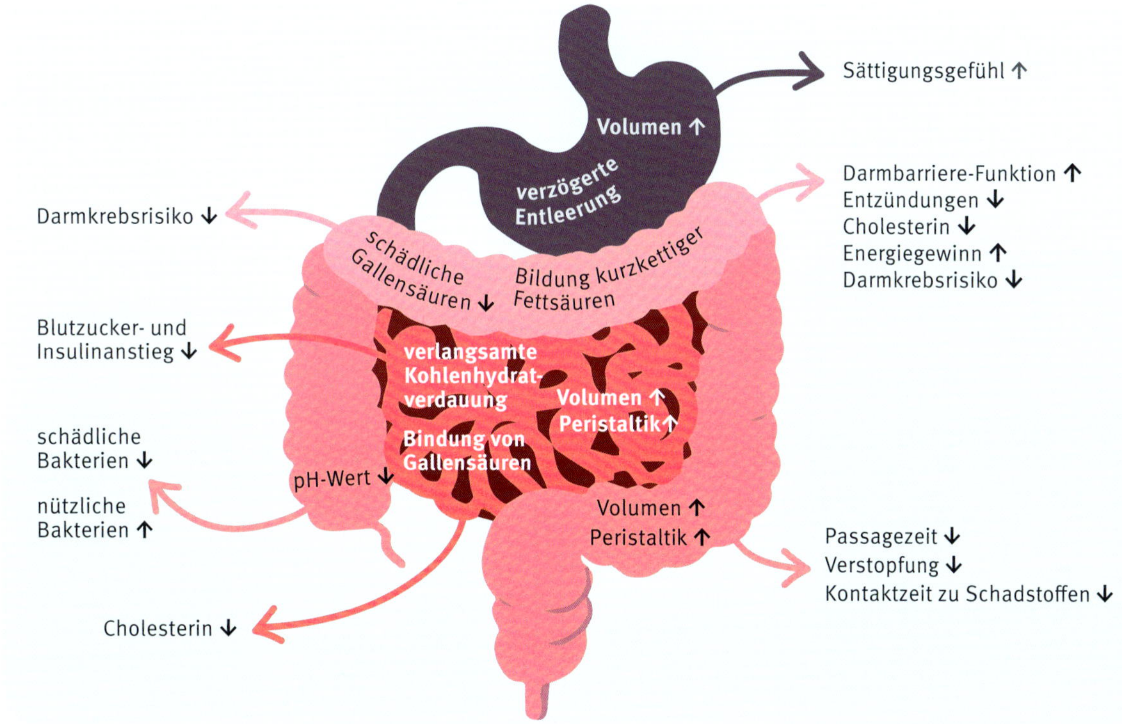

Seethaler et al. Medical Cooking: Mediterrane Ernährung. Stuttgart: TRIAS; 2023

ckende und ballaststoffreiche Gerichte zu finden, die die Aufnahme über den Tag verteilt gewährleisten. Lebensmittel mit gesundheitsfördernden Ballaststoffen sind Hülsenfrüchte wie Bohnen und Erbsen, Kohl- und Wurzelgemüse wie Rosenkohl, Wirsing, Möhren und Pastinaken, Walnüsse, Haselnüsse und Kürbiskerne, Getreide und Getreideprodukte wie Haferflocken, Gerste und Roggensauerteigbrot sowie Obst wie wilde Beeren, Äpfel und Birnen.

Ballaststoffgehalt von Lebensmitteln der Nordic Diet

Lebensmittelgruppe	Beispiele	Ballaststoffgehalt pro 100 g Lebensmittel
Hülsenfrüchte (Konserve, abgetropft)	Brechbohnen, weiße Bohnen, grüne Erbsen	7,6–4,4 g
	Linsen, braun und rot	4,0 g
Gemüse	Schwarzwurzeln, frisch	18,3 g
	Kartoffeln, Möhren	1,8–3,6 g
	Sellerie, Kürbis, Brokkoli, Kohl (z. B. Rosenkohl)	4,9–3,1 g
Beeren	Brombeeren, Himbeeren, Heidelbeeren,	4,7–3 g
heimisches Obst	Äpfel, Birnen	2,2 g
Trockenfrüchte	Pflaumen, Äpfel, Birnen (aufsteigend)	8–13 g
Samen	Leinsamen	35 g
Kerne	Kürbiskerne	8,5 g
Nüsse	Haselnüsse, Walnüsse	8,2 g
Nudeln, gekocht	Weißmehlnudeln, Vollkornnudeln (aufsteigend)	1,5–4,4 g
Getreide/Mehl	Weizenmehl Type 450 Weizenmehl Type 1050	3,2 g 5,2
	Roggenmehl Type 815 Roggenmehl Type 1150	6,5 7,7
Getreide	Haferflocken, kernige	10
Getreide/Brot	Roggenvollkornbrot	9,2
	Dinkelvollkornbrot	5,9 g
Samen	Leinsamen	35 g
Kerne	Kürbiskerne	8,5 g

Quelle: Souci, Fachmann, Kraut: Der kleine »Souci, Fachmann, Kraut«, Lebensmitteltabelle für die Praxis, Wissenschaftliche Verlagsgesellschaft Stuttgart, 6. Auflage 2023 [114]

Fette

Fett ist sowohl Geschmacks- als auch Aromaträger von Speisen und für lebensnotwendige Funktionen im Körper mitverantwortlich. Als Energielieferant enthält Fett mehr als doppelt so viele Kalorien pro Gramm wie Eiweiß und Kohlenhydrate (9 kcal). Es ist Träger der fettlöslichen Vitamine A, D, E, K, die unser Körper nur auf diese Weise verwerten kann. Fett versorgt uns mit essenziellen, also lebensnotwendigen Fettsäuren. Es dient uns als Kälteschutz sowie zum Polstern und Stützen.

Fettsäuren unterscheiden sich in Aufbau und Sättigungsgrad: Sie können gesättigt, einfach ungesättigt oder mehrfach ungesättigt sein.

In gesättigten Fettsäuren sind die Kohlenstoffatome über Einfachbindungen miteinander verknüpft. Damit sind sie sehr stabil, schwer abbaubar und die Fette haben in der Regel eine feste Konsistenz. Tierische Lebensmittel wie Butter, Sahne, Schweineschmalz, Fleisch oder Wurstwaren sind reich an gesättigten Fettsäuren, aber auch Kokosfett enthält große Mengen. Einige langkettige gesättigte Fettsäuren tragen zur Erhöhung des Cholesterinspiegels im Blut bei und werden daher als ungesund bewertet.

Ungesättigte Fettsäuren besitzen Doppelbindungen zwischen einigen Kohlenstoffatomen. Je nach Anzahl der Doppelbindung unterscheidet man zwischen einfach und mehrfach ungesättigten Fettsäuren. Durch diese Doppelbindungen sind die Fette leichter abbaubar und gut für den Cholesterinspiegel.

Einfach ungesättigte Fettsäuren kommen sowohl in tierischen als auch in pflanzlichen Lebensmitteln vor. Sie können vom Körper nicht selbst gebildet werden. Die wohl wichtigste einfach ungesättigte Fettsäure ist die Omega-9-Fettsäure Ölsäure, die in Raps, Oliven, Nüssen sowie den daraus hergestellten Ölen enthalten ist. Da die Ölsäure körpereigene Enzyme zur Bildung von Fetten und Cholesterin hemmt, kann der regelmäßige Verzehr von Rapsöl vor Fettstoffwechselstörungen und den daraus resultierenden Herz-Kreislauf-Erkrankungen wie Schlaganfällen schützen.

Mehrfach ungesättigte Fettsäuren sind für unseren Körper essenziell und müssen mit der Nahrung in ausreichender Menge zugeführt werden. Zwei der mehrfach ungesättigten Fettsäuren, die Omega-6-

Aufbau der Fette

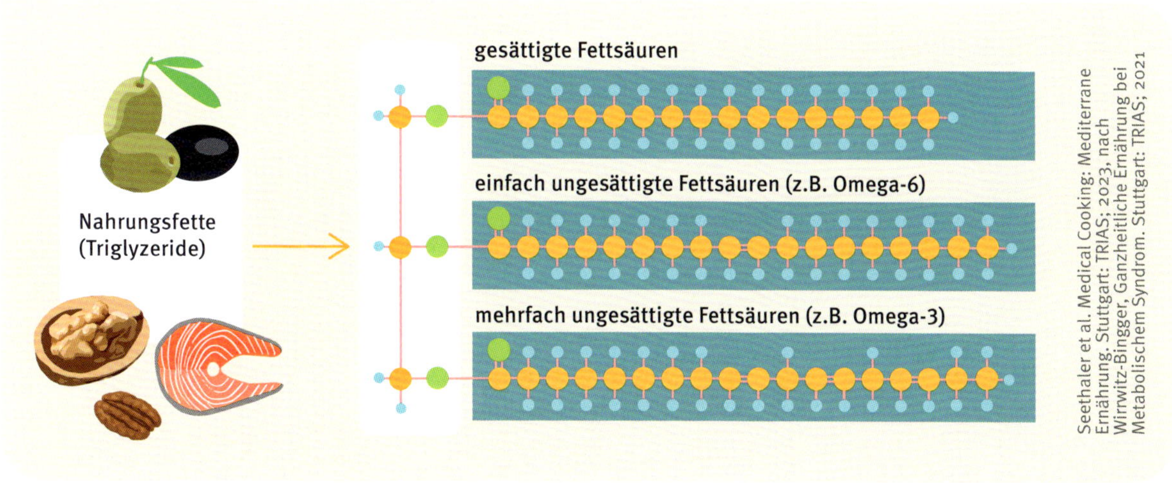

und die Omega-3-Fettsäuren, sind besonders interessant.

Sowohl einfach also auch mehrfach ungesättigte Fettsäuren werden im Körper in Botenstoffe umgewandelt. Diese sogenannten Eicosanoide haben in unserem Körper gegenteilige Effekte, je nachdem, ob sie aus Omega-3- oder Omega-6-Fettsäuren gebildet wurden.

Omega-3-Fettsäuren

Diese Fettsäuren kommen in größeren Mengen in pflanzlichen Nahrungsmitteln wie Leinsamen, Hanfsamen, Walnüssen und den daraus gewonnenen Ölen sowie in Rapsöl vor. Außerdem in fettreichem Meeresfisch wie Lachs, Makrele, Hering und Aal. Die aus Omega-3-Fettsäuren gebildeten Eicosanoide verhindern bzw. reduzieren Entzündungen. Ihr regelmäßiger Verzehr kann somit das Risiko für entzündungsabhängige Erkrankungen wie Herz-Kreislauf-Entzündungen und Krebs senken. [3, 4, 71, 116]

Auf die beiden besonders stoffwechselaktiven Omega-3-Fettsäuren Eicosapentaensäure (EPA) und Docosahexaensäure (DHA) sollte man in der Ernährung besonders achten. Eine wichtige Quelle für DHA und EPA sind fette Seefische. Vorstufe dieser Omega-3-Fettsäuren ist die Alpha-Linolensäure, die in Walnüssen, Raps, Soja und Lein vorkommt. Allerdings ist die Bildung ineffektiv, es wird nur ein kleiner Teil in EPA und DHA umgewandelt, der jedoch nicht zur Versorgung ausreichend ist. Die Versorgung ist über Meeresfische und Algen besser gewährleistet. Entsprechend gibt es vegane Omega-3-Kapseln auf Algenbasis.

Eicosapentaensäure ist vorrangig an der Regulation von Entzündungen, an der Herzfunktion und der Regulation des Blutdrucks beteiligt, während Docosahexaensäure vor allem für das Gehirn, die Sehkraft und die Nervengesundheit wichtig ist.

Omega-6-Fettsäuren

Einige Omega-6-Fettsäuren werden im Körper in Eicosanoide umgewandelt, die entzündliche Prozesse bewirken können. Dadurch erhöht die regelmäßige Aufnahme das Risiko für Allergien, Entwicklungsstörungen, ADHS, Krebs und Arteriosklerose. Hier ist besonders die Arachidonsäure zu erwähnen, die in Fleisch, Innereien und Schmalz vorkommt.

Essenziell ist die Omega-6-Fettsäure Linolsäure. Sonnenblumen-, Maiskeim- und Sojaöl sowie Diätmargarine haben einen hohen Gehalt. Der hohe Gehalt an Linolsäure und der niedrige Gehalt an Linolensäure dieser Öle führt zu einem ungünstigen Verhältnis. Das Verhältnis von Omega-3- zu Omega-6-Fettsäuren sollte allerdings mindestens 1:5 betragen, damit die entzündungsfördernde Wirkung der Omega-6-Fettsäuren keine negativen Folgen hat. Mittlerweile ist ein Bluttest zur Bestimmung des Verhältnisses der beiden Fettsäuren zueinander verfügbar.

Gesund-Fakten zu Fetten:

- Mehrfach ungesättigte Omega-3- und Omega-6-Fettsäuren sollen am besten in einem Verhältnis von 1:5 vorkommen. Eine hohe Zufuhr mehrfach ungesättigter Fettsäuren kann die Cholesterinkonzentration im Blut senken, wenn sie gesättigte Fettsäuren in der Nahrung ersetzt.
- Alpha-Linolensäure senkt die Gesamt- und LDL-Cholesterinkonzentration im Blut.
- Omega-3-Fettsäuren verbessern die Fließeigenschaften des Bluts und beugen Ablagerungen vor.
- Omega-3-Fettsäuren beeinflussen das Immunsystem und hemmen Entzündungsreaktionen.
- Omega-3-Fettsäuren schützen effektiv vor Herz-Kreislauf-Erkrankungen, Diabetes, Krebs, Alzheimer, Demenz, Depressionen, visuellen und neurologischen Veränderungen und fördern die mütterliche Gesundheit und die kindliche Entwicklung während einer Schwangerschaft.

Trans-Fettsäuren

Die Trans-Fettsäuren gehören zwar zu den eigentlich als gesund geltenden ungesättigten Fettsäuren, aber sie bilden eine Ausnahme: Sie wirken sich negativ auf die Cholesterinkonzentration im Blut aus. Sie erhöhen die LDL- und senken die HDL-Cholesterin-Konzentration. Trans-Fettsäuren kommen zwar in geringeren Mengen auch in tierischen Lebensmitteln wie Milch und Milchprodukten vor, entstehen aber vor allem bei der industriellen Verarbeitung (chemische Härtung) von Fetten und Ölen. Gehärtete Fette sind besonders reichlich enthalten in Blätterteig, frittierten Speisen, Kartoffelchips oder anderen Snackartikeln. Im Zutatenverzeichnis findet sich der Aufdruck: »Pflanzliches Fett gehärtet oder teilweise gehärtet«.

In der Nordic Diet wird reichlich Rapsöl verwendet, magere Milchprodukte, mageres Fleisch von Wildtieren sowie fetter Fisch, der gute Omega-3-Fettsäuren enthält.

Proteine

Protein (Eiweiß) versorgt den Körper mit Aminosäuren und Stickstoff unter anderem für die Bildung von Zellen, Geweben, Enzymen, Hormonen sowie Antikörpern. Zudem liefert es Energie.

Proteine bestehen aus unterschiedlichen Aminosäuren. Entbehrliche (früher sagte man nicht essenzielle) Aminosäuren können im Stoffwechsel selbst aufgebaut werden, wenn ausreichende Mengen an Stickstoff vorhanden sind. Unentbehrliche (essenzielle) Aminosäuren dagegen kann der Körper nicht selbst bilden, sie müssen mit der Nahrung zugeführt werden. Diese essenziellen Aminosäuren sind Isoleucin, Leucin, Lysin, Methionin, Phenylalanin, Threonin, Tryptophan und Valin für Erwachsene sowie zusätzlich Histidin für Säuglinge.

Die größte Bedeutung der Aminosäuren für den Organismus liegt in ihrer Funktion als Proteinbausteine (= Eiweißbausteine). Die proteinbildenden Aminosäuren werden proteinogene Aminosäuren genannt. Proteine stellen wesentliche funktionelle und strukturelle Komponenten aller Körperzellen dar. Weiterhin tragen Aminosäuren über den Protein- bzw. Aminosäurenabbau zum Teil zur Deckung des täglichen Energiebedarfs bei. Einige proteinogene Aminosäuren dienen als Botenstoffe im Nervensystem. Zudem wirken sie als Ausgangssubstanzen für körpereigene Substanzen oder sind an deren Bildung beteiligt. Der Aminosäurenbedarf wird über die tägliche Proteinzufuhr (für Erwachsene 0,8 Gramm pro Kilogramm Körpergewicht) gedeckt.

Hierbei wird deutlich, dass ein Mangel an Proteinen viel schneller als ein Mangel an den anderen

Biologische Wertigkeit von Lebensmitteln und Lebensmittelkombinationen

Lebensmittel(-kombination)	Biologische Wertigkeit
Hühnereier	100
Schweinefleisch	85
Rindfleisch	80
Geflügel	80
Kartoffeln	76
Kuhmilch	72
Bohnen	72
Roggenmehl	78
Weizenmehl	47
36 % Hühnerei + 64 % Kartoffeln (z. B. Bratkartoffeln mit Rührei)	136
75 % Vollmilch + 25 % Weizenmehl (z. B. im Müsli)	125

Makronährstoffen zu gesundheitlichen Problemen führt. Denn wir sind auf die Zufuhr von essenziellen (lebensnotwendigen) Aminosäuren über die Nahrung angewiesen. Proteine tierischer und pflanzlicher Herkunft unterscheiden sich in der Zusammensetzung und Bioverfügbarkeit der Aminosäuren. Je mehr das Aminosäurenmuster des Lebensmittels mit dem Aminosäurenmuster unseres Körperproteins übereinstimmt, desto höher ist die Wertigkeit. So haben Fleisch und Eier eine hohe biologische Wertigkeit, da darin alle für uns lebensnotwendigen Aminosäuren vorkommen. Durch clevere Kombinationen lässt sich die Wertigkeit allerdings, auch für rein pflanzliche Proteinquellen, erheblich erhöhen (siehe Tabelle).

In der Nordic Diet sind ausreichend Proteine vorhanden. Viele pflanzlichen Proteine kommen aus Vollkornprodukten, Gemüse und Hülsenfrüchten. Auch tierisches, leicht verdauliches Eiweiß hält die Nordic Diet in Form von fettarmen Milchprodukten, magerem Wildfleisch und Fisch für uns bereit.

Sekundäre Pflanzenstoffe

Früher wurden den Vitaminen und Mineralstoffen in Obst und Gemüse die gesundheitlich günstigen Effekte zugeschrieben. Heute weiß man, dass auch die darin enthaltenen sekundären Pflanzenstoffe für die gesundheitsfördernden Wirkungen verantwortlich sind. Sekundäre Pflanzenstoffe sind Bestandteile unserer täglichen Ernährung. Sie sind in Gemüse, Obst, Kartoffeln, Hülsenfrüchten sowie Vollkornprodukten und Nüssen enthalten und geben pflanzlichen Lebensmitteln ihre Farbe. Wir nehmen bei gemischter Kost täglich schätzungsweise 1,5 Gramm sekundäre Pflanzenstoffe auf. Die Zufuhr ist bei Vegetariern oftmals höher.

Unter dem Sammelbegriff »sekundäre Pflanzenstoffe« werden Substanzen sehr unterschiedlicher Struktur zusammengefasst. Bislang sind etwa 100 000 verschiedene sekundäre Pflanzenstoffe bekannt, wobei 5 000 bis 10 000 in der menschlichen Nahrung vorkommen. Diese Pflanzenstoffe dienen Pflanzen zur Abwehr von Fressfeinden, schützen vor ultravioletter Strahlung sowie vor Bakterien und Pilzen. Ihnen werden zahlreiche gesundheitsfördernde Wirkungen zugeschrieben. Aufgrund ihrer chemischen Struktur und ihrer funktionellen Eigenschaften werden die sekundäre Pflanzenstoffe in verschiedene Gruppen eingeteilt: Polyphenole, [88] Carotinoide, Phytoöstrogene, Glucosinolate, Sulfide, Monoterpene, Saponine, Protease-Inhibitoren, Phytosterine und Lektine. Chlorophyll und Phytinsäure lassen sich keiner der genannten Gruppen zuordnen, gehören aber ebenfalls zu den sekundären Pflanzenstoffen.

Sekundäre Pflanzenstoffe mit in Studien bewiesener Wirkung:

- **Flavonoide** sind enthalten in Äpfeln, Birnen, Trauben, Kirschen, Pflaumen, Beerenobst, Zwiebeln, Grünkohl, Auberginen, Soja, schwarzen und grünem Tee. Studien beweisen, dass sie mit einem verringerten Risiko für bestimmte Krebserkrankungen und Herz-Kreislauf-Erkrankungen assoziiert sind.
- **Phenolsäure** ist in Kaffee, Tee, Vollkornprodukten, Weißwein und Nüssen enthalten. Hier besteht eine Assoziation mit einem verringerten Risiko für bestimmte Krebserkrankungen.
- **Carotinoide** sind enthalten in Möhren, Tomaten, Paprika, grünem Gemüse wie Spinat und Grünkohl, Grapefruits, Aprikosen, Melonen und Kürbis. Studien zeigen, dass sie mit einem geringeren Risiko für Herz-Kreislauf-Erkrankungen und altersbedingten Augenerkrankungen einhergehen. In Diskussion sind positive Einflüsse auf das Krebsrisiko, das metabolische Syndrom und auf Gefäßveränderungen.
- **Phytoöstrogene** kommen in Getreide sowie Hülsenfrüchten vor und verbessern die Blutgefäßfunktion. In der Diskussion sind protektive Wirkungen gegen Krebs, Herz-Kreislauf-Erkran-

kungen, Knochendichte und klimakterische Beschwerden.

- **Glucosinolate** kommen in allen Kohlarten vor, also z. B. Rettich, Radieschen, Kresse und Senf. Hier gibt es einen Zusammenhang mit einem verminderten Risiko für bestimmte Krebserkrankungen.
- **Sulfide** sind in Zwiebeln, Lauch, Knoblauch und Schnittlauch enthalten. Sie verringern das Risiko für bestimmte Krebserkrankungen.
- **Phytosterine** finden sich in Nüssen und Pflanzensamen wie Sonnenblumenkernen, Sesam und Soja sowie in Hülsenfrüchten. Sie senken den Cholesterinspiegel im Blut und ein Zusammenhang zwischen ihnen und einem positiven Einfluss auf Herz-Kreislauf-Erkrankungen wird diskutiert. [129]
- **Resveratrol** kommt auch in roten Trauben und dem daraus gewonnenen Wein vor. Die neuen Empfehlungen der DGE schließen Rotwein mittlerweile aus und auch in der Healthy Nordic Diet findet sich keine Empfehlung zu Rotwein, im Gegensatz zur mediterranen Ernährung. Alternativ sind alkoholfreier Rotwein (Weißwein ist nahezu frei von Resveratrol) oder roter Traubensaft gute Quellen. [8]

In der Nordic Diet finden sich reichlich sekundäre Pflanzenstoffe. Sie stecken in heimischem Obst wie Äpfeln, Birnen und Beeren, in Kohlgemüse wie Brokkoli oder Grünkohl, in Zwiebeln und Lauchgewächsen, in Rettich und Radieschen, in Getreide und Hülsenfrüchten und in Wurzelgemüse wie Möhren sowie in Nüsse und Samen. Diese sekundären Pflanzenstoffe können somit vor bestimmten Krebsarten schützen, außerdem vor Herz-Kreislauf-Erkrankungen und altersbedingten Augenerkrankungen. Sie verbessern die Blutgefäßfunktion und den Blutdruck und können die Blutfette senken.

Kalorien einsparen, Lebensmittel nährstoffreicher gestalten

- Ganz wie früher: Verdünnen Sie einen Schuss eingekochten Saft aus Beeren (als Muttersäfte zu bekommen) mit Wasser – ein toller Ersatz für Limonade.
- Kaufen Sie fettarme Milchprodukte und reichern Sie fettarme Milch mit Rapsöl an. So erreichen Sie ein besseres Verhältnis von tierischen zu pflanzlichen Fetten.
- Essen sie eher eiweißlastig, jedoch nicht mehr als 1,5 Gramm Eiweiß pro Kilogramm Körpergewicht am Tag. Ältere Menschen verstoffwechseln Eiweiße nicht so gut, für sie erhöht sich die empfohlene Menge von 0,8 Gramm pro Kilogramm Körpergewicht auf ein Gramm.
- Nehmen Sie mehr Nüsse (30 Gramm pro Tag) in Ihren Speiseplan auf, denn sie sind wahre Nährstoffbomben.
- Versuchen Sie, Konfitüren, Säfte und Chutneys mit weniger Zucker selbst herzustellen
- Kochen Sie Obst ein oder trocknen Sie es.
- Stellen Sie darmfreundliches fermentiertes Gemüse selbst her, indem Sie Gemüse milchsauer einlegen (Gurken, Sauerkraut, Seite 123).
- Versuchen Sie, maßvoll zu essen. Füllen Sie den Teller einmal und nehmen Sie selten einen Nachschlag.
- Meiden Sie Lebensmittel mit zu viel Zucker und Transfetten.

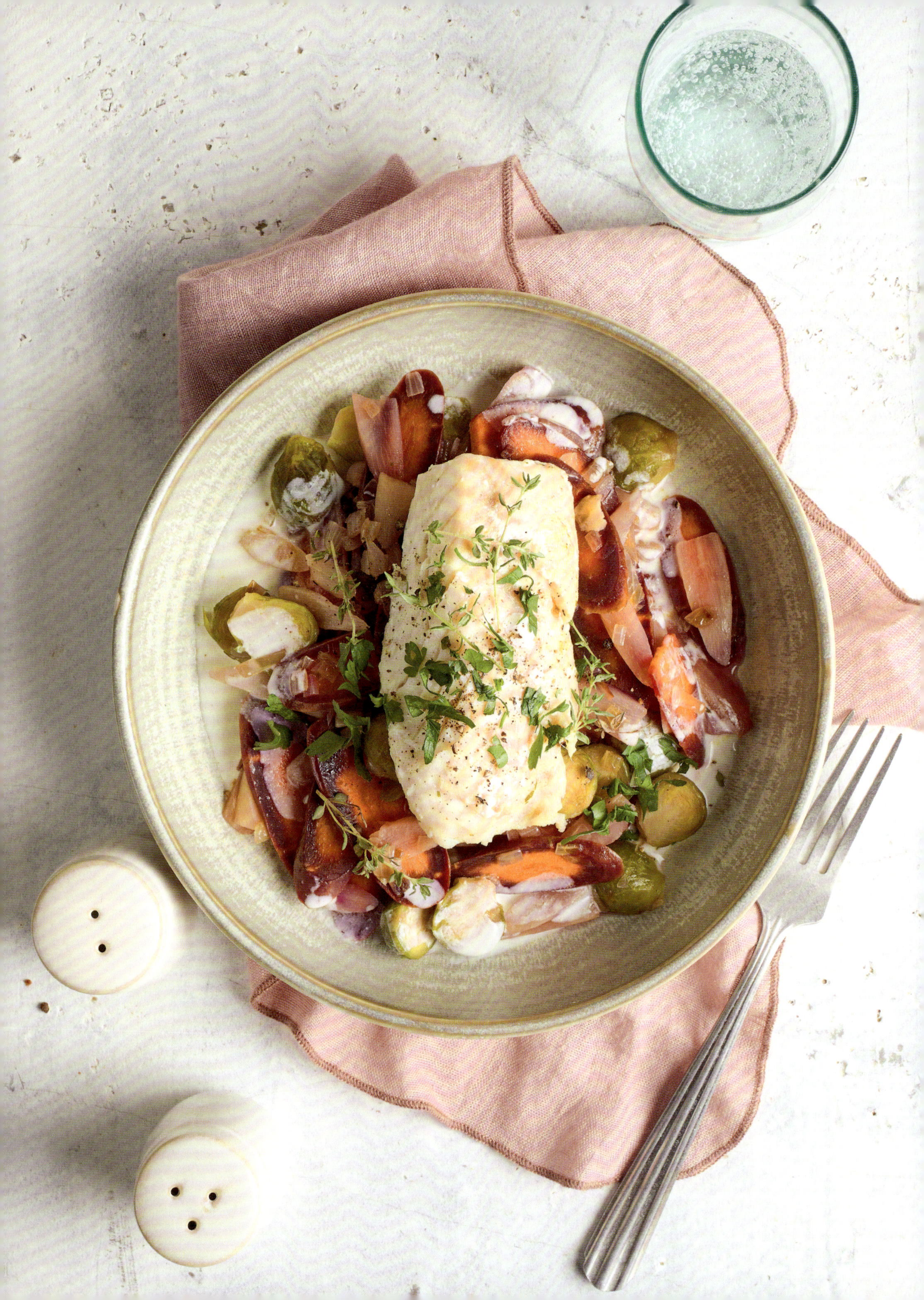

Die Rezepte

Nicht nur gesund, sondern auch wohlschmeckend und abwechslungsreich – die Nordic Diet zeigt mit vielen Rezeptideen, was sie alles kann.

FRÜHSTÜCK

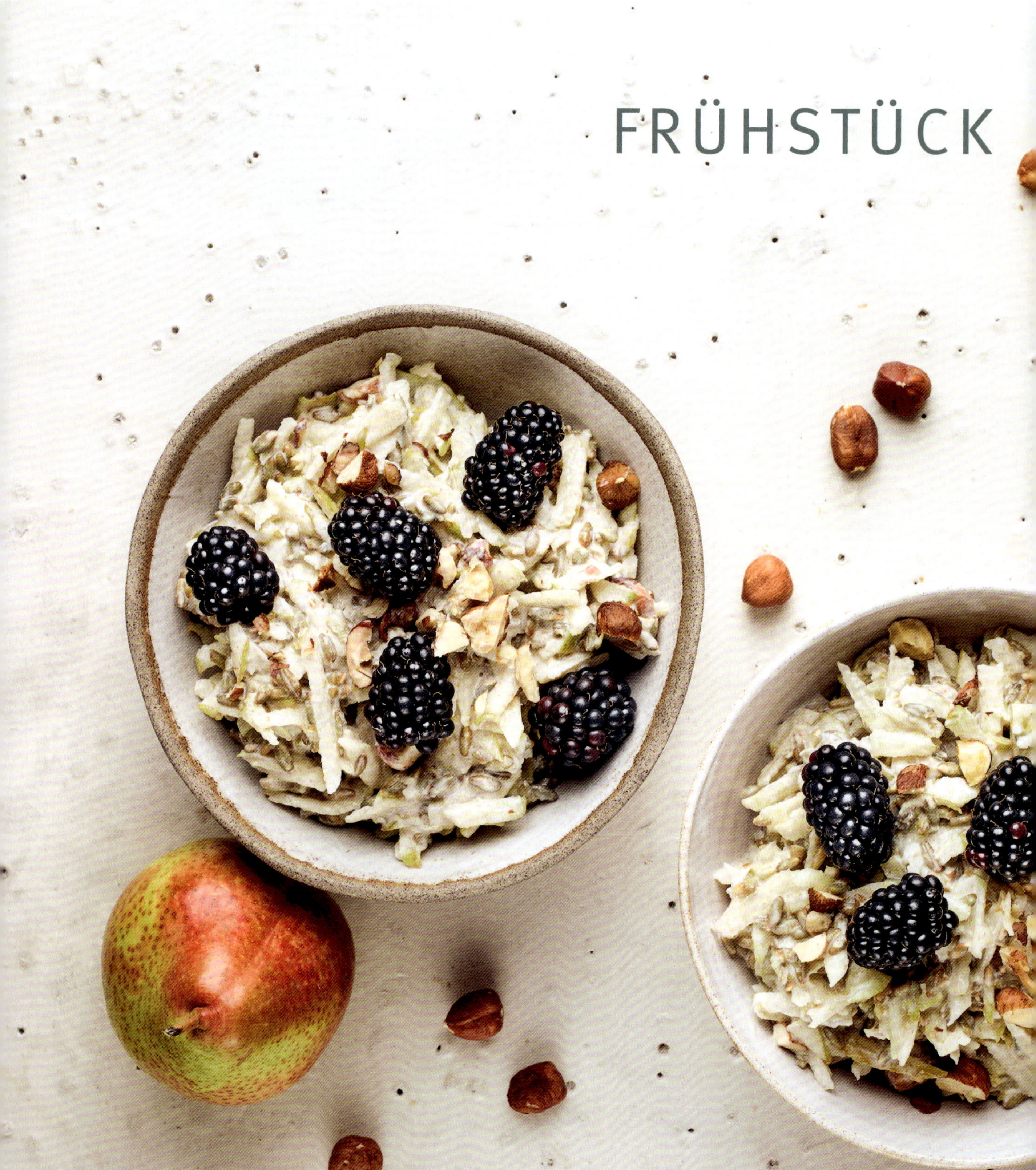

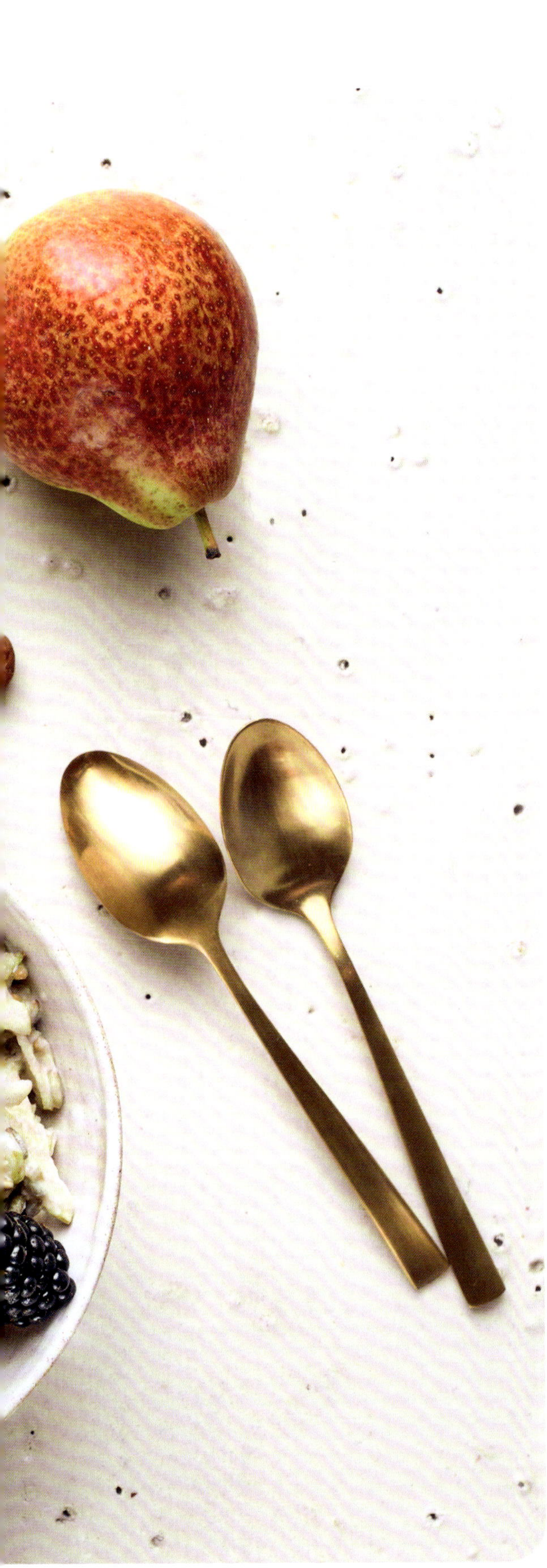

Frischkornmüsli mit Birnen

›› Unter allen Getreidesorten enthält Roggen die meisten Ballaststoffe und kann damit vor Darmkrebs schützen.

Für 2 Portionen
15 Minuten + Quellzeit über Nacht

70 g Roggen • 1 Birne ‹ • 2 EL gehackte Haselnusskerne • 100 g fettarmer Joghurt • 1 Prise Zimt • 1 EL flüssiger Honig • 4 EL Brombeeren

- Roggen im Mixer oder in der Mühle schroten, in eine Schüssel geben und mit 60 ml Wasser zu einem Brei rühren. Über Nacht im Kühlschrank quellen lassen.

- Am nächsten Tag Birne waschen, vierteln, das Kerngehäuse entfernen und das Fruchtfleisch grob raspeln. Zusammen mit Haselnüssen, Joghurt, Zimt und Honig unter den Brei rühren.

- Brombeeren waschen. Den Brei auf 2 Schälchen verteilen und mit den Brombeeren garnieren.

Frühstücksbrei mit Graupen

» Die aus Gerste hergestellten Graupen sind ballaststoffreich und lassen den Blutzuckerspiegel nach dem Essen nicht so stark ansteigen. Daher lohnt es sich, Graupen zum Frühstück auszuprobieren.

Für 2 Portionen
30 Minuten

120 g Graupen • 2 säuerliche Äpfel • 50 ml ungesüßter Apfelsaft • 100 ml Milch • 1 Prise Salz • 1 Prise Zimt • 1 EL Rosinen • 1 TL flüssiger Honig • 1 EL Kürbiskerne

- Graupen unter fließendem kaltem Wasser in einem Sieb abspülen. Äpfel waschen, schälen und grob raspeln.

- Apfelsaft, Milch und 100 ml Wasser in einen Topf geben. Graupen, Salz und Zimt hinzufügen und gut verrühren.

- Alles aufkochen lassen, dann Äpfel dazugeben und bei mittlerer Hitze 20 Minuten köcheln lassen.

- Am Ende der Garzeit Rosinen und Honig unterrühren.

- Frühstücksbrei auf 2 Schälchen verteilen und mit Kürbiskernen garnieren.

Variante Alternativ können auch Birnen verwendet werden, dann auch Birnensaft nehmen.

Nussiges Eiweißmüsli

» Dieses Müsli ist ballaststoff- und eiweißreich und es ist eine gute Selenquelle. Einfach mit Milch, Joghurt o. a. verrührt, ist es ein schnelles Frühstück.

Für ein Vorratsglas (750 ml)
5 Minuten + 25 Minuten Backzeit

50 g Paranusskerne • 100 g Haselnusskerne • 50 g Kürbiskerne • 50 g Walnusskerne • 100 g Leinsamen • 200 g Haferflocken (Grob- und Feinblatt gemischt) • 100 g Roggenflocken • 1 EL Zimt • 2 EL Rohrzucker

- Backofen auf 100 °C Ober-/Unterhitze vorheizen.

- Nüsse und Samen in der Küchenmaschine zerkleinern. Mit den restlichen Zutaten vermischen, auf 2 Backbleche verteilen und im vorgeheizten Backofen 25 Minuten rösten.

- Gut abkühlen lassen und in ein Vorratsglas füllen.

So schmeckt es Portionsweise (4 EL) mit 200 ml Milch, Joghurt, Skyr oder Quark genießen. Optional noch 2 EL klein geschnittene frische Früchte hinzufügen.

Schneller feiner Porridge

» Leinöl weist unter allen Speiseölen mit 57 Prozent den höchsten Gehalt an Omega-3-Fettsäuren auf.

Für 1 Portion
5 Minuten + 3 Minuten Quellzeit

200 g zarte Haferflocken • 200 ml fettarme Milch • 2 EL Apfelmus oder Wildpreiselbeeren • 1 TL Leinöl

- Haferflocken auf Vorrat in der Küchenmaschine fein mahlen und bis auf 4 EL in ein Vorratsglas füllen. Für weitere Zubereitungen aufbewahren.

- Milch erhitzen. 4 EL gemahlene Haferflocken in ein Schälchen geben, mit heißer Milch übergießen und 2 Minuten quellen lassen.

- Kurz umrühren und nach Geschmack mit Apfelmus oder Wildpreiselbeeren verrühren.

- Anschließend Leinöl unterrühren.

Tipp Im Sommer 3 EL frische Beeren zugeben, im Winter den Porridge mit Zimt oder anderen winterlichen Gewürzen aromatisieren.

Knuspermüsli mit Trockenfrüchten

» Beeren enthalten Polyphenole, die vor Herz-Kreislauf-Erkrankungen und manchen Krebsarten schützen können.

Für ein Vorratsglas (750 ml)
35 Minuten + Abkühlzeit

200 g Haferflocken (Grob- oder Feinblatt nach Belieben) • 50 g Roggenflocken • 50 g Dinkelflocken • 100 g gemischte gehackte Nusskerne und Samen (Walnuss-, Haselnuss-, Kürbis-, Macadamianusskerne oder Hanfsamen) • 50 g Rohrzucker • ¼ TL weihnachtliche Gewürzmischung (wie Vanille, Tonkabohne, Kardamom, Zimt) • ½ TL Meersalz • 150 g (gefrier-)getrocknete Fruchtstücke (Heidelbeeren, Himbeeren, Maulbeeren, Johannisbeeren, Äpfel, Pflaumen oder Erdbeeren nach Geschmack)

- Den Backofen auf 100 °C Umluft vorheizen. Alle Zutaten außer den Fruchtstücken miteinander vermischen.

- Auf ein Backblech geben und 30 Minuten im vorgeheizten Ofen backen.

- Gut abkühlen lassen. Dann die Fruchtstücke untermengen.

So schmeckt es 4 EL Knusper-Fruchtmüsli mit 150 ml Milch oder Skyr vermengen.

Klassischer Porridge

» Der in Haferflocken enthaltene Ballaststoff Beta-Glucan führt nachweislich zu einer längeren Sättigung und lässt den Blutzuckerspiegel nach dem Essen langsamer ansteigen.

Für 2 Portionen
20 Minuten

120 g Haferflocken

Für die süße Variante
1 Prise Salz • flüssiger Honig, Rohrzucker oder Reissirup • 2 EL gemahlene Hasel- oder Walnusskerne • 100 g Beeren (Himbeeren, Heidelbeeren, Brombeeren, Johannisbeeren u. ä.)

Für die deftige Variante
100 g Gemüse (z. B. geraspelte Möhren und Hokkaidokürbis, Blumenkohl- und Brokkoliröschen, Mangoldstreifen oder Erbsen) • 1 Prise Salz • 600 ml Gemüsebrühe • gehackte Kräuter • Zitronensaft nach Belieben

- Für die süße Variante Haferflocken mit 600 ml Wasser und dem Salz aufkochen und 12 Minuten quellen lassen.

- Porridge in ein Schälchen füllen und Honig, Rohrzucker oder Reissirup sowie Nüsse oder Beeren hinzugeben.

- Für die deftige Variante vorbereitetes Gemüse in einem Topf mit Haferflocken, Salz und Gemüsebrühe aufkochen und 15 Minuten quellen lassen.

- Kräuter unterrühren und Porridge in zwei Schälchen füllen.

- Wer mag, kann noch mit etwas Zitronensaft abschmecken.

Schnelles Heidelbeer-Walnuss-Müsli

» Haferflocken liefern Proteine, Ballaststoffe, Vitamine und Mineralien. Als regional angebautes Getreide sind sie eine nachhaltige Alternative zu anderen »Superfoods«.

Für 2 Portionen
10 Minuten

200 g frische Heidelbeeren (außerhalb der Saison TK-Heidelbeeren) • 200 g fettarmer Joghurt • 140 g zarte Haferflocken • 1 Pck. Vanillezucker • 2 Trockenpflaumen • 1 EL gehackte Walnusskerne

- Heidelbeeren bis auf 10 Stück waschen, in eine Schüssel geben, mit einer Gabel andrücken und mit Joghurt und Haferflocken verrühren. Vanillezucker unterrühren.

- Pflaumen klein schneiden, unter das Müsli heben und auf 2 Schälchen verteilen.

- Restliche Heidelbeeren und die gehackten Walnüsse darübergeben.

Variante Schmeckt auch mit Himbeeren oder Walderdbeeren.

» Schnelles Heidelbeer-Walnuss-Müsli

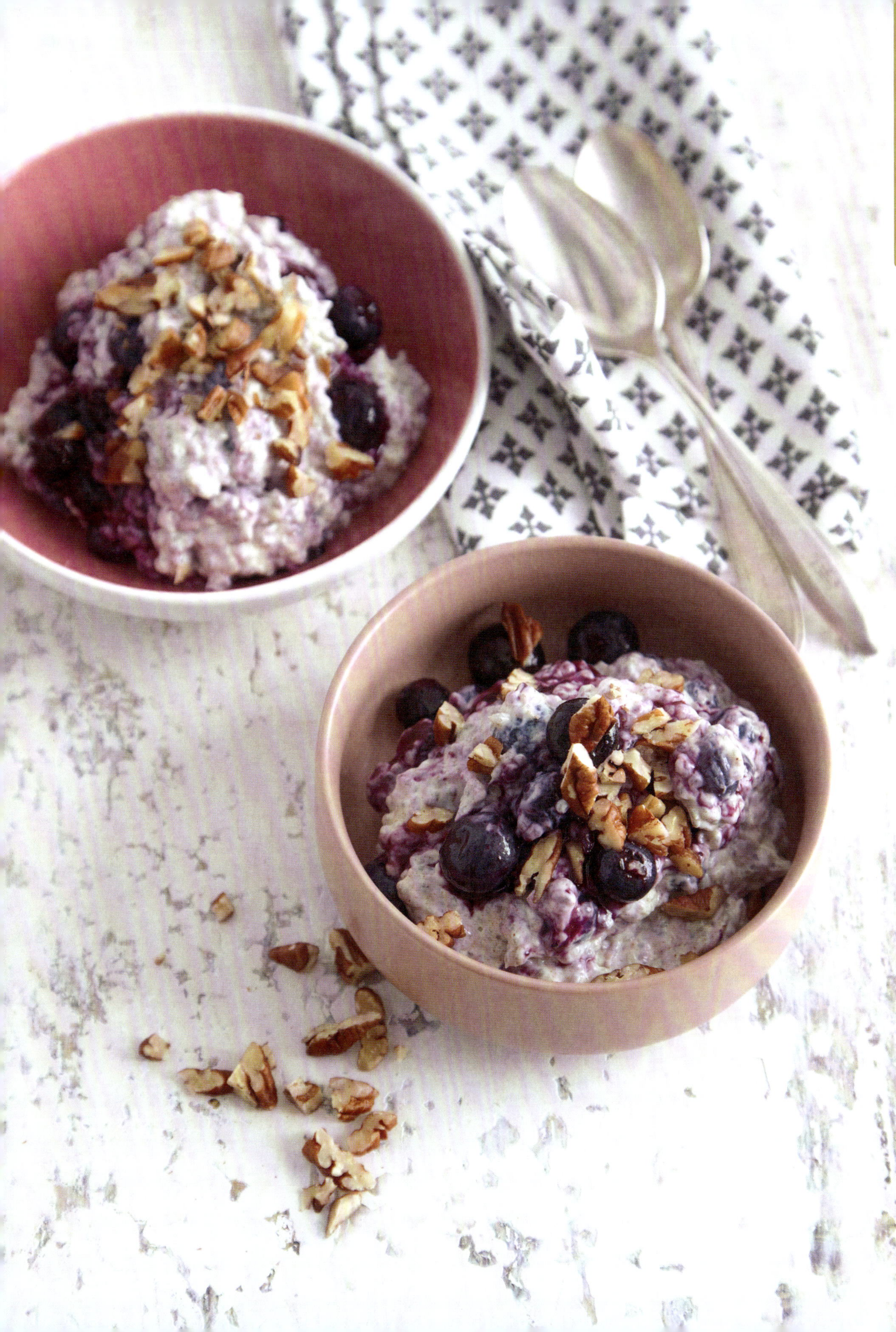

Nordische Birchermüsli-Variante

» Äpfel sind arm an Kalorien, aber reich an Vitaminen, Mineralstoffen und Antioxidantien. Wer eine Apfelallergie hat, könnte alte Sorten vertragen.

Für 2 Portionen
15 Minuten + 4 Stunden Quell- und Kühlzeit

120 g zarte Hafer-, Dinkel- oder Roggenflocken • 300 ml fettarme Milch (Getreide- oder Mandeldrink geht auch) • 2 EL fein gehackte Nusskerne • 2 EL Rosinen • 1 säuerlicher Apfel • 1 TL frisch gepresster Zitronensaft • 2 TL flüssiger Honig • ½ rote Birne • 1 EL Leinsamen

- Flocken mit Milch verrühren und am besten über Nacht im Kühlschrank quellen lassen.

- Am nächsten Tag Nüsse und Rosinen unter das Müsli rühren.

- Apfel waschen, Kerngehäuse entfernen. Das Fruchtfleisch grob raspeln. Sofort mit Zitronensaft und Honig vermischen, damit der Apfel nicht braun wird.

- Apfel unter das Müsli heben. Birne waschen, schälen, Kerngehäuse entfernen und das Fruchtfleisch in Scheiben schneiden.

- Müsli mit Birnenscheiben dekorieren und die Leinsamen darübergeben.

Grießbrei mit Kirschen

» Kirschen sind vitamin- und mineralstoffreich. Sie enthalten Eisen und Kalium sowie gesundheitsfördernde sekundäre Pflanzenstoffe wie Flavonoide und Phenolsäuren.

Für 2 Portionen
15 Minuten

300 g Süßkirschen • 1 EL Rohrzucker • 400 g fettarme Milch • 80 g Dinkelgrieß • 1 Prise Salz • 1 EL flüssiger Honig, Rohrzucker oder Reissirup • 2 Eier • Lebkuchengewürz oder Zimt

- Kirschen waschen, entsteinen und in einem Topf mit etwas Wasser und dem Zucker 5 Minuten köcheln lassen.

- Währenddessen Milch in einem Topf erwärmen, Grieß einrühren und kurz aufkochen lassen.

- Salz und Honig, Rohrzucker oder Reissirup hinzugeben und den Grießbrei 3 Minuten quellen lassen.

- Eier einrühren und den Brei mit einem Schneebesen bei schwacher Hitze aufschlagen, damit die Eier gut durcherhitzt sind.

- Auf 2 Schälchen verteilen, mit Lebkuchengewürz oder Zimt bestreuen und mit Kirschkompott servieren.

Variante Sehr lecker auch mit Pflaumenkompott!

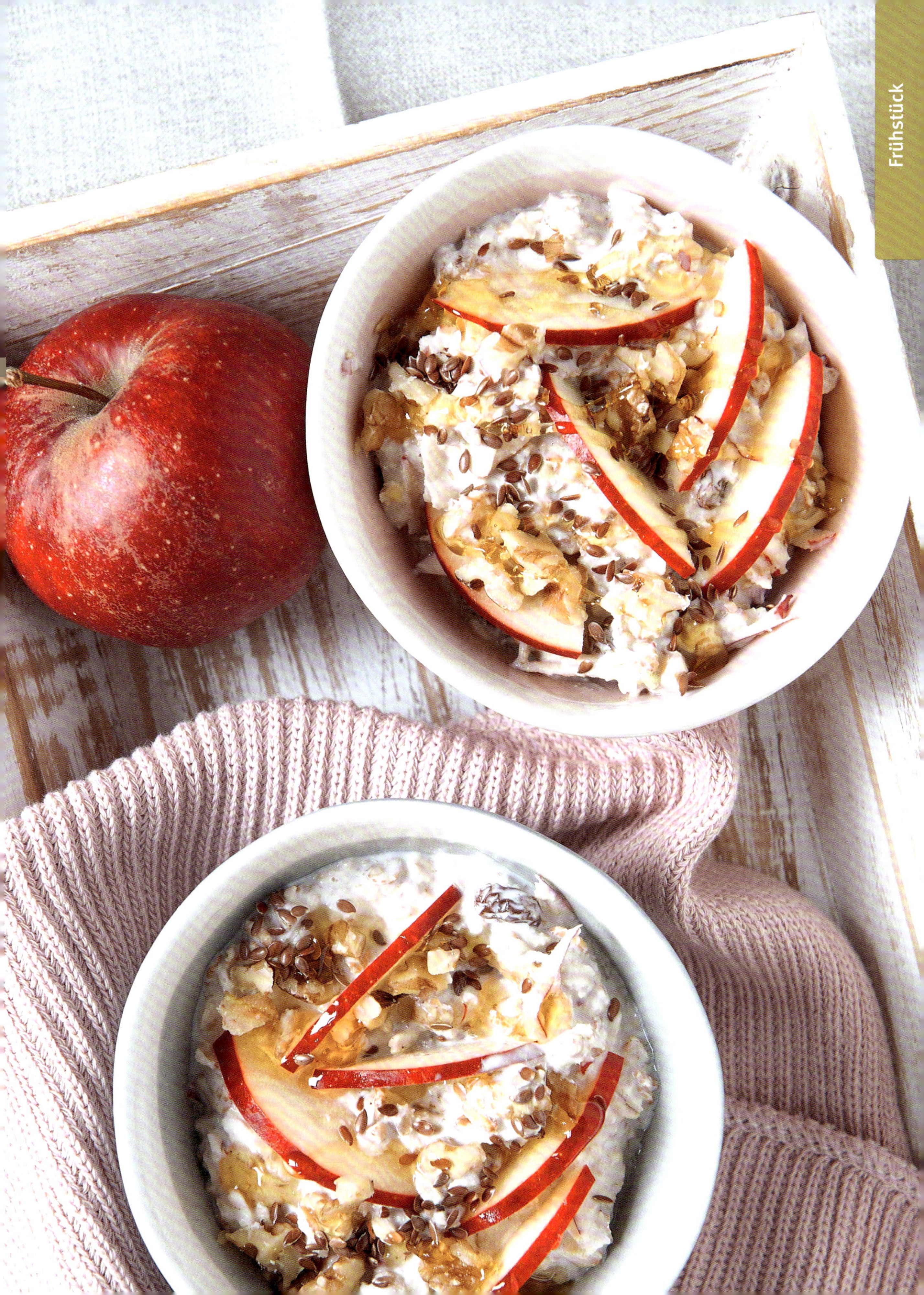

Kräuterrührei mit Krabben

» Eigelb enthält Vitamin D, und Krabben sind proteinreich, aber gleichzeitig fettarm.

Für 2 Portionen
10 Minuten

100–120 g gegarte Krabben (Kühlregal) • 1 Frühlingszwiebel • 2 EL Rapsöl • 1 Bund frische Wildkräuter (Löwenzahn, Portulak, Brunnenkresse, Sauerampfer) • 2 Eier • 2 EL Milch (oder Pflanzendrink) • Salz • Pfeffer

- Krabben in einem Sieb unter fließendem kaltem Wasser waschen. Frühlingszwiebel waschen und in Ringe schneiden.

- 1 EL Rapsöl in einer Pfanne erhitzen und Krabben und Frühlingszwiebel 5 Minuten darin anbraten. Beiseitestellen.

- Währenddessen Wildkräuter waschen, trocken schütteln, Blättchen abzupfen und klein schneiden.

- Eier in einer Schüssel mit Milch verquirlen und mit Salz und Pfeffer würzen.

- In einer weiteren Pfanne das restliche Öl erhitzen und Eiermasse darin unter Rühren zu Rührei garen.

- Zusammen mit den Wildkräutern und den Krabben auf 2 Tellern anrichten.

Das passt dazu Roggenbrot

Heidelbeer-Skyr-Smoothie

» Dieser Smoothie ist extra eiweißreich für eine lange Sättigung und ohne die Gefahr, dass der Blutzuckerspiegel schnell in die Höhe schießt.

Für 2 Gläser
5 Minuten + Auftauzeit

150 g TK-Waldheidelbeeren • 300 ml Skyr • 1 EL Nussmus (Haselnuss oder Mandel) • 1 TL Rapsöl • 1 EL flüssiger Honig, Rohrzucker oder Reissirup nach Belieben

- Waldheidelbeeren antauen lassen und mit dem Skyr pürieren.

- Nussmus und Rapsöl hinzufügen und nochmals kurz aufschlagen.

- Bei Bedarf mit etwas süßen.

- Auf 2 Gläser verteilen.

Erdbeer-Johannisbeer-Skyr mit Leinsamen

» Skyr enthält etwas weniger Protein als Quark, ist allerdings kalorienärmer und kalziumreicher. Die Beeren regulieren den Blutzuckerspiegel.

Für 2 Portionen
10 Minuten

300 g Skyr • 200 g Erdbeeren • 100 g Schwarze Johannisbeeren (frisch oder TK) • 1 EL flüssiger Honig • 2 EL Leinsamen

- Skyr in eine Schüssel geben.
- Erdbeeren waschen, verlesen, 6 Stück beiseitelegen und den Rest pürieren. Johannisbeeren mithilfe einer Gabel von den Rispen streifen und waschen.
- Honig und Erdbeerpüree zum Skyr geben und gut verrühren. Johannisbeeren unterheben.
- Skyr auf 2 Schälchen verteilen.
- Restliche Erdbeeren klein schneiden. Leinsamen im Mörser leicht zerstoßen und zusammen mit den Erdbeeren über dem Beeren-Skyr verteilen.

Tipp Für den Extra-Crunch noch pro Schälchen 1 EL gehackte Walnüsse zugeben.

Erdbeer-Buttermilch-Shake

» Erdbeeren sind kalorienarm und reich an Vitamin C, Folsäure und Mineralstoffen wie Zink, Kupfer und Mangan.

Für 2 Gläser
5 Minuten

200 g Erdbeeren • 300 ml Buttermilch • 1 Pck. Vanillezucker • 4 EL zarte Haferflocken

- Erdbeeren waschen, vom Stielansatz befreien, vierteln und mit der Buttermilch pürieren.
- Vanillezucker und Haferflocken hinzufügen und nochmals kurz aufschlagen.
- Auf 2 Gläser verteilen.

Variante Schmeckt auch mit Schwedenmilch.

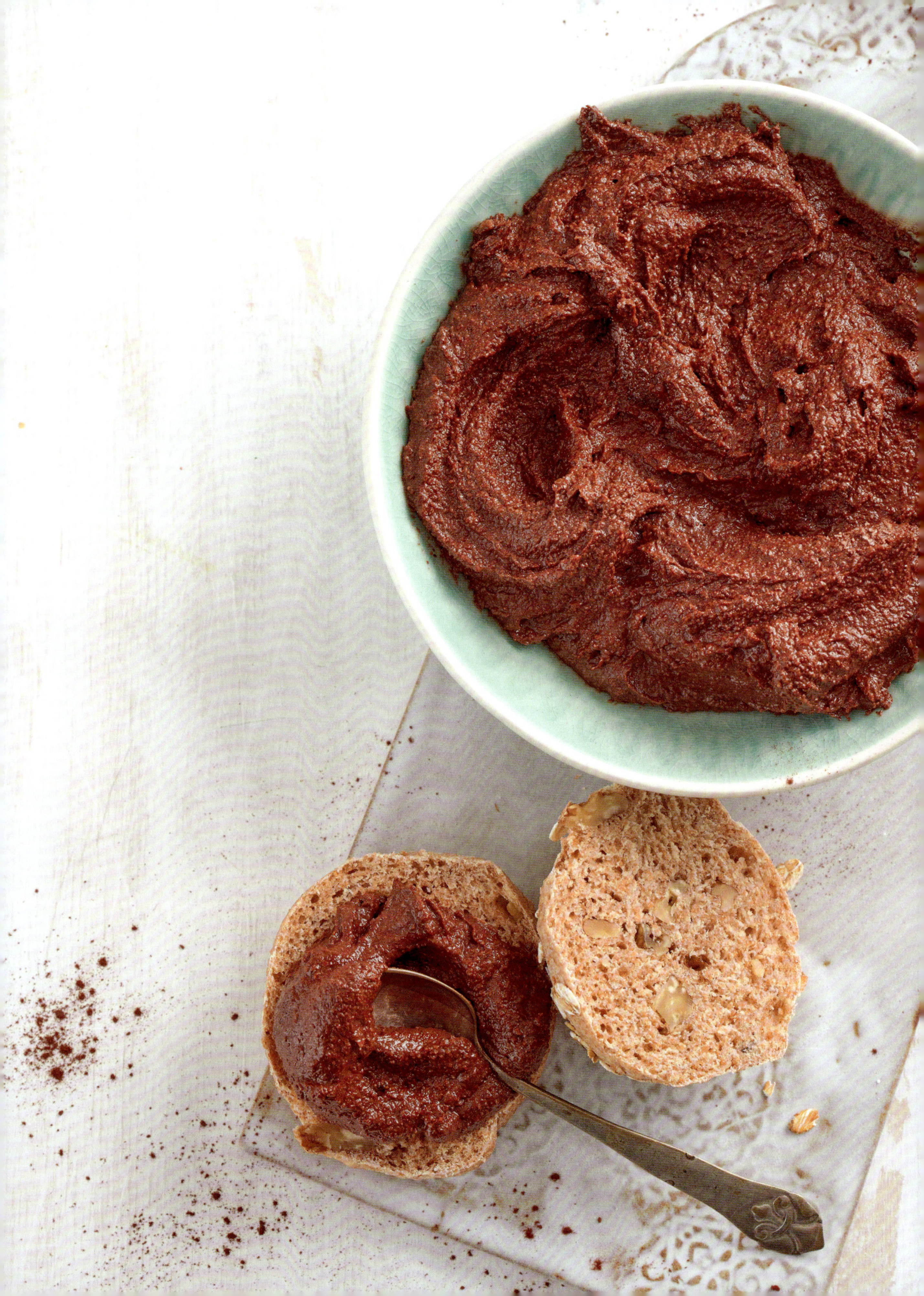

Zwetschgenkonfitüre

» Zwetschgen reifen im Spätsommer und enthalten sekundäre Pflanzenstoffe, die gesundheitsfördernd sind und vor Herz-Kreislauf-Erkrankungen schützen.

Für 3 Gläser
20 Minuten

500 g Zwetschgen • 200 g Gelierzucker 2:1 • frisch gepresster Saft von ½ Zitrone

- Zwetschgen waschen, halbieren, entsteinen und klein schneiden.
- In einen Topf geben und etwas Wasser hinzufügen. 10 Minuten köcheln lassen, anschließend pürieren.
- Gelierzucker und Zitronensaft zu den Zwetschgen hinzufügen und nach Packungsanweisung ca. 5 Minuten kochen, bis die Masse geliert.
- Gelierprobe machen und noch heiß in saubere, sterilisierte Gläser abfüllen.

Variante Ebenso lassen sich Heidelbeer-, Himbeer- oder Brombeerkonfitüre zubereiten.

« Haselnuss-Walnuss-Creme

Haselnuss-Walnuss-Creme

» Haselnüsse enthalten wertvolle pflanzliche Öle und tragen zur Regulierung unseres Cholesterinspiegels bei.

Für ein Schraubglas oder 40 Portionen
15 Minuten

100 g Haselnusskerne • 100 g Walnusskerne • 100 g Rapsöl • 1 Prise Salz • 80 g Rohrzucker • Mark von 1 Vanilleschote • 2 EL ungesüßtes Kakaopulver • 1 TL Zimt

- Haselnüsse und Walnüsse mit einem starken Mixer fein mahlen. Mit allen restlichen Zutaten vermischen.
- Alles zusammen nochmals pürieren und in einem sauberen Schraubglas im Kühlschrank aufbewahren.

Tipp Enthält viel weniger Zucker als ein gekaufter Aufstrich.

SNACKS, SUPPEN UND SALATE

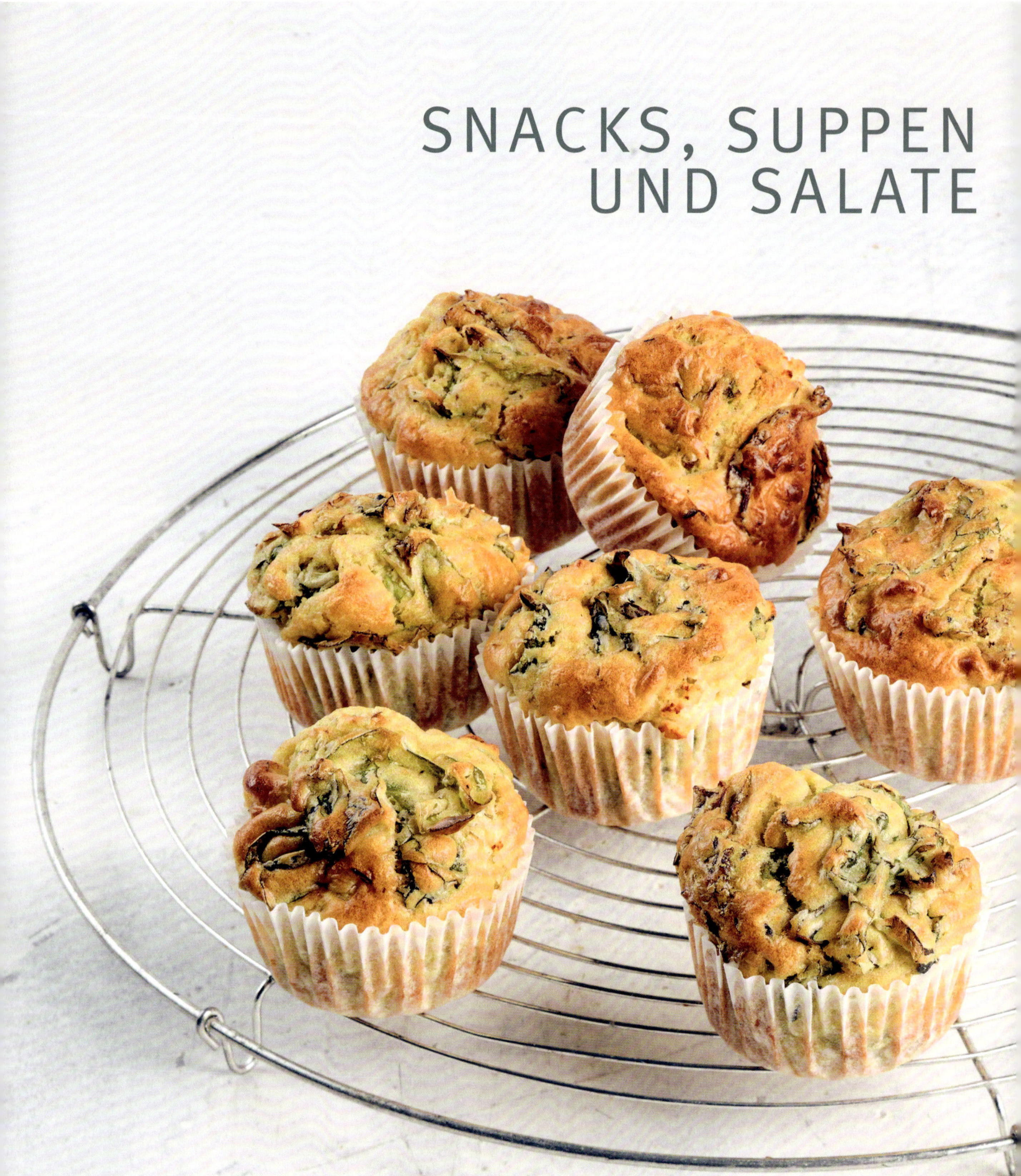

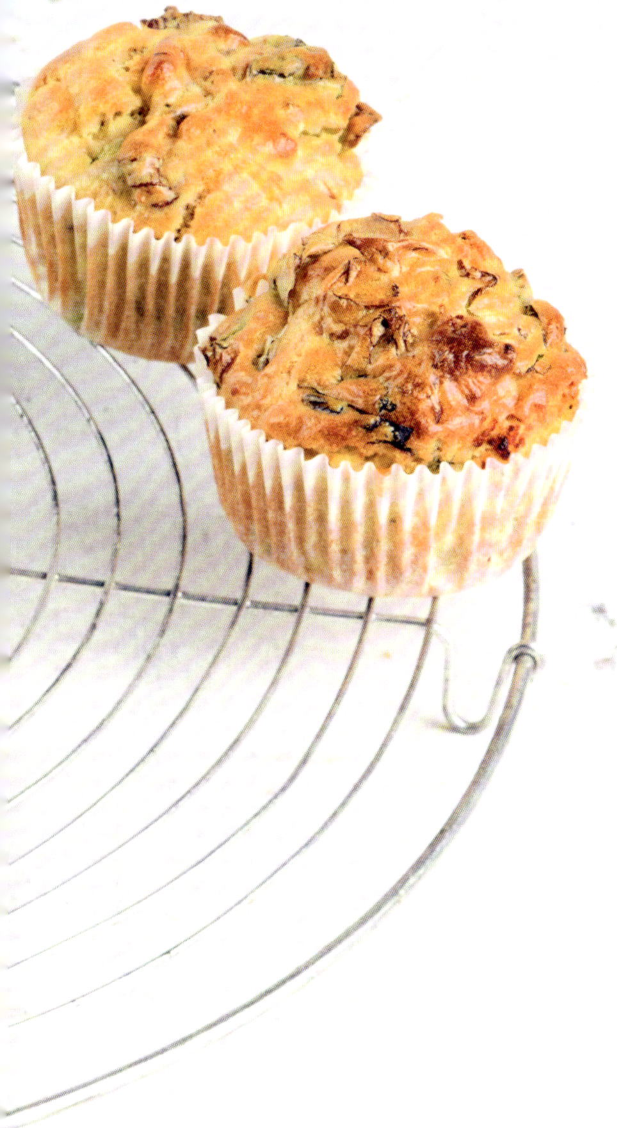

Wirsing-Pfifferling-Muffins

›› Wirsing gehört zu den Kohlgewächsen und enthält Vitamin C, Ballaststoffe und sekundäre Pflanzenstoffe. Dem Inhaltstoff Sulforaphan werden reichlich gesundheitsfördernde Wirkungen zugeschrieben.

Für 12 Stück

15 Minuten + 25–30 Min Backzeit

3 große Wirsingblätter • Salz • 1 Handvoll Pfifferlinge • 2 Stängel Thymian • 200 g Ziegenkäse • 80 ml Rapsöl • 2 Eier • 200 ml Milch • 230 g Dinkelmehl • 2 TL Backpulver

- Wirsingblätter waschen und 4 Minuten in kochendem Salzwasser blanchieren.

- Währenddessen Pilze vorsichtig säubern und je nach Größe halbieren. Backofen auf 180 °C Ober-/Unterhitze vorheizen und ein Muffinblech mit Förmchen ausstatten.

- Thymian waschen, trocken schütteln und Blättchen abzupfen. Ziegenkäse in Würfel schneiden.

- Öl, Eier und Milch in einer Schüssel verrühren. Dann Mehl mit Backpulver und Salz unterheben.

- Wirsing in Streifen schneiden, mit Pilzen und Kräutern zu dem Teig geben und vermischen.

- In die Muffinförmchen füllen und 25–30 Minuten im vorgeheizten Backofen backen.

Variante Statt Ziegenkäse schmecken auch zerzupfte Forellenfilets sehr gut.

Walnuss-Bärlauch-Pesto

» Walnüsse sind reich an Omega-3-Fettsäuren und tragen zu einem guten Verhältnis von Omega-3- zu Omega-6-Fettsäuren in der Ernährung bei.

Für 1 Glas
10 Minuten

1 Bund Bärlauch • 80 g Walnusskerne • ½ TL Salz • 3 Prisen Pfeffer • 100 ml Rapsöl

- Bärlauch waschen, trocken schütteln und grob hacken.
- Zusammen mit allen anderen Zutaten mit der Küchenmaschine zerkleinern und gut vermischen.
- In ein sauberes Schraubglas abfüllen.

Tipp Auch als Brotaufstrich sehr lecker.

Wildkräuterpesto

» Wildpflanzen besitzen größere Mengen an Vitaminen, Mineralstoffen, sekundären Pflanzenstoffen und Omega-3-Fettsäuren als angebaute Pflanzen. Daher lohnt es sich, wilde Kräuter zu sammeln.

Für 1 Glas
10 Minuten

1 Bund Wildkräuter (Löwenzahn, Portulak, Brunnenkresse, Sauerampfer) • 60 g Kürbiskerne • 40 g Haselnusskerne • ½ TL Salz • 3 Prisen Pfeffer • 80 ml Rapsöl • 2 EL Kürbiskernöl

- Wildkräuter waschen, trocken schütteln und grob hacken.
- Mit allen anderen Zutaten mit der Küchenmaschine zerkleinern und gut vermischen.
- In ein sauberes Schraubglas füllen.

Tipp Das Pesto eignet sich sehr gut für ein schnelles Nudelgericht oder als Topping für Ofenkartoffeln.

Rote-Bete-Frischkäse-creme

» Rote Bete gehört zu den Wurzelgemüsen und ist reich an Ballaststoffen und Pflanzenfarbstoffen.

Für 1 Schälchen
10 Minuten

2 Rote Beten (gegart und vakuumverpackt) • 1 Becher Ziegenfrischkäse • ½ TL Salz • 1 Prise Pfeffer • 2 Prisen edelsüßes Paprikapulver • 1 Prise Zucker • 1 EL Kürbiskerne

- Für die Zubereitung besser Handschuhe anziehen, da die Rote Bete färbt! Die Rote Beten vierteln, in ein hohes Gefäß geben und pürieren.
- Ziegenfrischkäse unterheben und würzen.
- Anschließend die Kürbiskerne grob hacken und unter die Creme geben.

Variante Schmeckt auch mit Walnüssen.

Petersilienwurzel-Walnuss-Creme

» Petersilienwurzeln gehören zu den Wurzelgemüsen, können gut gelagert werden und sind vielseitig in der Küche einsetzbar.

Für 1 Schälchen
15 Minuten

1 Petersilienwurzel • 1 EL Rapsöl • ½ Bund Bärlauch oder Basilikum • 50 g gehackte Walnusskerne • 50 g Skyr • Salz • Pfeffer

- Petersilienwurzel schälen und in Stücke schneiden.
- Rapsöl in einer Pfanne erhitzen und Petersilienwurzel darin anbraten. Kurz ruhen lassen.
- Währenddessen Bärlauch oder Basilikum waschen, trocken schütteln und klein schneiden.
- Pfanne vom Herd nehmen, alle Zutaten in eine Schüssel geben, würzen und pürieren.

So schmeckt es Aufs Brot oder als Dip für Ofenkartoffeln.

Haferflocken-Kürbiskern-Energiekugeln

» Haferflocken enthalten Beta-Glucan, das einen positiven Einfluss auf unseren Blutzuckerspiegel nach dem Essen hat.

Für 20 Kugeln
10 Minuten + 1 Stunde Kühlzeit

5 getrocknete Pflaumen • 50 g Kürbiskerne • 100 g zarte Haferflocken • 50 ml flüssiger Honig, Rohrzucker oder Reissirup • 1 TL Zimt • 50 g Haselnussmus • 1 Prise Salz • 1 EL grobe Haferflocken zum Wälzen

- Getrocknete Pflaumen und Kürbiskerne in einem Hochleistungsmixer zerkleinern.
- Danach die übrigen Zutaten bis auf die groben Haferfocken hinzufügen, vermischen und zu Kugeln formen.
- Anschließend in Haferflocken wälzen.
- Im Kühlschrank fest werden lassen.

Kürbiskern-Vinaigrette

» Kürbiskerne enthalten viele Proteine, Ballaststoffe und Antioxidantien. Außerdem sind sie reich an Eisen, Selen und Zink sowie Magnesium und Kalzium.

Für 1 Salat
3 Minuten

2 EL Rapsöl • 1 EL Balsamessig • 1 EL Kürbiskernmus • 1 TL flüssiger Honig • ¼ TL Salz • 1 Prise Pfeffer • 2 EL Kürbiskerne

- Alle Zutaten bis auf die Kürbiskerne miteinander vermischen und gut glatt rühren.
- Dann die Kürbiskerne hinzugeben.

Variante Statt Kürbiskernmus Mandel- oder Pistazienmus verwenden. Dann auch gehackte Mandeln oder Pistazien nehmen.

Salatdressing mit Skyr und Kräutern

» Frische Kräuter am besten in Bio-Qualität kaufen oder selbst anbauen oder ernten, da sie sonst zu viele Schadstoffe enthalten.

Für 1 Salat
5 Minuten

½ Bund frische Kräuter (Basilikum, Pimpinelle, Schnittlauch, Brunnenkresse, Bärlauch oder Löwenzahn) • 3 EL Rapsöl • 1 EL Weinessig • ½ TL Rohrzucker • ¼ TL Salz • 1 TL Senf • 2 EL Skyr

- Kräuter waschen, trocken schütteln und klein schneiden.
- Die übrigen Zutaten zu einem Dressing glatt rühren.
- Anschließend die Kräuter unter das Dressing rühren.

Klassisches Salatdressing

» Apfelessig hat eine bemerkenswerte antioxidative Wirkung und passt durch seinen milden Geschmack zu allen Salaten.

Für 1 Salat
3 Minuten

3 EL Rapsöl • 1 EL Apfelessig • ½ TL Zucker • ¼ TL Salz • 1 TL getrocknete Salatkräuter • 1 TL Senf

- Alle Zutaten miteinander verrühren.

Tipp Frische Kräuter wie Sauerampfer, Pimpinelle oder Schnittlauch hinzufügen. Sorgt für viel Vitamin K im Salat!

Salatdressing aus Muttersaft

» Direkt- oder Muttersäfte sind reine Fruchtsäfte. Sie enthalten keinen zugesetzten Zucker, sind nicht mit Wasser verdünnt und können einen Beitrag zu unserer täglichen Versorgung mit Vitaminen leisten.

Für 1 Salat
5 Minuten

3 EL Rapsöl • 3 EL Direktsaft (z. B. Heidelbeer-, Johannisbeer-, Himbeer- oder Sanddornsaft) • ½ TL Rohrzucker • ¼ TL Salz • 1 EL Johannisbeeren oder Himbeeren bzw. 1 TL getrocknete Früchte wie Cranberrys oder Heidelbeeren nach Geschmack

- Alle Zutaten miteinander vermischen.

Tipp Hierfür lohnt es sich auch, im Sommer aus frischen Früchten selbst Saft einzukochen.

Obstsalat mit Nüssen

» Saisonale Früchte enthalten deutlich mehr Vitamine als weit gereiste. Wenn das Angebot saisonbedingt rar ist, lieber auf Bio-TK-Ware zurückgreifen.

Für 2 Portionen
15 Minuten

400 g gemischtes Obst nach Saison und Geschmack (Heidel-, Brom-, Johannis- oder Stachelbeeren, Sauer- oder Süßkirschen, Renekloden, Pflaumen, Pfirsiche, Nektarinen, Äpfel, Birnen, Trauben) • 1 EL flüssiger Honig oder Reissirup • frisch gepresster Saft von ½ Zitrone • 2 EL gehackte Nusskerne (Pistazien, Hasel- oder Walnüsse, Pinienkerne und Macadamia)

- Obst waschen, schälen und in kleine Würfel schneiden.
- Honig oder Reissirup und Zitronensaft in einer Schüssel anrühren.
- Obst hinzugeben und vermengen.
- Nüsse über den Salat geben.

Tipp Wenn keine frischen Früchte verwendet werden, dann auf gefrorene und aufgetaute Früchte zurückgreifen. Das Auftauwasser weggießen.

Feldsalat mit gebratenem Gemüse und Haselnüssen

» Kürbis und Wurzelgemüse sind bei uns heimisch und gut lagerfähig und stehen daher den ganzen Winter über zur Verfügung.

Für 2 Portionen
20 Minuten

1 Schale Feldsalat • 300 g Gemüse (Pastinaken, Möhren, Hokkaidokürbis, Butternusskürbis oder Petersilienwurzel) • 2 EL Rapsöl • Salz • Pfeffer • 70 g gehackte Haselnusskerne • 1 Portion klassisches Salatdressing (Seite 103)

- Salat waschen und trocken schleudern. Gemüse waschen, nach Bedarf schälen und in Spalten schneiden.
- Öl in einer Pfanne erhitzen und das Gemüse darin anbraten, dann weitere 10 Minuten dünsten. Mit Salz und Pfeffer würzen.
- Haselnüsse in eine weitere Pfanne geben und kurz rösten lassen, bis sie zu duften beginnen.
- Dressing anrühren, den Salat unterheben und die gebratenen Gemüsewürfel mit den Haselnüssen darüber verteilen.

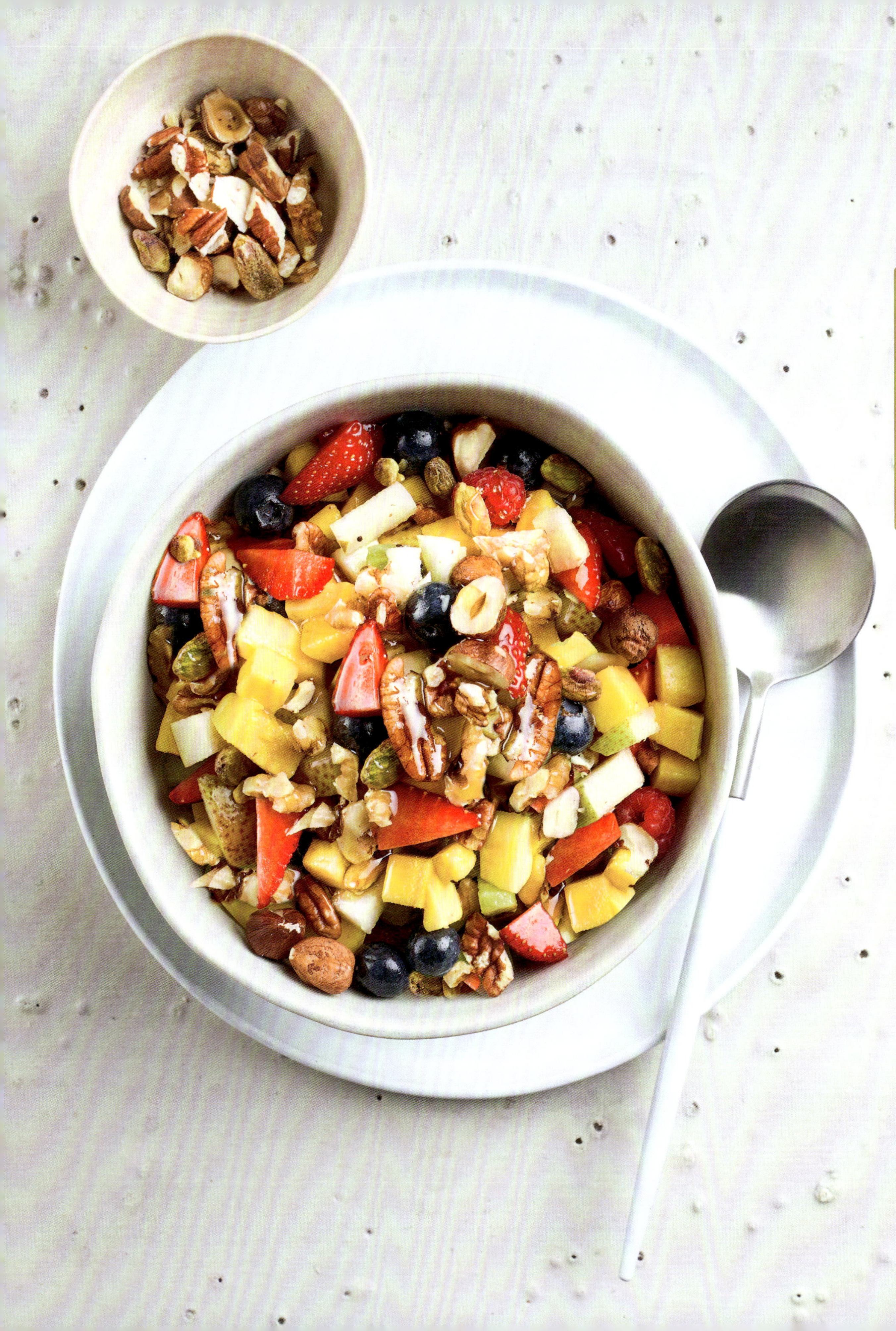

Apfel-Möhren-Salat mit Saaten

» Äpfel enthalten Quercetin. Dieses natürliche Antiallergikum kann gerne häufig genossen werden.

Für 2 Portionen
15 Minuten

2 Möhren • 1 säuerlicher Apfel (Boskop, Braeburn) • 1 TL Rohrzucker • 1 Prise Salz • 3 EL Samen (Kürbiskerne, Leinsamen sowie heller und schwarzer Sesam) • 2 EL Rapsöl

- Möhren und Apfel waschen und schälen. Apfel vom Kerngehäuse befreien.
- Apfel und Möhren mit einem Julienneschneider fein schneiden, alternativ raspeln.
- Mit Zucker und Salz vermengen und mit den Händen kräftig durchkneten.
- Die Hälfte der Samen in einen Mörser geben und zu Mus verarbeiten. Rapsöl hinzufügen und gut verrühren.
- Zu Möhren und Apfel geben, verrühren und die übrigen Samen darüberstreuen.

Wintersalat mit Früchten

» Äpfel enthalten viel Vitamin C, Ballaststoffe und sekundäre Pflanzenstoffe.

Für 2 Portionen
10 Minuten

2 getrocknete Pflaumen • 1 Radicchio • 1 roter und 1 grüner Chicorée • 1 EL flüssiger Honig, Rohrzucker oder Reissirup • 1 EL Apfelessig • 1 EL Sahne • 2 EL Direktsaft von Schwarzen Johannisbeeren oder Aronia (alternativ 2 EL Apfelsaft) • 4 EL Rapsöl • Pfeffer • Salz • 1 säuerlicher Apfel (Topaz oder Braeburn)

- Getrocknete Pflaumen kurz in Wasser einweichen. Radicchio und Chicorée waschen, trocken tupfen und in Streifen schneiden.
- Das Dressing aus Honig, Rohrzucker oder Reissirup, Apfelessig, Sahne, Direktsaft, Öl, Pfeffer und Salz in einer Schüssel anrühren.
- Pflaumen ausdrücken und würfeln. Apfel waschen, das Kerngehäuse entfernen und das Fruchtfleisch ebenfalls würfeln.
- Alle Salatzutaten miteinander vermischen. Mit Salz abschmecken.

Das passt dazu Nussbrot.

» Apfel-Möhren-Salat mit Saaten

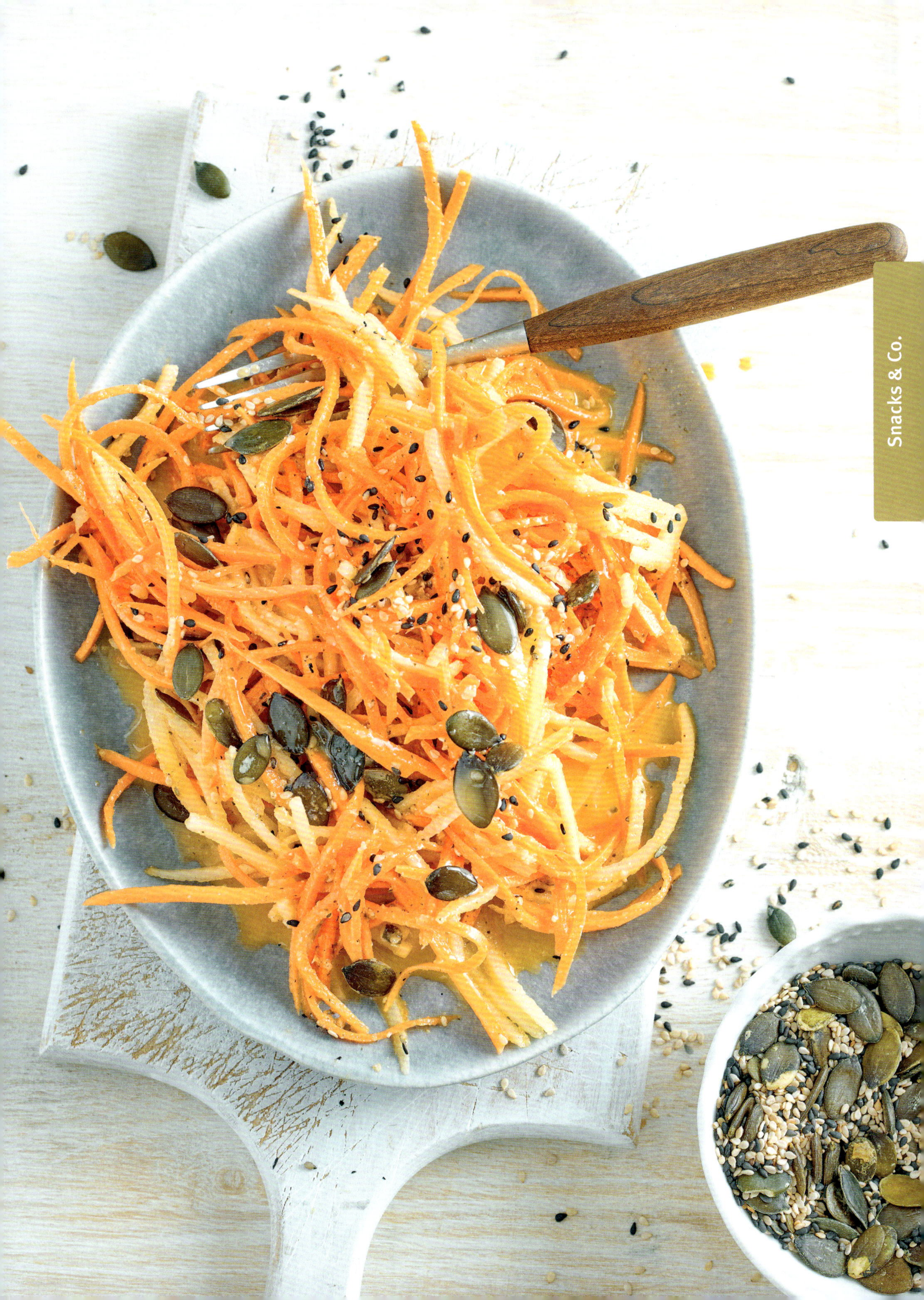

Kartoffelsalat

» Gekochte und über mindestens zwölf Stunden abgekühlte Kartoffeln enthalten resistente Stärke, die unsere Darmbakterien lieben. Sie stellen daraus eine Substanz her, die die Darmschleimhaut ernährt.

Für 4 Portionen
15 Minuten + 20 Minuten Kochzeit + Abkühlzeit über Nacht

1 kg festkochende Kartoffeln • Salz • 250 ml Gemüse- oder Rinderbrühe • 2 EL Apfelessig • 5 EL Rapsöl • 2 TL Senf • Pfeffer • 1 weiße Zwiebel • ½ Bund Schnittlauch

- Am Vortag Kartoffeln gründlich waschen und in einem Topf in kochendem Salzwasser 20 Minuten garen. Anschließend abkühlen lassen, pellen und in ½ cm breite Scheiben schneiden.

- Am nächsten Tag Brühe erhitzen, mit Essig, 4 EL Öl, Senf, Salz und Pfeffer verrühren und über die Kartoffeln gießen.

- Zwiebel schälen, fein würfeln und in einer Pfanne in dem restlichen Öl andünsten. Zum Salat geben und gut durchmischen.

- Schnittlauch waschen, trocken schütteln, in feine Röllchen schneiden und über den Salat geben.

Brokkoli-Radieschen-Salat

» Brokkoli gehört zur Familie der Kreuzblütler. Wissenschaftliche Erkenntnisse weisen auf einen deutlichen Zusammenhang zwischen einem hohen Verzehr von Kreuzblütlern und einem geringeren Risiko für Krebserkrankungen hin.

Für 2 Portionen
20 Minuten

100 g Kürbiskerne • 350 g Brokkoli • 2 EL Rapsöl • Salz • Pfeffer • 1 Bund Radieschen • 100 g Frischkäse • Salz • 1 TL flüssiger Honig • 50 ml frisch gepresster Orangensaft • 1 EL frisch gepresster Saft einer Zitrone

- Kürbiskerne ohne Fett in einer Pfanne rösten, bis sie zu duften beginnen. Brokkoli waschen, in Röschen teilen und den Strunk in Würfel schneiden.

- Öl in einer Pfanne erhitzen und Brokkoli 5 Minuten darin dünsten, mit Salz und Pfeffer würzen.

- Radieschen waschen, ein paar junge Blätter beiseitelegen, Radieschen in Scheiben schneiden.

- Frischkäse, 2 Prisen Salz, Honig und Orangen- und Zitronensaft in einer Schüssel zu einem Dressing verrühren.

- Brokkoli, Kürbiskerne, Radieschen und Dressing in der Schüssel verrühren, abschmecken und mit Kürbiskernen und Radieschenblättern dekorieren.

Variante Kürbiskerne durch Hasel- oder Walnüsse ersetzen.

Fruchtiger Graupensalat

» Es lohnt sich, die sehr ballaststoffhaltige Gerste, aus der die Graupen bestehen, vermehrt in unsere Küche zu integrieren.

Für 2 Portionen
25 Minuten

1 Limette • 1 EL weißes Mandelmus • 1 TL Balsamessig • 1 TL Ahornsirup • 3 EL Rapsöl • 125 g Graupen • 1 TL Salz • 1 Fenchel • 1 kleine Birne • 3 EL grob gehackte Walnusskerne • ½ Bund Rucola

- Die Limette in eine Schüssel auspressen und den Saft mit Mandelmus, Balsamessig, Ahornsirup und 2 EL Rapsöl zu einem Dressing verrühren.
- Graupen in einem Sieb unter fließendem kaltem Wasser abspülen und in einem Topf mit 400 ml gesalzenem Wasser 20 Minuten köcheln lassen.
- Währenddessen Fenchel waschen, das Grün beiseitelegen und den Fenchel fein schneiden.
- 1 EL Rapsöl in einer Pfanne erhitzen und Fenchel 5 Minuten darin dünsten.
- Birne waschen, vierteln, das Kerngehäuse entfernen und das Fruchtfleisch in dünne Scheiben schneiden. Rucola waschen und trockenschleudern.
- Am Ende der Garzeit das restliche Wasser von den Graupen abgießen, Graupen kurz ausdampfen lassen und zum Dressing geben. Fenchel ebenfalls hinzufügen und vermengen.
- Auf 2 Teller verteilen, die Birnenspalten dazulegen und mit Walnüssen und Rucola garnieren.

Fenchel-Apfel-Salat mit Krabben

» Fenchel ist eine vitamin- und mineralstoffreiche Gemüsepflanze. Er enthält fast doppelt so viel Vitamin C wie Orangen und schmeckt roh und gegart.

Für 2 Portionen
10 Minuten

100 g saure Sahne oder fettarmer Joghurt • 2 TL Senf • 2 TL Apfelessig • 1 TL Salz • Pfeffer • ½ TL Zucker • 1 großer säuerlicher Apfel (Boskoop, Braeburn) • 1 kleiner Fenchel • 100–120 g Nordseekrabben (Kühlregal)

- Saure Sahne (oder kalorienärmeren Joghurt), Senf, Apfelessig, Salz, Pfeffer und Zucker zu einem Dressing verrühren.
- Apfel und Fenchel waschen, putzen und raspeln.
- Krabben abspülen und mit allen anderen Zutaten in einer Schüssel vermengen.

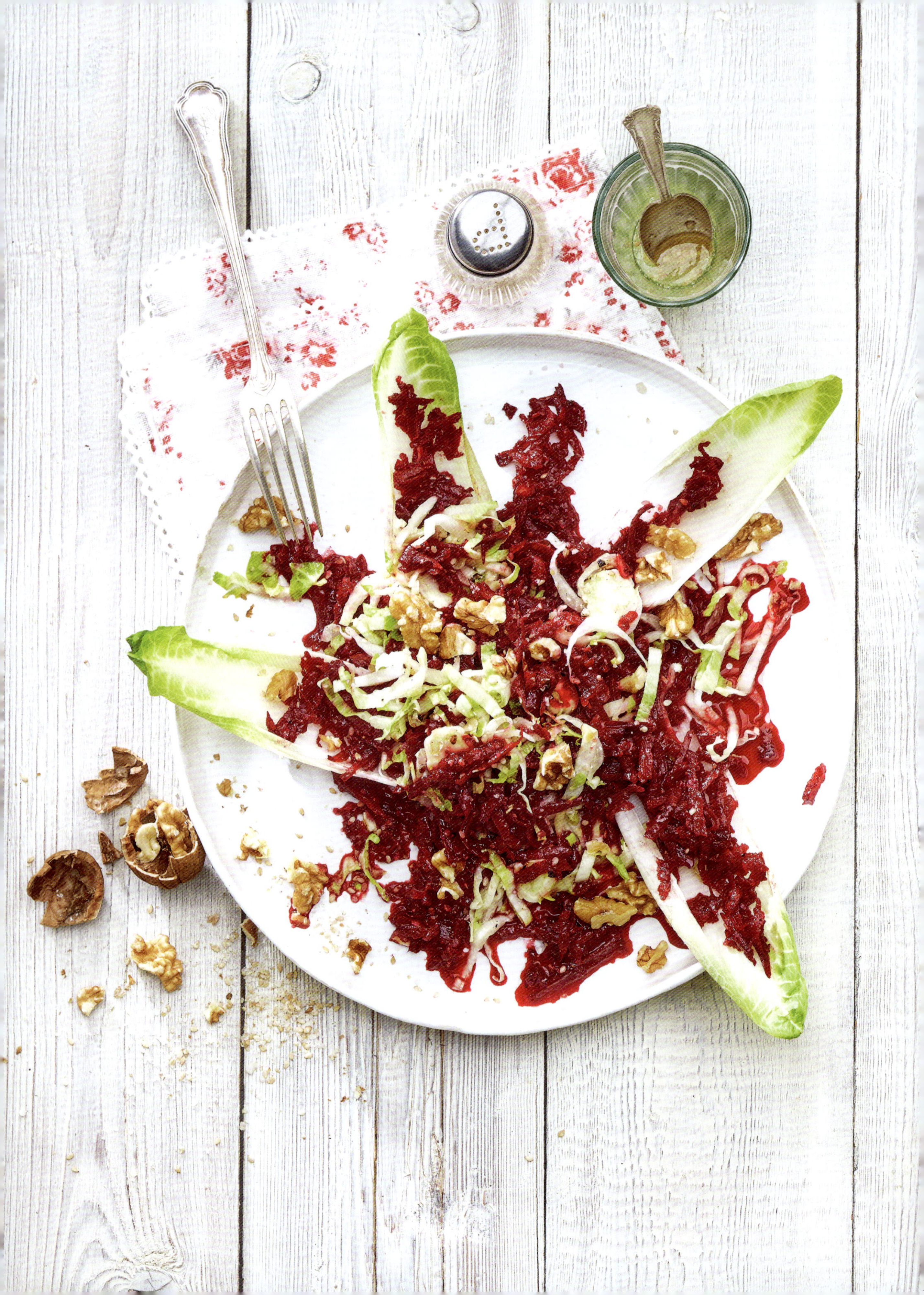

Chicorée-Salat mit Roter Bete und Walnüssen

» Rote Bete enthält reichlich Pflanzenfarbstoffe mit gesundheitsfördernden Wirkungen.

Für 2 Portionen
10 Minuten

1 Chicorée • 1/4 Endiviensalat • 2 EL frisch gepresster Orangensaft • 2 EL Rapsöl • 1 EL Weinessig • 1 TL Senf • 1 TL flüssiger Honig • Salz • Pfeffer • 1 Rote Bete (gegart und vakuumverpackt) • 2 EL gehackte Walnusskerne

- Salate waschen, trocken tupfen bzw. schleudern und klein schneiden. Ein paar Chicoréeblätter zur Dekoration zurückbehalten.
- Orangensaft, Öl, Essig, Senf, Honig, Salz und Pfeffer in einer Schüssel zu einem Dressing verrühren.
- Rote Bete in Würfel schneiden (dabei Handschuhe tragen, da die Bete stark färbt) und in die Schüssel geben. Walnüsse hinzufügen.
- Alle Zutaten bis auf die ganzen Chicoréeblätter miteinander vermischen und mit den ganzen Chicoréeblättern auf Tellern anrichten.

Variante Es können zusätzlich Himbeeren, eine klein geschnittene Birne oder Rosinen in den Salat gegeben werden.

« Chicoréesalat mit Roter Bete und Walnüssen

Feldsalat mit Johannisbeeren und Walnüssen

» Johannisbeeren, vor allem die Schwarzen, enthalten sehr viel Vitamin C und haben im Sommer bei uns Saison.

Für 2 Portionen
10 Minuten

1 Schale Feldsalat • 4 Rispen Rote oder Schwarze Johannisbeeren • 8 Walnusskernhälften • 2 EL Rapsöl • 2 EL schwarzer Johannisbeer-Direktsaft • 1/4 TL Salz • 1 Prise Pfeffer • 1/2 TL Rohrzucker

- Salat waschen, trocken schleudern und in mundgerechte Stücke zupfen. Johannisbeeren waschen und mithilfe einer Gabel von den Rispen streifen. Walnüsse hacken und in einer Pfanne ohne Öl rösten, bis sie zu duften beginnen.
- Für das Dressing Öl, Johannisbeersaft, Salz, Pfeffer und Zucker glatt rühren.
- Salat auf Tellern anrichten, Johannisbeeren und Walnüsse darübergeben und das Dressing darauf verteilen.

Das passt dazu 2 Scheiben Roggentoastbrot

Variante Der Salat schmeckt auch mit Himbeeren oder Brombeeren. Dann 1 EL Himbeeressig anstatt Johannisbeersaft verwenden.

Gemüsebrühpulver à la Oltersdorf

» Es enthält reichlich getrocknetes Gemüse, um den Anteil an sekundären Pflanzenstoffen in unserer Ernährung zu erhöhen.

Für ein großes Vorratsglas
30 Minuten + 4–6 Stunden Trocknungszeit

200 g Knollensellerie • 300 g Petersilienwurzeln • 600 g rote und gelbe Paprikaschoten • 400 g Möhren • 2 Bund Basilikum • 2 Bund Schnittlauch • 1 Bund Petersilie • 140 g Salz ohne Rieselhilfe • 1 TL getrocknetes Basilikum • 1 TL getrockneter Thymian • 1 TL getrockneter Oregano • 1 TL weiße Pfefferkörner • 1 TL edelsüßes Paprikapulver • ½ TL gemahlene Kurkuma • 1 Lorbeerblatt • 1 TL Senfkörner

- Gemüse waschen, nach Bedarf schälen und fein raspeln. Paprika etwas ausdrücken, da sie viel Flüssigkeit enthalten. Kräuter waschen, gut trocken schütteln und klein schneiden.

- Gemüse und Kräuter auf mehrere Backbleche geben und bei 90 °C Ober-/Unterhitze 4–6 Std. im Ofen (oder im Dörrautomaten) trocken lassen. Fein mahlen.

- Anschließend Salz und alle weiteren Gewürze und Kräuter hinzugeben. Alles vermischen und in der Küchenmaschine fein mahlen.

Tipp Für eine Sauce zum Würzen reicht 1 TL für eine Menge von 200 g Sahne, passiertem Gemüse wie Tomaten oder für Wasser.

Rinderbrühe

» Eine Knochenbrühe ist reich an Kollagen. Perfekt für Haut, Haare und Gelenke.

Für 4 Portionen
50 Minuten

3 Möhren • 1 Stück Knollensellerie • 1 Petersilienwurzel • 1 Zwiebel • 2 Knoblauchzehen • 500 g Rinderknochen • 400 g Rindfleisch (Suppenfleisch) • 1 EL Öl • 1 TL Salz • 5 Pfefferkörner • 3 Wacholderbeeren • 2 Lorbeerblätter • 2 TL Gemüsebrühpulver

- Möhren, Sellerie und Petersilienwurzel waschen, schälen und in Stücke schneiden. Zwiebel und Knoblauch nur halbieren, aber nicht schälen. Knochen und Fleisch waschen und trocken tupfen.

- Rinderknochen kurz mit kochendem Wasser überbrühen und den Schaum abspülen. Öl in einem Schnellkochtopf erhitzen und Zwiebel und Knoblauch darin anrösten.

- Rindfleisch dazugeben und von allen Seiten scharf anbraten. Rinderknochen, Gemüse und Gewürze hinzufügen und mit 2 l Wasser ablöschen. Mindestens 30 Minuten im Schnellkochtopf garen.

- Fleisch herausnehmen und die Brühe durch ein feines Sieb gießen. Eventuell noch abschmecken.

- Die Suppe auf 4 Teller verteilen.

Tipp Das Rindfleisch in Scheiben schneiden und mit etwas Meerrettich genießen. Dazu passen Salzkartoffeln.

Sommerliche Minestrone

» Brokkoli enthält Vitamin C, Kalzium und Eisen und nimmt daher auch in der vegetarischen Ernährung eine bedeutende Stelle ein. Bohnen gehören zu den Hülsenfrüchten und enthalten reichlich pflanzliches Eiweiß.

Für 2 Portionen als Hauptgericht oder für 4 als Vorspeise
40 Minuten

1 kleine Dose weiße Bohnen (250 g) • 1 Zwiebel • 1 Kohlrabi • 1 Möhre • 1 kleine Zucchini • 3 EL Rapsöl • Salz • Pfeffer • 500 ml Gemüsebrühe • 300 g Brokkoli • ½ Bund Schnittlauch

- Bohnen in einem Sieb unter fließendem kaltem Wasser waschen und abtropfen lassen. Zwiebel und Kohlrabi schälen und würfeln. Möhre und Zucchini waschen, Möhre schälen und beides in Scheiben schneiden.

- Öl in einem Topf erhitzen und Zwiebel darin glasig schwitzen. Gemüse hinzugeben, salzen und pfeffern und mit Gemüsebrühe aufgießen. Aufkochen lassen, Hitze reduzieren und 10 Minuten ziehen lassen.

- Brokkoli waschen, in Röschen teilen und den Strunk schälen und würfeln. Brokkoli in den Topf geben und weitere 10 Minuten ziehen lassen. Mit Salz und Pfeffer abschmecken.

Variante Auch Fenchel, Erbsen und Wirsing passen toll in die Minestrone.

Brokkoli-Kartoffel-Suppe mit Nuss-Crunch

» Brokkoli enthält Senföle, die entzündungshemmend und krebsvorbeugend wirken.

Für 2 Portionen
20 Minuten

1 kleiner Brokkoli • 2 mittelgroße Kartoffeln • 1 EL Rapsöl • 200 ml Gemüsebrühe • 2 EL gehackte Walnüsse • 2 EL Skyr • 4 Stängel Petersilie • Salz • Pfeffer

- Brokkoliröschen vom Stiel trennen und in Stücke schneiden. Den Stiel schälen und klein schneiden. Kartoffeln waschen, schälen und in Würfel schneiden.

- Öl in einen Topf geben und das Gemüse kurz darin anschwitzen. Mit der Gemüsebrühe ablöschen und 15 Minuten köcheln lassen.

- Währenddessen die Nüsse in einer Pfanne ohne Öl rösten, bis sie zu duften beginnen.

- Den Skyr in die Suppe geben und alles pürieren.

- Petersilie waschen, trocken schütteln und klein schneiden.

- Suppe mit Salz und Pfeffer abschmecken, in 2 Suppenteller geben und mit den gerösteten Walnüssen und Petersilie bestreuen.

Tipp Hier passt auch Frischkäse anstatt Skyr hervorragend.

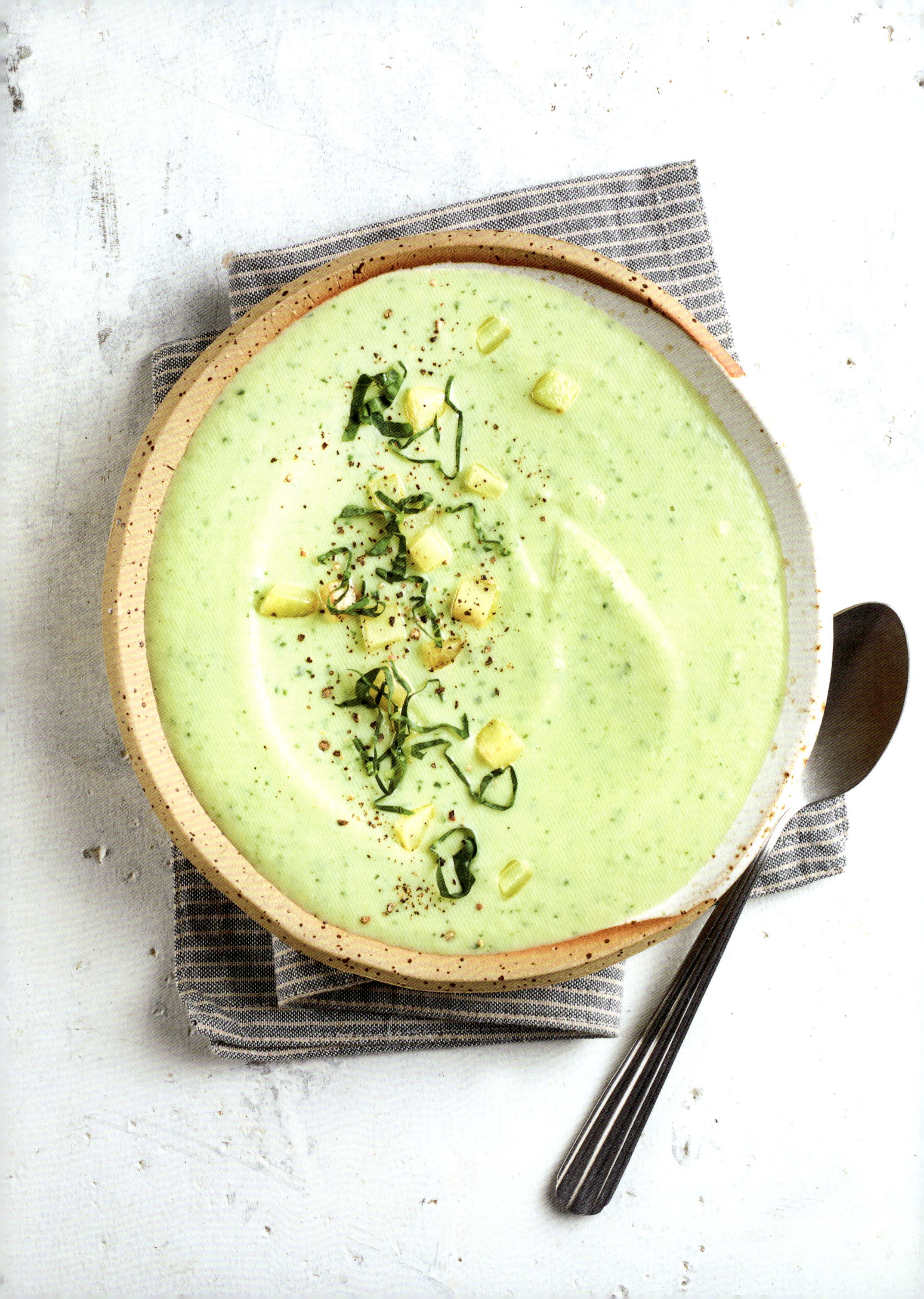

Nordische Minestrone

» Fetter Seefisch enthält sehr viele Omega-3-Fettsäuren und das Gemüse sorgt für ausreichend Ballaststoffe.

Für 4 Portionen
35 Minuten

1 Zwiebel • 2 EL Rapsöl • 1 Lauchstange • 1 Fenchel • 3 Kartoffeln • 2 Möhren • 1 Bund Dill • 2 TL Gemüsebrühpulver • 1 TL Senf • ½ TL gemahlene Kurkuma • 100 g (Wild-)Lachs • 70 g Krabben (Kühlregal)

- Zwiebel schälen und klein schneiden. Öl in einem großen Topf erhitzen und die Zwiebel darin glasig schwitzen.
- Lauch waschen, in Ringe schneiden und hinzufügen. Übriges Gemüse und Kartoffeln waschen, schälen und in Streifen schneiden. Dill waschen, trocken schütteln und klein schneiden.
- Gemüse und Kartoffeln mit 750 ml Wasser in den Topf geben. Mit Gemüsebrühpulver, Senf und Kurkuma würzen. 15 Minuten bei mittlerer Hitze garen.
- Am Ende der Garzeit Lachs in Stücke zupfen und zusammen mit den Krabben zur Suppe geben. Kurz darin ziehen lassen.
- Nochmals abschmecken und auf 4 Teller verteilen.

Variante Anstelle von frischem Lachs Räucherlachs verwenden.

« Kohlrabicremesuppe

Kohlrabicremesuppe

» Kohlrabi gehört zu den Gemüsesorten, die mild im Geschmack sind und trotzdem die für Kohlgemüse typischen gesundheitsfördernden Senföle enthalten.

Für 4 Portionen
35 Minuten

½ Bund Petersilie • 1 Zwiebel • 2 EL Butter • 500 g Kohlrabi • 400 ml Gemüsebrühe • 1 EL Rapsöl • Salz • Pfeffer • 150 g Sahne • etwas abgeriebene Schale von 1 Bio-Zitrone nach Belieben

- Petersilie waschen, trocken schütteln und klein schneiden. Zwiebel, schälen und fein hacken.
- Butter in einem Topf erhitzen und Zwiebel darin glasig schwitzen. Kohlrabi schälen und klein schneiden. Ein paar Würfel beiseitelegen. Die zarten Kohlrabiblättchen waschen und klein schneiden.
- Kohlrabi zu den Zwiebeln geben, mit Gemüsebrühe ablöschen und bei mittlerer Hitze 15 Minuten garen.
- Öl in einer Pfanne erhitzen und beiseitegelegte Kohlrabiwürfel darin anbraten, salzen und pfeffern.
- Die fertige Suppe pürieren, Sahne hinzufügen und nochmals abschmecken.
- Suppe auf 4 Teller verteilen und mit gebratenem Kohlrabi und den Blättchen garnieren.
- Wer mag, kann noch etwas abgeriebene Zitronenschale darübergeben.

Tipp Auch ein geräuchertes Forellenfilet in Stücken passt sehr gut zur Suppe.

Zucchinisuppe mit gebratenem Lachs

» Lachs ist reich an Omega-3-Fettsäuren und Jod und kann damit einen Beitrag zu unserer Versorgung leisten.

Für 2 Portionen
⏲ 20 Minuten

2 kleine Zucchini • 3 Kartoffeln • 4 EL Rapsöl • 300 ml Gemüsebrühe • 200 g (Wild-)Lachsfilet • Salz • Pfeffer • 30 g Sahne • 1 Stängel Minze nach Belieben

- Zucchini und Kartoffeln waschen. Kartoffeln schälen und in Würfel schneiden. Zucchini klein schneiden.
- 2 EL Öl in einem Topf erhitzen und Kartoffeln und Zwiebeln darin anschwitzen. Mit der Gemüsebrühe ablöschen und 15 Minuten bei mittlerer Hitze garen.
- Währenddessen restliches Öl in einer Pfanne erhitzen und Lachs in darin von beiden Seiten anbraten. Salzen, pfeffern und bei geschlossenem Deckel 10 Minuten ziehen lassen.
- Den Topf vom Herd nehmen und das Gemüse pürieren. Anschließend die Suppe in 2 Teller geben, die Sahne dekorativ unterrühren, den Lachs grob zerpflücken und hinzugeben.
- Nach Geschmack mit Minze bestreuen.

Scharfe Kürbissuppe

» Kürbisse enthalten viele Mineralstoffe und Spurenelemente wie Eisen, Kalium und Phosphor sowie Beta-Carotin, das zu Vitamin A umgebaut wird. Die im Kürbis enthaltenen Ballaststoffe sorgen für eine gute Verdauung.

Für 2 Portionen
⏲ 20 Minuten

300 g Hokkaido-Kürbis • 1 Möhre • 1 Stück Knollensellerie • 2 EL Rapsöl • 400 ml Gemüsebrühe • Salz • Pfeffer • gemahlene Chili • geriebener Ingwer • 80 g Skyr • 2 EL Kürbiskerne • 1 EL Kürbiskernöl

- Gemüse waschen, schälen und klein schneiden.
- Öl in einem Topf erhitzen und Gemüse darin anschwitzen. Mit der Gemüsebrühe ablöschen und 15 Minuten köcheln lassen.
- Mit Salz, Pfeffer, Chili und Ingwer würzen, alles pürieren und vom Herd nehmen.
- Skyr einrühren.
- In 2 Suppenteller geben, mit Kürbiskernen und Kürbiskernöl garnieren.

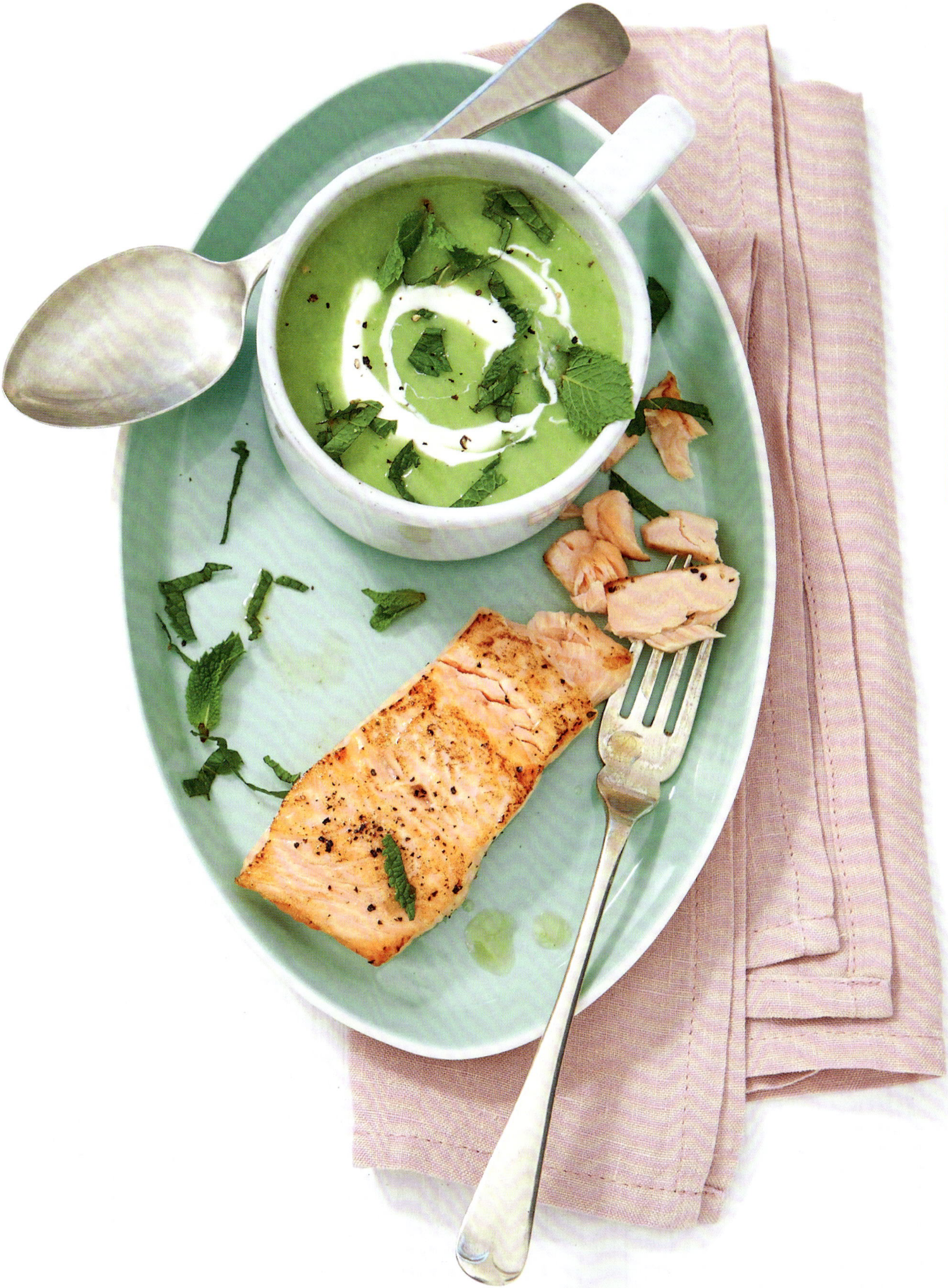

FÜR DEN GROSSEN HUNGER

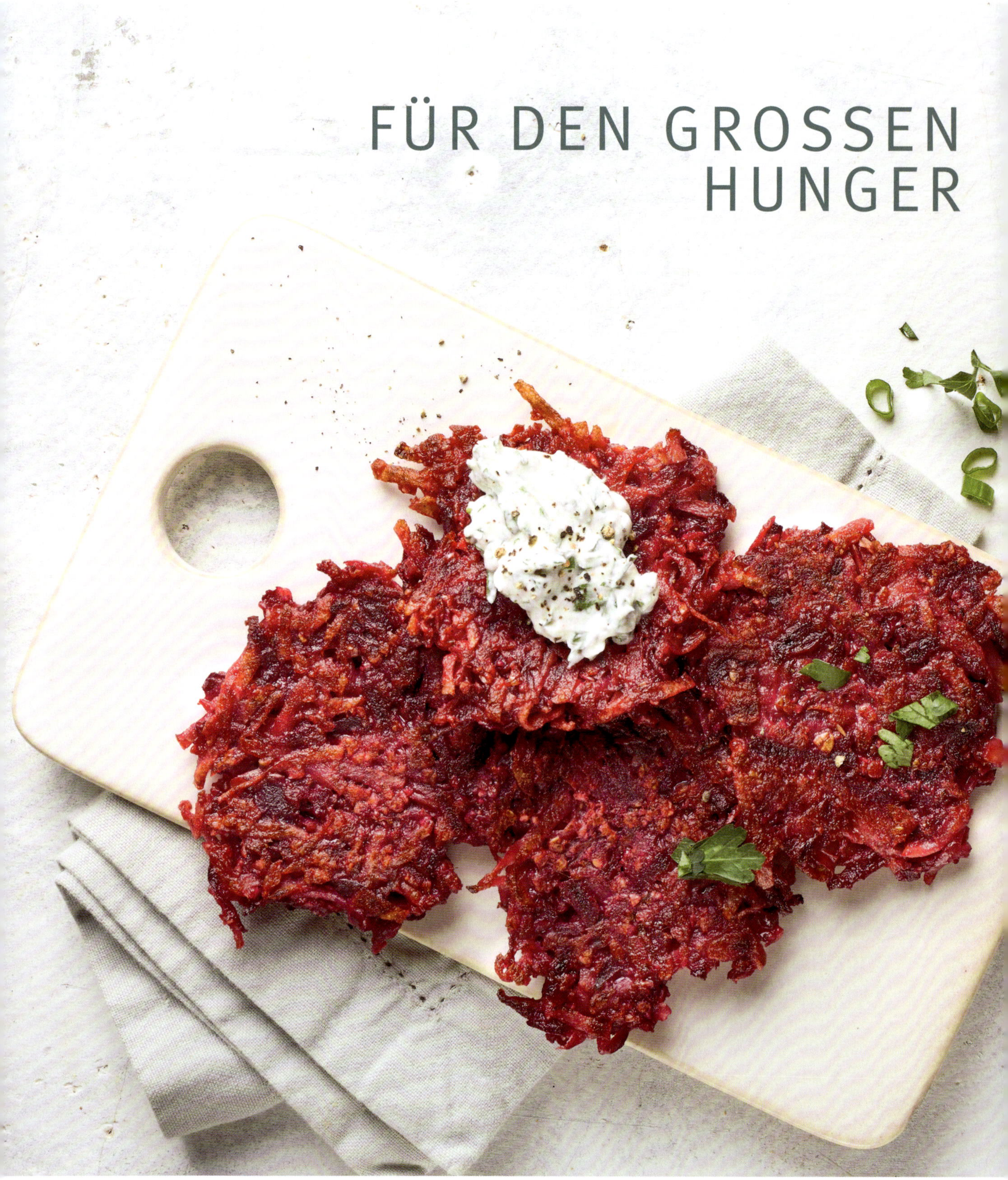

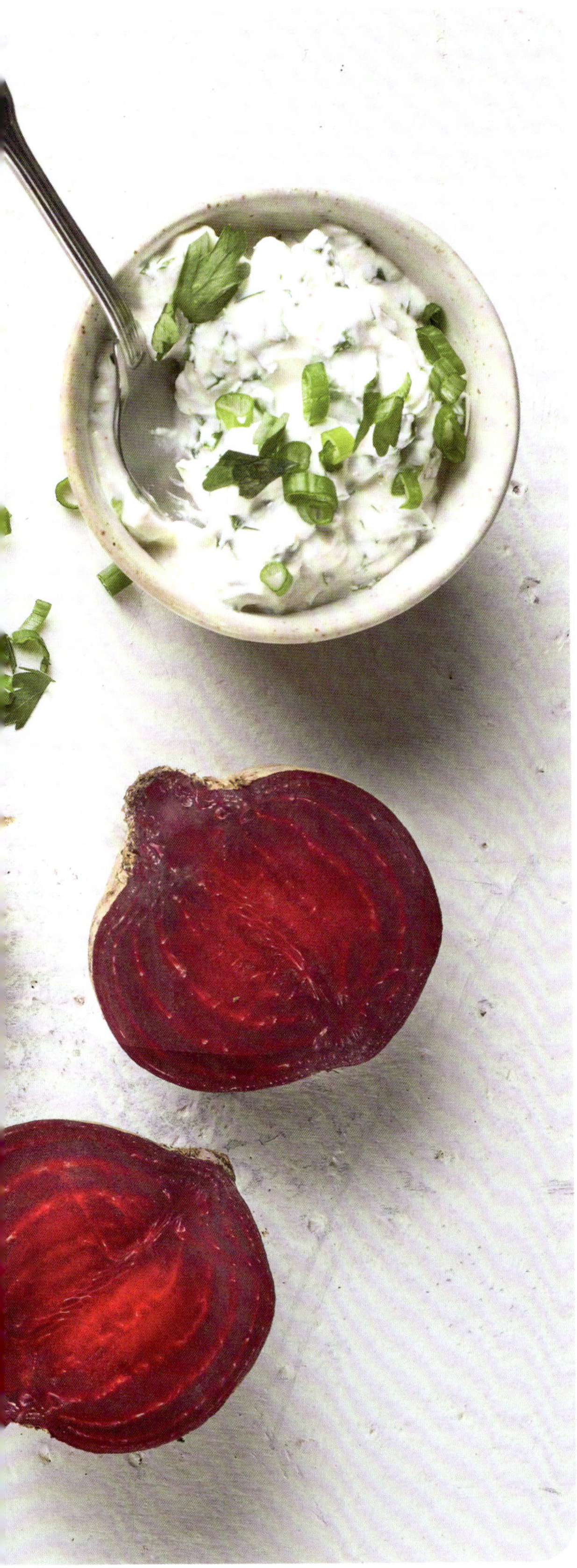

Rote-Bete-Kartoffelpuffer

» Rote Bete ist reich an Vitamin B und C sowie Kalium, Magnesium, Zink, Selen und Eisen – also eine wahre Nährstoffbombe.

Für 2 Portionen
25 Minuten

400 g festkochende Kartoffeln • 2 Rote Beten (gegart und vakuumiert) • 2 Eier • 4 EL zarte Haferflocken • ¼ TL Salz • 2 Prisen frisch geriebene Muskatnuss (nach Geschmack) • Rapsöl zum Anbraten

- Kartoffeln waschen, schälen und reiben oder im Mixer zerkleinern. In ein Sieb geben, dieses über eine Schüssel hängen und die Kartoffeln abtropfen lassen. Die Stärke sammelt sich auf dem Schüsselboden.

- Das Wasser wegschütten, die abgesetzte Stärke wieder zu den Kartoffeln geben.

- Rote Beten ebenfalls reiben (mit Handschuhen, da sie stark färben). Zu den Kartoffeln geben. Eier, Haferflocken und Gewürze ebenfalls hinzufügen und gut vermischen.

- Öl in einer Pfanne erhitzen, jeweils 2 EL des Pufferteiges hineingeben und Puffer nacheinander auf jeder Seite 7 Minuten braten.

Das passt dazu Feldsalat und ein Dip aus Kräuterquark.

Variante Statt Roter Bete 100 g Kürbis verwenden.

Zwetschgenknödel mit Butterbröseln

» Kartoffeln enthalten komplexe Kohlenhydrate. Wenn sie vorgekocht und frühestens zwölf Stunden später weiterverwendet werden, enthalten sie zudem reichlich resistente Stärke, die den Blutzuckerspiegel kaum ansteigen lässt.

Für 16 Stück
45 Minuten

750 g mehligkochende Kartoffeln • Salz • 1 Ei • 75 g Roggenmehl • 75 g Dinkelmehl • 16 Zwetschgen • 100 g Butter • 80 g Semmelbrösel • 3 EL Puderzucker

- Kartoffeln 25 Minuten in kochendem Salzwasser garen. Kurz abkühlen lassen, pellen und durch eine Kartoffelpresse pressen.
- Kartoffeln mit Ei, Mehl und 1 TL Salz zu einem Teig vermischen, dabei nicht zu fest kneten.
- Zwetschgen waschen und entsteinen.
- Kartoffelteig zu einer Rolle formen und in 16 Scheiben schneiden. Jeweils in die Mitte eine Zwetschge legen und den Teig darüber falten. Mit den Händen zu Klößen rollen.
- Klöße in einem großen Topf in reichlich siedendem Salzwasser 10 Minuten garen, bis sie nach oben steigen.
- Butter schmelzen, Brösel hinzufügen und über die fertigen Knödel geben. Mit Puderzucker bestreuen.

Tipp Kartoffeln schon am Vortag kochen, damit sie resistente Stärke entwickeln.

Pancakes mit Apfelmus

» Bei vielen Mehlspeisen lohnt es sich, einmal das nährstoff- und ballaststoffreiche Roggenmehl auszuprobieren. Es lässt den Blutzuckerspiegel langsamer ansteigen als helles Weizenmehl.

Für 2 Portionen
20 Minuten

130 g Dinkelmehl (Type 630) • 70 g Roggenmehl (Type 812 oder 1150) • ½ TL Backpulver • 3 Eier • 3 EL Zucker • 350 ml fettarme Vollmilch • ½ TL Salz • Rapsöl zum Braten • 200 g Apfelmus • 1 EL Zimt-Zucker

- Mehl und Backpulver vermischen. Eier trennen.
- Eiweiß steif schlagen. Eigelbe und Zucker mit dem Handrührgerät in einer weiteren Schüssel schaumig rühren.
- Mehl und Milch portionsweise abwechselnd zugeben und gut verrühren. Salz hinzufügen und das Eiweiß unterheben.
- Öl in einer Pfanne erhitzen. Teig portionsweise mit der Schöpfkelle hineingeben und jeweils 3 kleinen Portionen in der Pfanne zu Pfannkuchen ausbacken.
- Mit Apfelmus und Zimt-Zucker servieren.

Variante Schmeckt auch mit frischen Beeren oder Aprikosenkompott.

» Pancakes mit Apfelmus

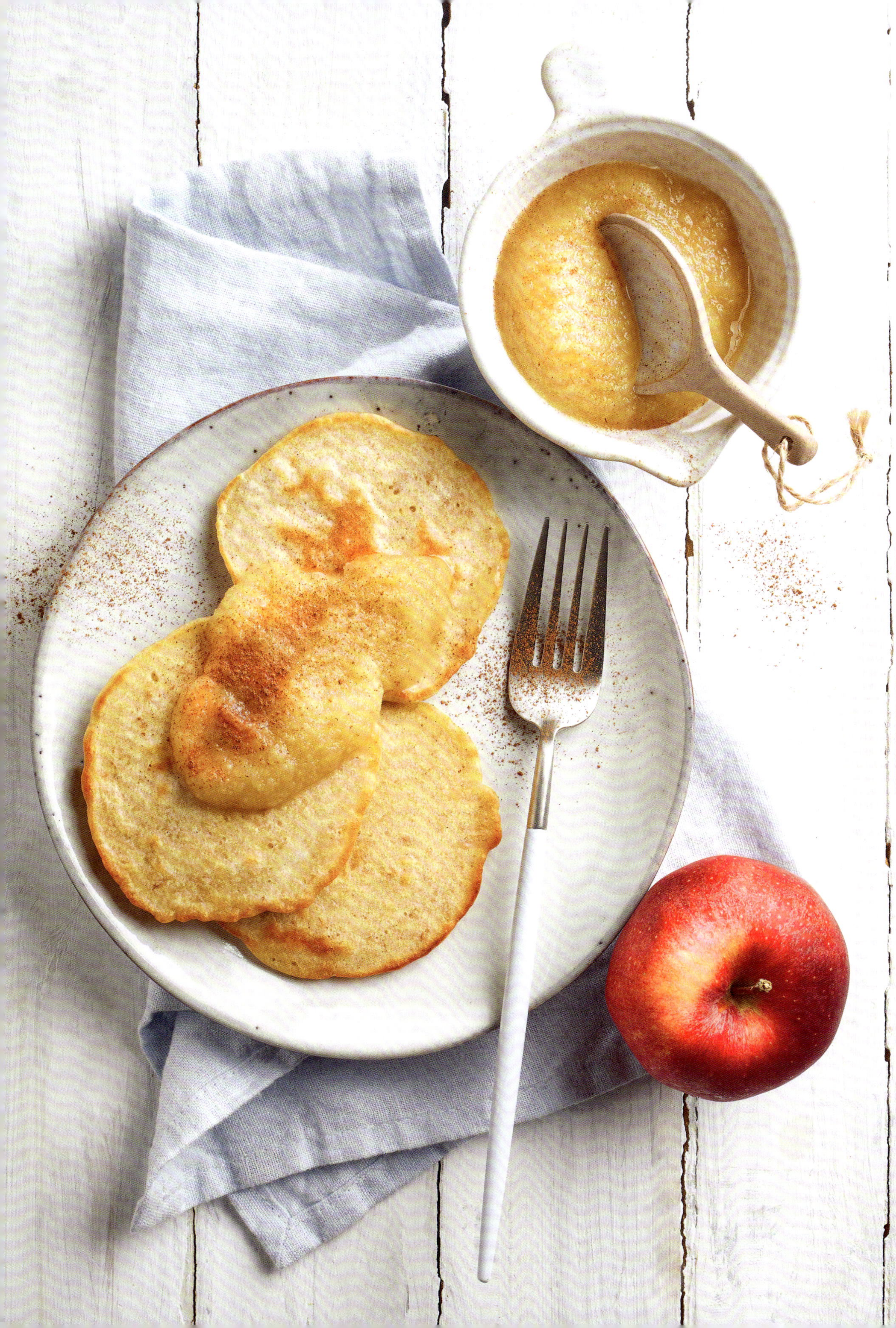

Graupenrisotto mit Pilzen

» Graupen aus Gerste enthalten viele Ballaststoffe, die sich positiv auf unser Körpergewicht auswirken können.

Für 2 Portionen
1 Stunde

- 1 weiße Zwiebel
- 1 Knoblauchzehe
- 1 EL getrocknete Steinpilze
- ½ Chilischote
- 4 EL Rapsöl
- Salz
- Pfeffer
- 250 g frische Pilze (Champignons, Kräuterseitlinge, Steinpilze)
- 75 g Graupen
- 3 EL grob gehackte Haselnusskerne
- 2 EL grob gehackte Pistazien
- 1 TL Thymian
- 3 EL Skyr
- 2 Stängel Petersilie

● Zwiebel und Knoblauch schälen und klein schneiden. Getrocknete Steinpilze in einer kleinen Schüssel in Wasser einweichen, bis sich der Sand am Boden der Schüssel abgesetzt hat, dann klein schneiden. Chili waschen, halbieren, Samen und Scheidewände entfernen und Chili klein schneiden.

● 1 EL Öl in einem Topf erhitzen und die Hälfte der Zwiebel und des Knoblauchs darin andünsten. Steinpilze und Chili dazugeben und 1 Minuten anbraten. Mit 400 ml Wasser ablöschen. Salzen, pfeffern und 10 Minuten kochen.

● Währenddessen frische Pilze vorsichtig säubern, Enden abschneiden und Pilze in Scheiben schneiden. Graupen unter fließendem kaltem Wasser in einem Sieb abspülen und abtropfen lassen.

● 1 EL Öl in einer weiteren Pfanne erhitzen und restliche Zwiebel und Knoblauch darin glasig dünsten. Die Hälfte der Pilze dazugeben und 7 Minuten dünsten.

● Anschließend Haselnüsse und Pistazien zu den Pilzen geben, pfeffern und salzen.

● Die Pilzsuppe vom Herd nehmen und Nüsse und Pilze hineingeben.

● Restliches Öl in der Pilzpfanne erhitzen und die Graupen hinzufügen. Kurz rösten, dann mit 250 ml Pilzsuppe ablöschen und aufkochen lassen.

● Restliche Pilze und Thymian dazugeben und 20 Minuten köcheln lassen. Immer wieder umrühren und weiterer Pilzsuppe nachgießen, sobald die Flüssigkeit aufgenommen ist, damit das Graupenenrisotto cremig bleibt.

● Petersilie waschen, trocken schütteln und hacken. Risotto auf 2 Teller verteilen.

● Skyr mit den gebratenen Pilzen vermengen und neben das Risotto geben. Mit gehackter Petersilie bestreuen.

Gebackener Camembert mit Preiselbeeren

» Preiselbeeren sind reich an Vitamin C, das unser Immunsystem stärkt, und sie enthalten Ballaststoffe, die sich positiv auf unsere Verdauung auswirken.

Für 2 Portionen
5 Minuten + 15 Minuten Backzeit

1 Camembert • Salz nach Belieben • Pfeffer nach Belieben • 50 g Walnusskerne • 4 EL Preiselbeeren (Glas) • Salz • Pfeffer

- Backofen auf 150 °C Ober-/Unterhitze vorheizen. Camembert nach Belieben salzen und pfeffern. Auf einem mit Backpapier belegten Backblech 15 Minuten im vorgeheizten Ofen backen.

- Währenddessen die Walnüsse grob hacken.

- Camembert halbieren und mit den Preiselbeeren auf 2 Tellern anrichten.

- Nüsse darübergeben.

Das passt dazu Nussbrot und ein Feldsalat.

Selbstgemachtes Sauerkraut

» 100 g Sauerkraut enthalten knapp 15 mg Vitamin C und 30 mg Kalzium. Außerdem ist Sauerkraut sehr ballaststoffreich und ein prima Futter für unsere Darmbakterien.

Für 2 Portionen
20 Minuten + 4–6 Wochen Fermentierzeit

600 g Weißkohl • 1 Schalotte • 2 TL Salz

- Äußere Blätter des Weißkohls entfernen. Weißkohl halbieren und Strunk herausrauschneiden. Die Hälften waschen und hobeln oder sehr fein schneiden. Schalotte schälen und in Ringe schneiden.

- Weißkohl, Schalotte und Salz zusammen in eine Schüssel geben und kräftig mit den Händen durchkneten, bis der Kohl weicher wird und Flüssigkeit verliert. So lange weiterkneten, bis sich ausreichend Lake gebildet hat.

- Kraut in ein sterilisiertes Glas schichten und festdrücken, damit sich keine Luftblasen bilden. Es sollte vollständig mit Lake bedeckt sein. Ist das nicht der Fall, noch etwas Wasser hinzugeben.

- Glas locker verschließen und in einen tiefen Teller stellen, für den Fall, dass beim Fermentieren Flüssigkeit austritt. An einem dunklen Ort bei ca. 18 °C 4–6 Wochen fermentieren.

- Anschließend in den Kühlschrank stellen. Dort ist es noch ungefähr 4 Wochen haltbar.

Tipp Sauerkraut für einen feineren Geschmack bei der Zubereitung mit etwas Weißwein kochen.

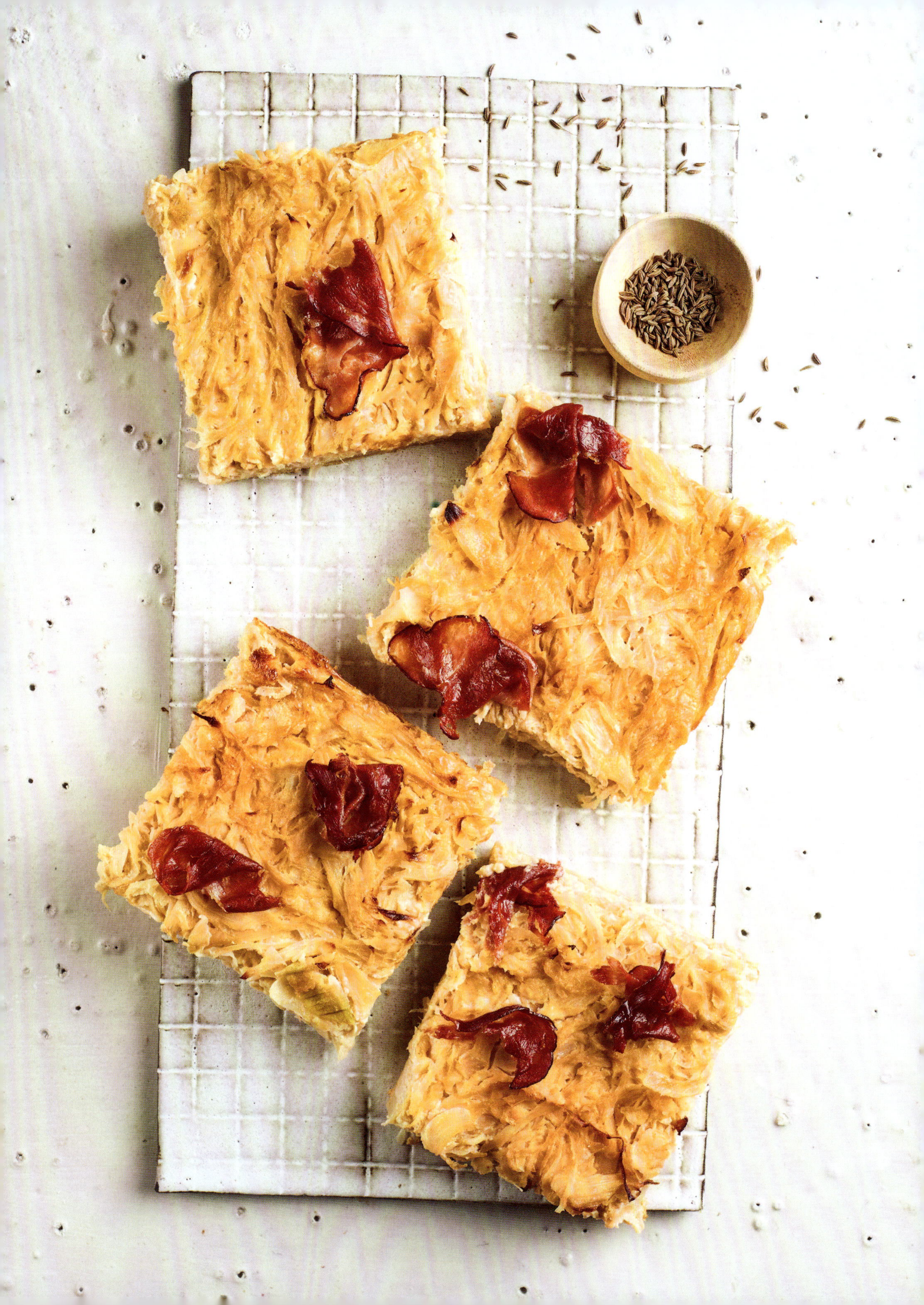

Sauerkraut-Blechkuchen

» Sauerkraut enthält sehr viel Vitamin C und reichlich Ballaststoffe. Der Quark-Öl-Teig ist eiweißreich und reich an ungesättigten Fettsäuren.

Für 1 Blech
20 Minuten + Backzeit 40 Minuten

Für den Quark-Öl-Teig
- 110 ml Rapsöl plus etwas für das Blech
- 500 g Quark
- 100 ml Milch
- 1 Ei
- ½ TL Salz
- 250 g Dinkelmehl
- 200 g Roggenmehl
- 1 Pck. Backpulver

Für den Belag
- 2 Zwiebeln
- 1 EL Rapsöl
- 800 g mildes Sauerkraut
- ½ TL Salz
- ¼ TL Pfeffer
- 1 TL edelsüßes Paprikapulver
- 1 TL Zucker
- 1 TL Kümmel nach Geschmack
- 200 g Sahne
- 5 Eier
- 100 g Wild-Rohschinken (Reh oder Hirsch)

● Für den Teig Rapsöl, Quark, Milch, Ei und Salz in einer Schüssel vermengen. Dann Mehl und Backpulver langsam zugeben und gut verrühren.

● Backofen auf 180 °C Ober-/Unterhitze vorheizen. Zwiebeln schälen.

● Öl in einer Pfanne erhitzen und die Zwiebeln darin andünsten. Sauerkraut hinzufügen und 5 Minuten dünsten. Salz, Pfeffer, Paprikapulver, Zucker und Kümmel unterrühren.

● Quark-Öl-Teig auf einem geölten Backblech ausrollen. Sahne und Eier zum Sauerkraut geben und vermengen. Die Masse über dem Teig verteilen, den Rohschinken zerpflücken und darübergeben.

● Im vorgeheizten Backofen 35–40 Minuten backen. Noch warm servieren.

Variante Anstelle von Rohschinken können auch gekochter Schinken, Räucherlachs oder Krabben verwendet werden.

Grünkohlküchle

» Grünkohl ist reich an Kalzium, Eisen, Vitamin K und C sowie einer ganzen Reihe antioxidativ wirksamer Pflanzenstoffe. Zudem enthält er Eiweiß.

Für 2 Portionen
35 Minuten

250 g mehligkochende Kartoffeln • Salz • 250 g Grünkohl • 1 weiße Zwiebel • 100 g Kochschinken • 3 EL Rapsöl • Pfeffer • 2 Eier

- Kartoffeln gründlich waschen und 20 Minuten in kochendem Salzwasser garen.
- Währenddessen Grünkohl von Strunk und Rippen befreien, waschen, Blätter in Streifen schneiden und 4 Minuten in kochendem Salzwasser blanchieren.
- Zwiebel schälen, Schinken und Zwiebel würfeln.
- 1 EL Öl in einer Pfanne erhitzen und beides darin 4 Minuten anbraten. Kohl hinzugeben und weitere 4 Minuten braten. Mit Salz und Pfeffer würzen.
- Kartoffeln pellen, durch eine Kartoffelpresse drücken und mit den Eiern und dem Kohl vermischen.
- Restliches Öl in einer Pfanne erhitzen. Aus dem Teig Küchle formen und darin von jeder Seite 5 Minuten anbraten.

Variante Kann auch mit Wirsing zubereitet werden.

Gemüsesticks aus dem Ofen

» Wurzelgemüse bietet über den Winter reichlich Vitamine und sehr viele Ballaststoffe. Fettarmer Quark mit Rapsöl angereichert bringt ein besseres Fettsäuremuster als normaler Speisequark mit.

Für 2 Portionen
10 Minuten + 45 Minuten Backzeit

2 mehligkochende Kartoffeln • 1 Pastinake • 1 Petersilienwurzel • 1 Möhre • 5 Schwarzwurzeln • Salz • Pfeffer • ½ TL edelsüßes Paprikapulver • 1 TL Kräuter der Provence • 3 EL Rapsöl • 5 Stängel Schnittlauch • 1 Bio-Zitrone • 100 g Magerquark • 1 TL Rapsöl • 1 Prise gemahlene Kurkuma • Pfeffer • Salz

- Kartoffeln und Gemüse waschen, schälen und in Pommesform schneiden. Backofen auf 180 °C Ober-/Unterhitze vorheizen.
- Gemüsesticks mit Salz, Pfeffer, Paprikapulver, Kräutern der Provence und Öl marinieren und auf einem Backblech verteilen. Im vorgeheizten Backofen 45 Minuten backen.
- Währenddessen Schnittlauch waschen und in Röllchen schneiden. Zitrone heiß abwaschen und Zesten abziehen.
- Quark in einer Schüssel mit Zitronenzesten, Schnittlauch, Rapsöl und Kurkuma vermischen, pfeffern und salzen.
- Als Dip zu den Gemüsesticks servieren.

» Gemüsesticks aus dem Ofen

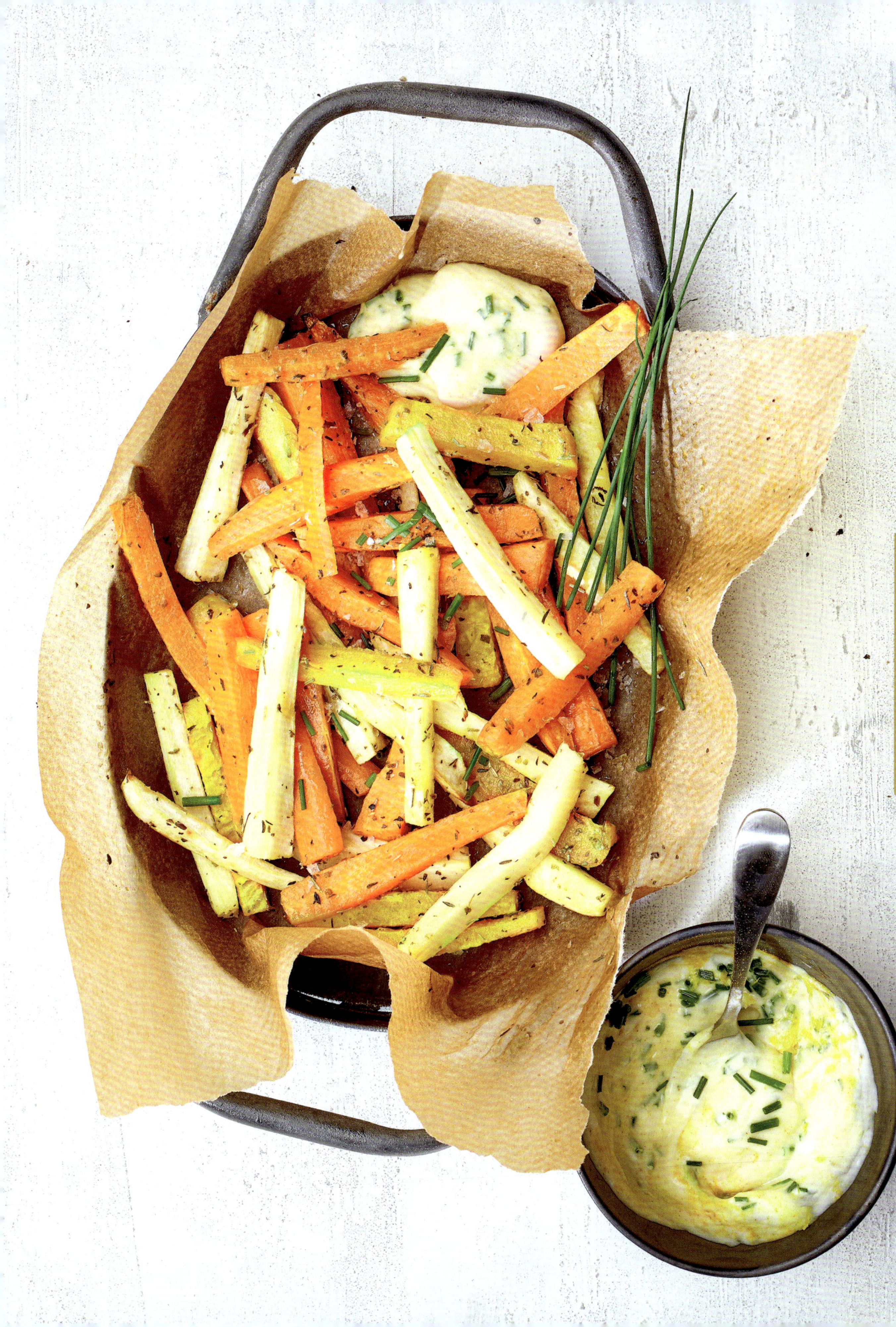

Kürbisgnocchi

» Kürbis enthält sekundäre Pflanzenstoffe wie Beta-Carotin, die Vorstufe von Vitamin A. Eier enthalten nicht nur die Vitamine A und D, sondern auch Vitamin B_{12}, das in pflanzlicher Nahrung nicht vorkommt.

Für 2 Portionen
40 Minuten

- 250 g mehligkochende Kartoffeln
- Salz
- 150 g Hokkaidokürbis
- 1 EL Rapsöl
- 70 g Dinkelvollkornmehl plus etwas zum Formen
- 1 Eigelb
- 1 TL Salz
- 2 EL Butter
- 2 Stängel Salbei
- edelsüßes Paprikapulver nach Geschmack

● Kartoffeln gründlich waschen und ungeschält in kochendem Salzwasser 20 Minuten garen.

● Kürbis waschen, schälen, Kerne entfernen und Kürbis in Würfel schneiden. Öl in einer Pfanne erhitzen und Kürbis darin 10 Minuten dünsten.

● Kartoffeln abgießen, kurz ausdampfen lassen und noch heiß pellen. Kürbis durch eine Spätzlepresse in eine Schüssel drücken oder mit dem Kartoffelstampfer zerdrücken und noch warm mit den Kartoffeln und den anderen Zutaten bis auf Butter, Salbei und Paprikapulver vermengen.

● Teig auf einer bemehlten Arbeitsfläche zu zwei Rollen formen und in 1 ½ cm dicke Scheiben schneiden. Mit der Gabel ein Muster eindrücken.

● Die Gnocchi in siedendem Salzwasser garen, bis sie an die Oberfläche steigen. Mit einem Sieblöffel herausnehmen und abtropfen lassen.

● Butter in einer Pfanne zerlassen, die Gnocchi und die abgezupften Salbeiblättchen darin 3 Minuten schwenken.

● Nach Belieben mit etwas Paprikapulver würzen, das macht die Gnocchi würziger.

Gebackener Blumenkohl mit Nusskruste

» Haselnüsse enthalten Vitamin E, ein natürliches Antioxidans, und die darin enthaltenen Ballaststoffe fördern die Verdauung.

Für 2 Portionen
20 Minuten

½ Blumenkohl • Salz • 80 g Hafer- oder Dinkelmehl • 80 g gemahlene Wal- und Haselnusskerne • 2 Eier • Pfeffer • 3 EL Rapsöl

- Blumenkohl in Röschen teilen, waschen und 10 Minuten in kochendem Salzwasser garen. Mehl und Nüsse in einer Schüssel vermischen.

- Eier mit Salz und Pfeffer verquirlen, die Röschen zuerst darin und anschließend in der Mehl-Nuss-Mischung wenden.

- Öl in einer Pfanne erhitzen und die Röschen darin von allen Seiten ausbacken.

Das passt dazu Fleisch- und Fischgerichte sowie Kartoffeln.

Brokkoli-Penne mit Kräuterpesto

» Vollkornnudeln enthalten mehr Ballaststoffe als Hartweizennudeln. Sie helfen daher beim Abnehmen, weil sie länger sättigen und den Blutzuckerspiegel positiv beeinflussen.

Für 2 Portionen
15 Minuten

50 g Hartkäse (z. B. Bergkäse oder Emmentaler) • 300 g Brokkoli • 2 EL Rapsöl • Salz • 200 g Vollkorn-Penne • 4 Stängel Basilikum • 50 g (Wild-)Kräuterpesto (Seite 100)

- Käse reiben. Brokkoli waschen, in Röschen teilen, den Strunk schälen und würfeln.

- Öl in einer Pfanne erhitzen, Brokkoli darin anbraten, etwas Wasser hinzugeben und Brokkoli bei mittlerer Hitze 7 Minuten in der geschlossenen Pfanne dünsten.

- Währenddessen Nudeln nach Packungsanleitung in kochendem Salzwasser bissfest garen.

- Basilikum waschen, trocken schütteln und klein zupfen.

- Brokkoli mit Pesto vermengen und zu den gekochten Nudeln geben.

- Geriebenen Käse darauf verteilen, vermischen und das Basilikum darüberstreuen.

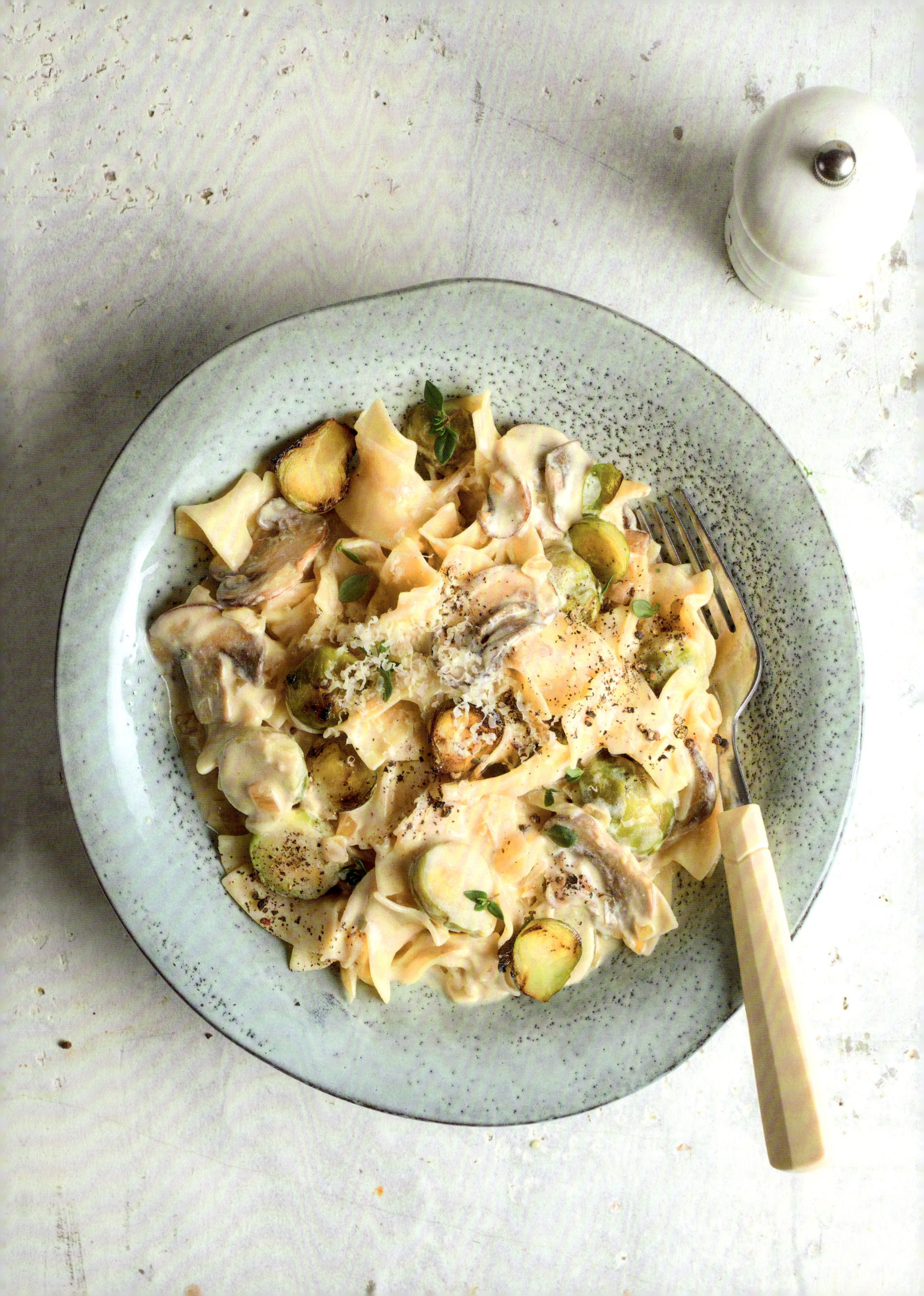

Bandnudeln mit Rosenkohl-Pilz-Sauce

›› Rosenkohl ist ein ballaststoffreiches, kalorienarmes Kohlgemüse mit antioxidativer und antientzündlicher Wirkung.

Für 2 Portionen
30 Minuten

½ Zwiebel • 2 EL Rapsöl • 100 g Champignons • 10 Rosenkohlröschen • 150 ml Gemüsebrühe • 200 g Bandnudeln • Salz • ½ Bund Petersilie • 100 g Frischkäse • 1 TL Zitronenthymian • Salz • Pfeffer • 50 g Hartkäse nach Belieben (z. B. Bergkäse oder Emmentaler)

- Zwiebel schälen und fein hacken. Öl in einer Pfanne erhitzen und Zwiebel darin glasig schwitzen.
- Pilze vorsichtig säubern, Stielenden entfernen, Pilze in Scheiben schneiden und in die Pfanne zu den Zwiebeln geben. Rosenkohl waschen, die äußeren Blättchen entfernen, Röschen halbieren und ebenfalls in die Pfanne geben. Alles 5 Minuten in der geschlossenen Pfanne dünsten, dann mit Gemüsebrühe ablöschen.
- Nudeln in kochendem Salzwasser nach Packungsanleitung bissfest garen. Petersilie waschen, trocken schütteln und klein schneiden.
- Frischkäse in die Sauce rühren, dann mit Thymian, Salz und Pfeffer abschmecken.
- Nudeln abgießen, mit der Sauce vermengen und mit Petersilie garnieren.
- Nach Geschmack geriebenen Hartkäse darübergeben.

‹‹ Bandnudeln mit Rosenkohl-Pilz-Sauce

Rotkohl mit Preiselbeeren und Zimt

›› Rotkohl enthält sekundäre Pflanzenstoffe, die uns guttun. Preiselbeeren fördern die Verdauung und regulieren den Blutzuckerspiegel.

Für 2 Portionen und zum Einfrieren
15 Minuten + 25 Minuten Garzeit im Schnellkochtopf

1 kg Rotkohl • 2 EL Rapsöl • 2 EL flüssiger Honig oder Reissirup • 200 ml Cranberrysaft (Direktsaft) • 2 Gewürznelken • 3 Wacholderbeeren • 1 Lorbeerblatt • 1 Zimtstange • Salz • Pfeffer • 1 Handvoll Preiselbeeren (alternativ 1 EL Wildpreiselbeeren aus dem Glas; dann den Honig weglassen)

- Rotkohl waschen, vierteln und den Strunk entfernen. Rotkohl in sehr feine Scheiben schneiden oder raspeln.
- Öl in einem Schnellkochtopf erhitzen und Kohl darin anbraten. Mit Honig oder Reissirup karamellisieren und mit Cranberrysaft ablöschen. Gewürze zugeben, gut umrühren und 25 Minuten köcheln lassen.
- Am Ende der Garzeit Preiselbeeren hinzugeben und 2 Minuten erwärmen.

Passt zu Wildgerichten, Kartoffelbeilagen oder Spätzle.

Tipp In einem normalen Topf braucht der Kohl 40 Minuten.

Forelle aus dem Pergament mit Drillingen

» Über 3000 Kartoffelarten sind bekannt und in Deutschland sind so viele erhältlich, dass wir fast täglich eine andere Sorte essen könnten. Daher bereichern sie unsere Küche ungemein.

Für 2 Portionen
20 Minuten + 30 Minuten Backzeit

2 mittelgroße Forellen (frisch oder TK) • 1 Knoblauchzehe • 4 EL Rapsöl • Salz • Pfeffer • 200 g Drillinge oder andere kleine festkochende Kartoffeln • 2 Stängel Rosmarin • 2 Stängel Thymian • frisch gepresster Saft von 1 Zitrone nach Belieben

- Forellen waschen und trocken tupfen. Backofen auf 160 °C Umluft vorheizen. Knoblauch schälen und fein hacken.
- 2 EL Rapsöl, Salz, Pfeffer und Knoblauch zu einer Marinade verrühren.
- Je eine Forelle auf einen Bogen Backpapier legen. Forellen beidseitig mit etwas Marinade bepinseln, in das Papier einrollen und die Enden mit hitzebeständigem Garn verschließen. Päckchen auf ein Backblech legen.
- Kartoffeln waschen, halbieren und auf ein weiteres Backblech legen. Die restliche Marinade mit restlichem Rapsöl vermischen und über den Kartoffeln verteilen.
- Kräuter waschen, Nadeln bzw. Blättchen abzupfen und über die Kartoffeln geben. Fische und Kartoffeln 30 Minuten im Backofen garen.
- Wer mag, kann den Fisch anschließend mit Zitronensaft beträufeln.

Zander mit Pak Choi und Zuckerschoten

» Zuckerschoten gehören zu den Hülsenfrüchten und enthalten Eiweiß und reichlich Ballaststoffe.

Für 2 Portionen
20 Minuten

½ Zwiebel • 2 EL Rapsöl • 1 TL Butter • 200 g Pak Choi • 100 g Zuckerschoten • 1 EL flüssiger Honig • Salz • Pfeffer • 200–300 g Zanderfilet • 2 Stängel Zitronenthymian

- Zwiebel schälen und klein schneiden. 1 EL Öl in einer Pfanne erhitzen und die Zwiebel darin dünsten.
- Butter hinzufügen und zerlassen. Pak Choi waschen, in Streifen schneiden und in die Pfanne geben. Zuckerschoten waschen, Enden abschneiden und Zuckerschoten mit dem Pak Choi vermischen.
- Mit Honig, Salz und Pfeffer würzen und 8 Minuten dünsten.
- Währenddessen Zander waschen, salzen und pfeffern.
- Restliches Rapsöl in einer beschichteten Pfanne erhitzen und Fisch auf jeder Seite 3 Minuten braten.
- Thymian waschen, Blättchen abzupfen und über dem Fisch verteilen. Das Gemüse noch einmal abschmecken, auf Teller geben und den Fisch darauf platzieren.

Variante Anstelle von Pak Choi Blattspinat verwenden.

Schlemmerfilet im Kräuter-Knusper-Mantel

» Der Fisch versorgt unsere Schilddrüse mit dem wichtigen Mikronährstoff Jod.

Für 2 Portionen

10 Minuten + 20–25 Minuten Backzeit

250 g Rotbarschfilet (frisch oder TK) • 1 EL Rapsöl • 2 Scheiben trockener Roggen- oder Vollkorntoast • 2 TL Kräuter der Provence • 1 Ei • 2 EL Butter • Pfeffer • Salz

- Fischfilet waschen, trocken tupfen und in eine geölte Auflaufform geben.

- Toast im Mixer fein mahlen und in einer Schüssel mit den restlichen Zutaten vermischen.

- Backofen auf 180 °C Ober-/Unterhitze vorheizen. Bröselmischung auf den Filets verteilen, etwas festdrücken und den Fisch 20–25 Minuten im vorgeheizten Ofen backen.

Variante Schmeckt auch mit Schollen-, Seelachs- und Zanderfilet.

Traditionell eingelegte Heringe

» Heringe gehören zu den fetten Seefischen und können einen Beitrag zu unserer Versorgung mit Omega-3-Fettsäuren leisten.

Für 2 Portionen

15 Minuten + 2–4 Stunden Ruhezeit

2–4 Matjes, je nach Größe (oder Bismarckheringe) • 1 säuerlicher Apfel • 200 g Sahne • 1 Zwiebel • 4 Lorbeerblätter • 6 Gewürznelken • 2 EL Apfelessig

- Matjes unter fließendem Wasser abspülen.

- Apfel waschen, schälen, das Kerngehäuse entfernen und das Fruchtfleisch klein schneiden. Gleich in die Sahne geben, damit er nicht braun wird.

- Zwiebel schälen, in Ringe schneiden und ebenfalls in die Sahne geben. Lorbeerblätter und Nelken hinzufügen, dann auch die Fische zugeben.

- Essig unterrühren und alles gut vermengen. Durch den Essig gerinnt die Sahne und wird dicker.

- Die Fische 2–4 Stunden durchziehen lassen.

Das passt dazu Pellkartoffeln oder Roggenbrot.

Gedämpfter Kabeljau mit Schwarzwurzeln und Rosenkohl

» Schwarzwurzeln sind reich an Vitamin E, Kalium, Kalzium und Magnesium. Außerdem enthalten sie den Ballaststoff Inulin.

Für 2 Portionen
30 Minuten

- 4 Stängel Petersilie
- 2 Stängel Thymian
- 2 Kabeljaufilets à 150 g
- Salz
- Pfeffer
- 1 weiße Zwiebel
- 2 lila Möhren
- 8 Rosenkohlröschen
- 5 Schwarzwurzeln
- 2 EL Rapsöl
- 50 ml Weißwein (ersatzweise Gemüsebrühe oder Fischfond)
- 200 ml Gemüsebrühe
- 1 Lorbeerblatt
- 100 g Frischkäse

● Kräuter waschen, Blättchen abzupfen und klein schneiden. Fisch waschen, trocken tupfen, salzen und pfeffern.

● Zwiebel schälen und klein schneiden. Möhren, Rosenkohl und Schwarzwurzeln waschen und schälen. Rosenkohl halbieren. Möhren und Schwarzwurzeln in Scheiben schneiden.

● Öl in einer beschichteten Pfanne erhitzen, Zwiebel darin glasig schwitzen. Dann Gemüse hinzufügen, kurz anbraten, pfeffern und salzen.

● Mit Weißwein ablöschen und Gemüsebrühe sowie Lorbeerblatt hinzufügen. Anschließend den Fisch obendrauf setzen und die Pfanne mit einem Deckel schließen.

● Bei schwacher Hitze 15–18 Minuten garen. Fisch und Gemüse mit einer Schaumkelle herausnehmen.

● Frischkäse unterrühren, abschmecken, die Sauce mit einem Schneebesen aufschäumen und alles auf 2 Tellern anrichten.

Rehrücken auf buntem Mangold mit Preiselbeeren und Pfifferlingen

» Bunter Mangold enthält reichlich Pflanzenpigmente, die einen positiven Einfluss auf unsere Gesundheit haben.

Für 2 Portionen
30 Minuten

- 250 g Rehrücken
- Salz
- Pfeffer
- 3 EL Rapsöl
- 6 große Blätter bunter Mangold
- 2 EL frische Preiselbeeren
- 1 TL Zucker
- 200 g Pfifferlinge
- 2 EL Sahne

- Backofen auf 70 °C Ober-/Unterhitze vorheizen.

- Rehrücken salzen und pfeffern. 2 EL Öl in einer Pfanne erhitzen und das Fleisch darin von beiden Seiten 4 Minuten scharf anbraten. In Alufolie wickeln und im vorgeheizten Backofen 10 Minuten ruhen lassen.

- Währenddessen Mangold waschen und in Streifen schneiden. Preiselbeeren waschen und verlesen, dann in einem Topf mit Zucker in 4 Minuten weich garen.

- Pfifferlinge vorsichtig säubern, Stielenden abschneiden und die Pilze vierteln.

- Restliches Öl In einer Pfanne erhitzen und Pfifferlinge darin kurz dünsten. Dann Mangold dazugeben, salzen und pfeffern und bei geschlossenem Deckel 3 Minuten durchziehen lassen.

- Am Ende der Garzeit die Sahne einrühren.

- Das Wild aus dem Ofen nehmen und den Bratensaft auffangen. Bratensaft in die Sahne rühren.

- Fleisch in Scheiben schneiden und mit dem Gemüse und den Preiselbeeren auf 2 Teller verteilen.

» Rezept zum Coverfoto

Hähnchenfilet mit Fenchel und lila Kartoffeln

» Lila Kartoffeln enthalten gesunde sekundäre Pflanzenfarbstoffe, die sich deshalb positiver auf die Gesundheit auswirken als gelbe Sorten.

Für 2 Portionen
20 Minuten

200–300 g Hähnchenfilet • 4 große Salbeiblätter • Salz • Pfeffer • 1 Fenchel • 150 g lila Kartoffeln (z. B. Vitelotte), alternativ junge Kartoffeln • 1 EL Rapsöl • 50 g Sahne • 50 g Hartkäse (z. B. Bergkäse oder Emmentaler; alternativ jeweils eine Hälfte fettarmer Frischkäse und fettarmer Reibekäse)

- Hähnchen waschen und trocken tupfen, Sehnen entfernen. Salbei waschen und trocken schütteln.

- Fleisch salzen, pfeffern und mit Salbeiblättern belegen. Fenchel waschen, vierteln, den holzigen Teil und die Stielenden abschneiden.

- Kartoffeln gründlich waschen, abbürsten und ungeschält 20 Minuten in kochendem Salzwasser garen. Fenchel mit etwas Wasser 12 Minuten garen.

- Öl in einer Pfanne erhitzen und Hähnchenbrust von beiden Seiten scharf anbraten, dann auf niedriger Stufe weitergaren.

- Sobald der Fenchel gar ist, das Wasser bis auf einen Rest abgießen, dann Sahne unterrühren und mit Salz und Pfeffer abschmecken.

- Käse reiben, darüberstreuen und alles bei schwacher Hitze 5 Minuten erwärmen. Kartoffeln abgießen.

- Salbei-Hähnchen, Kartoffeln und Fenchel auf 2 Tellern anrichten.

Wildfrikadellen mit Salzkartoffeln und Apfelrotkohl

» Wildfleisch ist sehr mager und enthält deutlich weniger Fett als das von Tieren aus Stallhaltung.

Für 2 Portionen
20 Minuten + 40 Minuten Backzeit

4 festkochende Kartoffeln • Pfeffer • Salz • 1 TL Kräuter der Provence • 3 EL Rapsöl • 1 Scheibe Dinkel-Toastbrot • 1 Ei • Ca. 4 EL Milch • 200 g Wild-Hackfleisch • 1 TL Senf • 200 g Rotkohl (Glas) • 1 kleiner säuerlicher Apfel

- Kartoffeln waschen, schälen und in Spalten schneiden. Backofen auf 180 °C Ober-/Unterhitze vorheizen. Kartoffelspalten mit Pfeffer, Salz, Kräutern der Provence und 2 EL Öl marinieren und auf ein Backblech legen. Im vorgeheizten Backofen 40 Minuten backen.

- Währenddessen das Toastbrot würfeln. Mit Ei und so viel Milch in einer Schüssel vermengen, dass ein weicher Brei entsteht.

- Hackfleisch mit Pfeffer und Salz würzen und mit dem Brei vermengen. Dann auch den Senf hinzugeben, vermischen und die Masse zu Bällchen formen.

- Restliches Öl in einer Pfanne erhitzen und die Bällchen darin 15 Minuten rundherum braten.

- Währenddessen Rotkohl in einem Topf erwärmen. Apfel waschen, schälen, Kerngehäuse entfernen und das Fruchtfleisch würfeln. Zum Rotkohl geben, unterrühren und 5 Minuten köcheln lassen.

- Kartoffeln auf 2 Teller geben, Hackbällchen darauf verteilen und mit dem Apfelrotkohl anrichten.

» Wildfrikadellen mit Salzkartoffeln und Apfelrotkohl

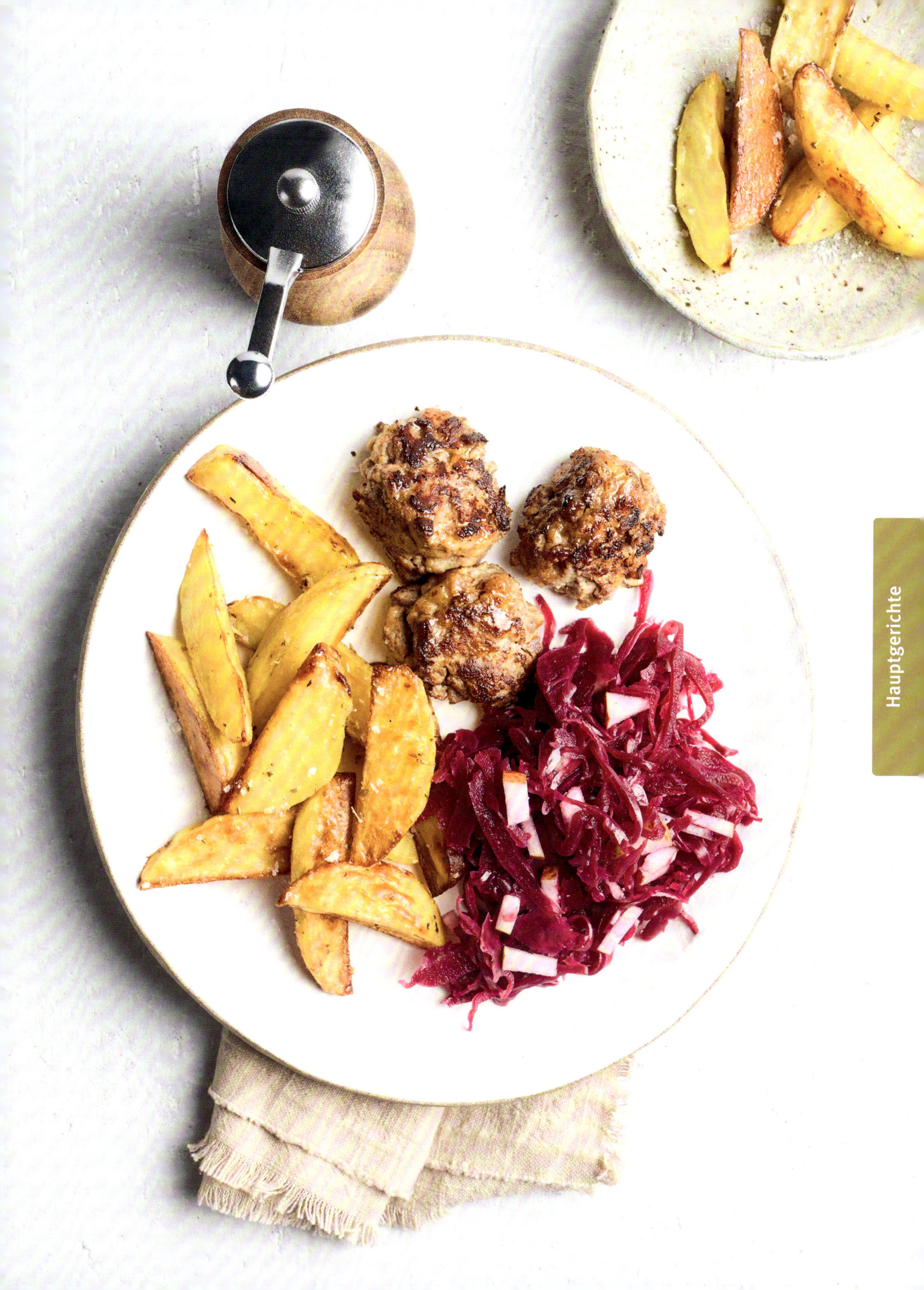

Lachs mit gebratenem Stangenbrokkoli und Joghurtdip

» Wildlachs enthält reichlich Omega-3-Fettsäuren, die entzündungshemmend wirken und sich positiv auf die Gehirnleistung auswirken.

Für 2 Portionen
15 Minuten

- 2 Wildlachsfilets à 150 g
- Salz
- 2 EL Rapsöl
- 2 Stängel Dill
- Pfeffer
- 8 Stangenbrokkoli (je nach Größe)
- Pfeffer
- Salz
- Knoblauch-Rapsöl in einer Sprayflasche
- 1 EL Kürbiskerne

Für den Dip

- 100 g fettarmer Joghurt oder Skyr
- 2 Prisen Meersalz
- 2 Prisen edelsüßes Paprikapulver
- Pfeffer
- 1 Prise Zucker
- 1 Frühlingszwiebel
- 2 Stängel Petersilie

● Lachs waschen, trocken tupfen und salzen. Öl in einer Pfanne erhitzen und Lachs von beiden Seiten 3 Minuten anbraten, dann die Pfanne mit einem Deckel schließen und den Fisch bei schwacher Hitze weitere 5 Minuten garen (bei gefrorenem Fisch verlängert sich die Garzeit).

● Dill waschen, trocken schütteln und klein schneiden. Fisch am Ende der Garzeit mit Pfeffer und Dill würzen.

● Währenddessen Brokkoli waschen, Enden abschneiden und Brokkoli 3 Minuten in kochendem Salzwasser blanchieren. Eine Pfanne mit etwas Knoblauchöl einsprühen und den Brokkoli von allen Seiten je 3 Minuten anbraten. Kürbiskerne hinzufügen und weitere 2 Minuten rösten, dann salzen und pfeffern.

● Für den Dip Joghurt oder Skyr in einem Schälchen mit den Gewürzen verrühren.

● Frühlingszwiebel waschen, in Röllchen schneiden und zugeben. Petersilie waschen, trocken schütteln, klein schneiden und ebenfalls unterrühren.

● Alles gut vermengen und als Dip zum Brokkoli servieren.

Tipp Wer kein Knoblauch-Rapsöl hat, verwendet Rapsöl, dünstet einfach eine Knoblauchzehe mit und nimmt sie anschließend wieder heraus.

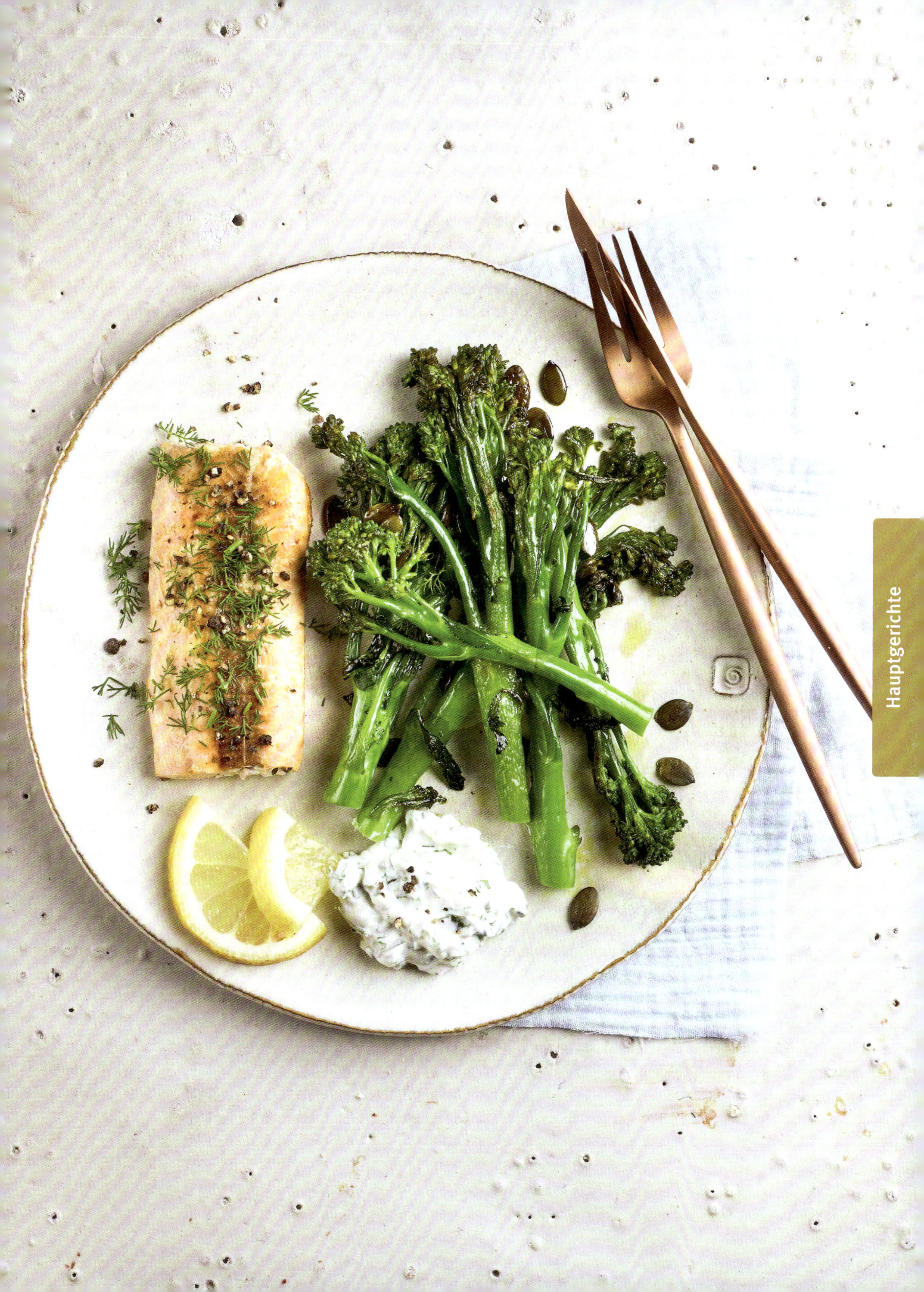

Kalbsgeschnetzeltes mit Nudeln und Pfifferlingen

» Pfifferlinge enthalten viele B-Vitamine, reichlich Ballaststoffe und Eisen.

Für 2 Portionen
25 Minuten

200 g Kalbfleisch • Salz • Pfeffer • 1 EL Rapsöl • 1 EL flüssiger Honig • 2 Frühlingszwiebeln • 200 g Pfifferlinge • 50 ml trockener Weißwein (alternativ alkoholfreier Wein oder Wasser) • ½ TL Gemüsebrühpulver • 100 g Sahne oder fettarmer Frischkäse • 1 Stängel Zitronenthymian oder ½ TL getrockneter Thymian • 200 g Bandnudeln

- Kalbfleisch in Streifen schneiden, salzen und pfeffern. Öl in einer Pfanne erhitzen und Fleisch darin von allen Seiten anbraten. Honig über das Fleisch geben und karamellisieren lassen.

- Frühlingszwiebeln waschen, in Röllchen schneiden, zugeben und kurz mitbraten.

- Währenddessen Pilze verlesen, die Enden abschneiden und die Pilze vorsichtig säubern. Ganz kurz abbrausen, wenn sie zu erdig sind. Dann in die Pfanne geben, anbraten und mit Weißwein oder Wasser ablöschen. Gemüsebrühpulver und Sahne oder Frischkäse einrühren.

- Thymian waschen, trocken schütteln, Blättchen abzupfen und in die Sauce geben.

- Unterdessen die Bandnudeln nach Packungsanweisung in Salzwasser kochen.

- Sauce mit Salz und Pfeffer abschmecken. Zu Fleisch und Nudeln servieren.

Variante Schmeckt auch mit Petersilie statt Thymian.

Rinderrouladen mit sauren Gurken

» Im Gegensatz zu Essiggurken werden saure Gurken fermentiert. Die Salzlake enthält gute Bakterien, die sich positiv auf die Verdauung auswirken.

Für 2 Portionen
1 Stunde

2 Rinderrouladen à 100–150 g • Salz • Pfeffer • 2 saure Gurken • 3 TL mittelscharfer Senf • 2 Scheiben luftgetrockneter Schinken • 1 Zwiebel • 200 g Suppengrün • 2 EL Rapsöl • 2 EL Tomatenmark • 1 TL flüssiger Honig • 60 ml Rotwein (alternativ alkoholfreier Wein oder Wasser) • 1 TL Gemüsebrühpulver • 50 g Sahne • 1 Prise edelsüßes Paprikapulver

- Rouladen salzen und pfeffern. Gurken in dünne Scheiben schneiden. 2 TL Senf auf den Rouladen verteilen und mit Gurken und Schinken belegen. Seiten einschlagen und der Länge nach aufrollen. Mit einem Spieß oder Garn verschließen.

- Zwiebel schälen und fein hacken. Suppengrün putzen und in 1 cm große Stücke schneiden. Öl in einem Schnellkochtopf erhitzen und Rouladen von allen Seiten darin scharf anbraten. Tomatenmark einrühren und rösten. Dann den Honig über den Rouladen verteilen. Mit Rotwein oder Wasser ablöschen und kurz köcheln lassen. Gemüsebrühpulver und restlichen Senf unterrühren und mit 200 ml Wasser aufgießen. Suppengemüse unterrühren, im geschlossenen Schnellkochtopf 30 Minuten köcheln lassen.

- Rouladen aus dem Topf nehmen und Garflüssigkeit mit Gemüse durch eine Flotte Lotte passieren. Rouladen in die Sauce legen, Sahne einrühren, erwärmen und mit Gewürzen abschmecken. Rouladen auf 2 Teller verteilen, das pürierte Gemüse an die Seite geben und mit Sauce garnieren.

Grüne Hähnchen-Graupen-Bowl

» Brokkoli enthält Kalzium, Folsäure und Senföle, die einen gesundheitsfördernden Effekt haben.

Für 2 Portionen
40 Minuten

Für die Graupen
- 50 g Graupen
- Salz

Für die Marinade
- 1 Bund Basilikum
- 1 Knoblauchzehe
- 2 EL Rapsöl
- Salz
- Pfeffer
- 1 TL frisch gepresster Zitronensaft

Für Hähnchen und Gemüse
- 200 g Hähnchenbrust
- 200 g Brokkoliröschen
- 100 g Zuckerschoten
- 1 kleine Zucchini
- 2 EL Rapsöl
- Salz
- Pfeffer
- 100 ml Gemüsebrühe
- 100 g fettarmer Frischkäse oder Skyr
- Basilikumblättchen zum Garnieren

- Graupen unter fließendem kaltem Wasser in einem Sieb abspülen. In einen Topf mit der doppelten Menge gesalzenem Wasser aufkochen lassen. Dann die Hitze reduzieren und Graupen 15 Minuten garen.

- Währenddessen Basilikum waschen, trocken schütteln und bis auf 2 Stängel klein hacken. Knoblauch schälen, durch die Presse drücken und in ein Schälchen zum Basilikum geben. Öl, Salz, Pfeffer und Zitronensaft hinzufügen und alles gut vermengen.

- Hähnchenbrust in Streifen schneiden und mit der Marinade bestreichen. Gemüse waschen und klein schneiden.

- 1 EL Öl in einer Pfanne erhitzen und Gemüse darin anbraten, salzen und pfeffern. Gemüsebrühe zugeben, Pfanne mit einem Deckel schließen und Gemüse 10 Minuten ziehen lassen.

- Restliches Öl in einer zweiten Pfanne erhitzen, Fleisch darin anbraten, dann bei mittlerer Hitze garen. Frischkäse oder Skyr einrühren.

- Graupen und Gemüse auf zwei Schälchen verteilen und das Hähnchen darübergeben. Mit ein paar Basilikumblättchen garnieren.

Tipp Die Bowl eignet sich auch als Salat zum Mitnehmen. Dann einfach die doppelte Menge zubereiten, das Fleisch kleiner schneiden und alles gut vermischen.

Herbstliche Spaghetti mit Wildragout

» Wildbret ist reich an Mineralstoffen wie Kalium und Phosphor sowie den Spurenelementen Zink, Eisen, Selen und Kupfer.

Für 2 Portionen
20 Minuten

2 EL Rapsöl • 250 Hackfleisch von Reh oder Hirsch • Pfeffer • Salz • 1 Zwiebel • 2 EL Tomatenmark • 1 EL flüssiger Honig • 100 ml trockener Rotwein (alternativ alkoholfreier Wein oder Wildfond) • 1 Möhre • 1 Stück Knollensellerie • 1 Gewürznelke • 2 Wacholderbeeren • ½ TL Thymian • 1 Lorbeerblatt • 1 Rosmarinzweig • 100 ml Gemüsebrühe • 250 g Spaghetti • 1 TL Mehl nach Bedarf

- Öl in einer Pfanne erhitzen und Hackfleisch darin anbraten. Mit Pfeffer und Salz würzen.

- Zwiebel schälen, klein schneiden, in die Pfanne geben und glasig dünsten. Tomatenmark hinzugeben und unter Rühren anrösten. Honig hinzufügen und verrühren. Mit Rotwein oder Wildfond ablöschen und 5 Minuten ziehen lassen.

- Währenddessen Möhre und Sellerie waschen, schälen und raspeln. Beides in die Pfanne geben. Nelke, Wacholderbeeren und Kräuter zugeben, Brühe angießen und alles 10 Minuten bei schwacher Hitze garen.

- Währenddessen Spaghetti nach Packungsanweisung in kochendem Salzwasser garen.

- Sauce mit Salz und Pfeffer abschmecken, evtl. mit Mehl binden. Mit den Spaghetti servieren.

Variante Selbstverständlich kann das Wildbret-Hackfleisch auch durch Rinderhack ersetzt werden.

Mangoldtarte mit Räucherlachs

» Pistazien enthalten sehr viele Ballaststoffe, Kalium, alle B-Vitamine sowie gesundheitsfördernde sekundäre Pflanzenstoffe.

Für 1 Tarte- oder Springform (∅ 30 cm)
30 Minuten + 1 Stunde Ruhe- + 50 Minuten Backzeit

Für den Teig
175 g Dinkelmehl plus etwas für die Arbeitsfläche • 75 g gemahlene Nusskerne (Walnüsse, Haselnüsse, Pistazien) • 100 g kalte Butter in Stückchen plus etwas für die Form • 1 Ei • ½ TL Salz

Für den Belag
800 g Mangold • Salz • 200 g Ziegenweichkäse • 100 g Räucherlachs • 150 g Sahne • 100 ml Milch • 3 Eier • Salz • Pfeffer

- Alle Zutaten für den Teig miteinander vermischen, gut durchkneten und 1 Stunde kühl stellen.

- Mangold waschen und in reichlich kochendem Salzwasser ½ Minute blanchieren. Gut abtropfen lassen und grob hacken. Käse würfeln, Lachs klein zupfen.

- Sahne mit Milch und Eiern verrühren und mit Salz und Pfeffer würzen. Backofen auf 200 °C Ober-/Unterhitze vorheizen.

- Teig auf einer bemehlten Arbeitsfläche ½ cm dick ausrollen, 3 cm größer als die Backform. Form einfetten und den Teig darin auslegen. Mit einer Gabel mehrfach einstechen.

- 20 Minuten auf der unteren Schiene vorbacken, Mangold, Käse und Lachs auf dem Teig verteilen und Eiersahne darübergießen. Tarte 30 Minuten backen.

Weiderind mit Salzkartoffeln und grünen Bohnen

» Das Fleisch grasgefütterter Rinder enthält weniger gesättigte Fettsäuren als das getreidegefütterter. Es ist generell magerer und hat mehr Muskelfleisch. Dazu kommen die Vorteile für Tierwohl, Umwelt, Klima und Geschmack.

Für 2 Portionen
30 Minuten

4 Kartoffeln • Salz • 200–300 g Rinderfilet • Pfeffer • 2 EL Rapsöl • 200 g grüne Bohnen • 50 ml Gemüsebrühe • 50 g Sahne

- Kartoffeln gründlich waschen, schälen, halbieren oder vierteln und 20 Minuten in kochendem Salzwasser garen.
- Währenddessen Rinderfilet waschen, trocken tupfen, salzen und pfeffern. Backofen auf 70 °C Ober-/Unterhitze vorheizen.
- Öl in einer Pfanne erhitzen und das Filet 5 Minuten von jeder Seite darin anbraten.
- Bohnen waschen, die Enden abschneiden und Bohnen 10 Minuten in Salzwasser köcheln.
- Gebratenes Rinderfilet in Alufolie wickeln und 10 Minuten im vorgeheizten Backofen ruhen lassen.
- Folie öffnen und den Bratensaft, der aus dem Fleisch austritt, wieder in die Pfanne geben. Gemüsebrühe und Sahne hinzufügen und mit etwas Mehl andicken.
- Fleisch in Streifen schneiden und mit Kartoffeln und Bohnen auf Tellern anrichten.

Edelhirschgulasch mit Preiselbeeren

» Wildbret ist ein sehr mageres Fleisch, das zudem nicht mit Antibiotika oder Medikamenten belastet ist.

Für 2 Portionen und zum Einfrieren
45 Minuten

500 g Edelhirschgulasch • Pfeffer • Salz • 1 Schalotte • 3 Möhren • 1 Stück Knollensellerie • 3 EL Rapsöl • 1 EL flüssiger Honig • 300 ml Wildfond (oder Gemüsebrühe) • 100 g Preiselbeeren (frisch oder aus dem Glas) • 3 gehäufte TL Hagebuttenkonfitüre (Glas) • 1 Lorbeerblatt • Wacholderbeeren • Mehl zum Andicken nach Bedarf • 150 g Sahne

- Fleisch waschen, trocken tupfen und würfeln. Mit Pfeffer und Salz würzen.
- Schalotte, Möhren und Sellerie waschen, schälen und in Würfel schneiden.
- Öl in einem Schnellkochtopf erhitzen und Fleisch darin anbraten. Mit Honig marinieren und karamellisieren lassen. Mit Wildfond oder Brühe ablöschen.
- Restliche Zutaten bis auf die Sahne hinzugeben und 30 Minuten im Schnellkochtopf garen. Dann Lorbeerblatt, Wacholderbeeren und Fleisch herausnehmen und beiseitelegen.
- Garflüssigkeit und Gemüse durch eine Flotte Lotte passieren. Falls nötig, mit Mehl andicken. Fleisch zurück in die Sauce geben. Sahne unterrühren, mit Salz und Pfeffer abschmecken und ggf. nochmals kurz erwärmen.

Das passt dazu Serviettenknödel, Spätzle, Salzkartoffeln, Nudeln oder Rösti.

BROT UND BRÖTCHEN

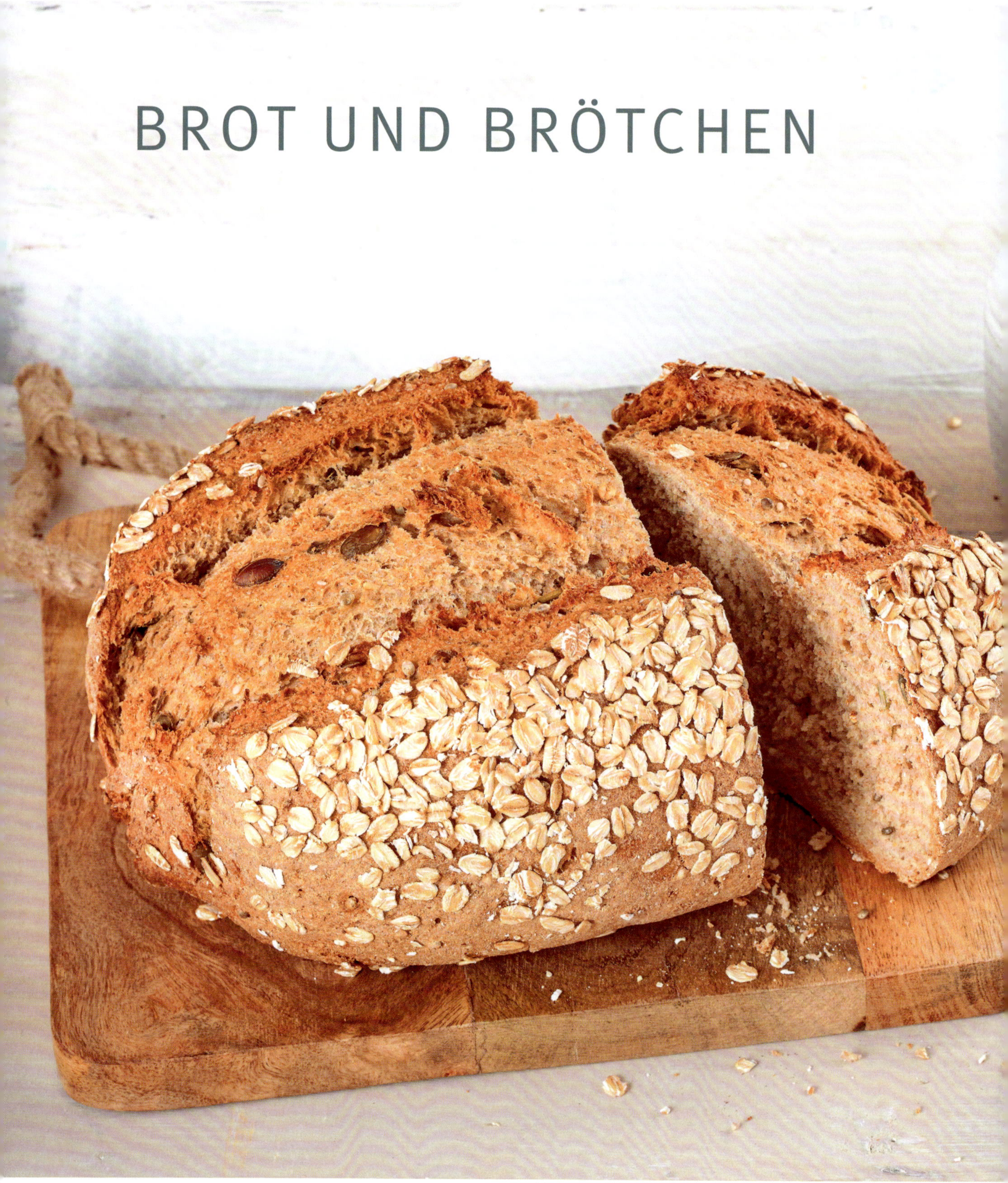

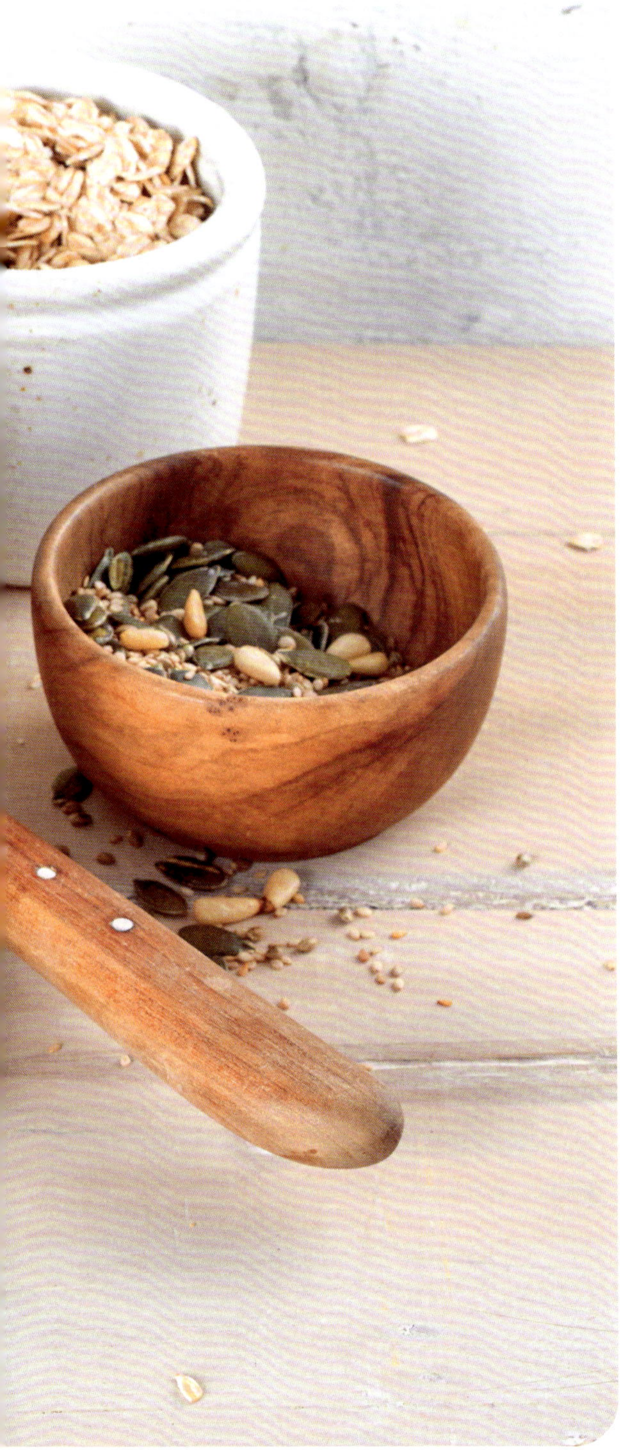

Haferbrot

» Hafer ist reich an Beta-Glucan und unterstützt einen ausgeglichenen Blutzuckerspiegel. Die Ballaststoffe sorgen zusätzlich für eine längere Sättigung.

Für 1 Brot
10 Minuten + 1 Stunde Gehzeit + 1 Stunde Backzeit

½ Würfel Hefe (21 g) • 2 EL Zucker • 200 g feine Haferflocken • 150 g Dinkelvollkornmehl • 150 g Weizenmehl • 60 g gemischte Kerne und Samen (Kürbiskerne, Lein- oder Hanfsamen) • 2 EL Rapsöl • 1 EL grobe Haferflocken

- Hefe mit 360 ml lauwarmem Wasser und dem Zucker vermischen und kurz stehen lassen.
- 150 g Haferflocken zu Mehl mahlen. Dann die restlichen Zutaten bis auf die ungemahlenen Haferflocken hinzufügen und mit dem Handrührgerät verkneten. An einem warmen Ort 1 Stunde gehen lassen.
- Backofen auf 230 °C Ober-/Unterhitze vorheizen.
- Einen Leib aus dem Teig formen, die Oberfläche mit Wasser bestreichen und die restlichen Haferflocken daraufstreuen.
- Im vorgeheizten Backofen 20 Minuten backen, dann die Temperatur auf 190 °C reduzieren und weitere 40 Minuten backen.

Dinkel-Sauerteigbrötchen

» Sauerteigbrot und -brötchen sind reich an Milchsäurebakterien und schimmeln nicht so schnell wie ungesäuerte Brote.

Für 12 Brötchen
10 Minuten + 2 Stunden Gehzeit + 25 Minuten Backzeit

500 g Dinkelmehl (Type 630) • ½ Würfel Hefe (21 g) • 1 Pck. Dinkelsauerteig-Extrakt • 1 EL Rohrzucker • 1 TL Salz • 3 EL Rapsöl

- Mehl in eine Schüssel geben, 360 ml lauwarmes Wasser hinzufügen, Hefe hineinbröseln, Dinkelsauerteig-Extrakt und Zucker zugeben.
- Salz und Rapsöl untermischen und den Teig gut durchkneten. Anschließend 2 Stunden gehen lassen, besser länger.
- Backofen auf 210 °C Ober-/Unterhitze vorheizen.
- Aus dem Teig 12 Brötchen formen und auf ein mit Backpapier belegtes Backblech geben.
- Brötchen mit etwas Wasser bestreichen und kreuzförmig einschneiden.
- Brötchen 10 Minuten im vorgeheizten Ofen backen, dann die Temperatur auf 180 °C reduzieren und weitere 15 Minuten backen.

Tipp Aus dem Teig kann auch ein ganzes Brot gebacken werden. Dann verlängert sich die Backzeit auf 50 Minuten.

Roggenbrötchen mit Walnüssen

» Roggen ist sehr ballaststoffreich und kann den Blutzuckerspiegel nach dem Essen positiv beeinflussen.

Für 10 Stück
15 Minuten + Ruhezeit über Nacht + 20 Minuten Backzeit

½ Würfel Hefe (21 g) • 1 EL Zucker • 200 g Roggenmehl • 280 g Weizenmehl plus etwas für die Arbeitsfläche • 50 g Walnusskerne • 30 g Kürbiskerne • 1 TL Salz • ½ TL Brotgewürz

- Hefe zerbröseln und mit 350 ml lauwarmem Wasser und dem Zucker vermischen. 5 Minuten gehen lassen.
- Dann restliche Zutaten hinzufügen und zu einem Teig verkneten. Über Nacht (10–12 Stunden) abgedeckt im Kühlschrank gehen lassen.
- Am nächsten Morgen den Teig aus dem Kühlschrank holen und den Backofen auf 250 °C Ober-/Unterhitze vorheizen.
- Teig auf einer bemehlten Arbeitsfläche in 10 Teile teilen, daraus Brötchen formen und auf ein Backblech legen.
- Die Brötchen im vorgeheizten Backofen 20 Minuten kross backen, nach 10 Minuten die Backtemperatur auf 180 °C reduzieren.

Rosinenbrötchen

» Rosinen enthalten Kalium, Magnesium, Phosphor und Kupfer. Zudem sind sie ballaststoffreich und können die Verdauung unterstützen.

Für 16 Stück
15 Minuten + 1 Stunde 20 Minuten Ruhezeit + 20 Minuten Backzeit

500 g Weizenmehl • 1 Würfel Hefe (21 g) • 50 g Zucker • 1 TL Salz • 50 g weiche Butter • 1 Ei • 200 g Rosinen

- Mehl in eine Schüssel geben und die Hefe hineinbröseln. Mit Zucker bestreuen und mit 200 ml lauwarmem Wasser übergießen.
- Anschließend Salz, Butter und Ei dazugeben und zu einem Teig kneten. Zuletzt die Rosinen hinzufügen und verkneten.
- Mindestens 1 Stunde an einem warmen Ort gehen lassen.
- Backofen auf 200 °C Ober-/Unterhitze (180 °C Umluft) vorheizen. Aus dem Teig eine Rolle formen, 16 Teigstücke abstechen und zu Kugeln rollen. Nochmals 20 Minuten gehen lassen.
- Etwa 20 Minuten im vorgeheizten Ofen backen.

Variante Rosinen gegen andere Trockenfrüchte wie Apfelstücken oder Datteln austauschen.

Kleine Kürbis-Chili-Brote

» Frische Kräuter liefern extra viel Vitamin K und reichlich ätherische Öle.

Für 12 kleine längliche Muffinförmchen
25 Minuten + 25 Minuten Backzeit

250 g Muskatkürbis • 2 rote Chilischoten • 1 Zweig Rosmarin • 2 Stängel Thymian • 3 Eier • 80 ml fettarme Milch • 75 g Hartkäse (z. B. Bergkäse oder Emmentaler) • 100 g Dinkelmehl • 100 g Roggenmehl • 3 TL Backpulver • ½ TL Salz

- Kürbis schälen, putzen und raspeln. Chilis waschen, Stielansatz entfernen, Schoten halbieren und Samen und Scheidewände entfernen. Schoten hacken. Kräuter waschen, Nadeln bzw. Blättchen abzupfen.
- Backofen auf 200 °C Ober-/Unterhitze vorheizen. Eier trennen und Eiweiß steif schlagen.
- Eigelbe mit Milch verquirlen. Käse reiben und mit Mehl und Backpulver vermischen, dann mit Kürbis, Chili, Kräutern und Salz unter die Eiermilch mischen. Anschließend den Eischnee unterheben.
- Muffinformen mit Papierförmchen ausstatten. Teig auf die Förmchen verteilen und im vorgeheizten Backofen 25 Minuten backen.

Das passt dazu ein schöner Salat.

Tipp Prima zum Mitnehmen geeignet.

Belegte Brote

Ob süß mit selbstgemachter Konfitüre oder mit Fisch, kaltem Braten etc.: Diese Brote sind sehr vielseitig. Brote mit Sauerteig sind durch die längere Teigführung für Viele besser verträglich als kurztreibende Hefebackwaren. Roggen-Sauerteigbrot und Haferbrot enthalten viele Ballaststoffe, die die Magen-Darm-Passage und den Blutzuckeranstieg nach dem Essen positiv beeinflussen und das Brot lange frisch halten.

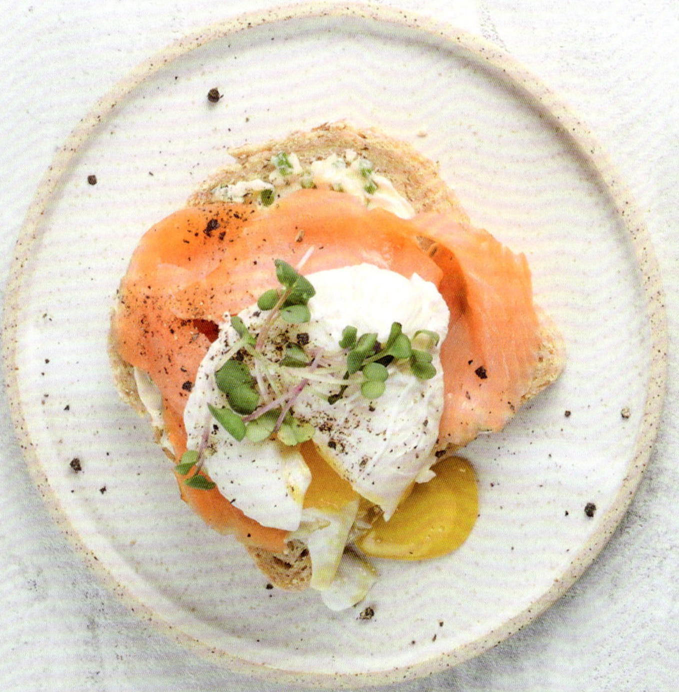

Lachsbrot mit pochiertem Ei (Seite 150)

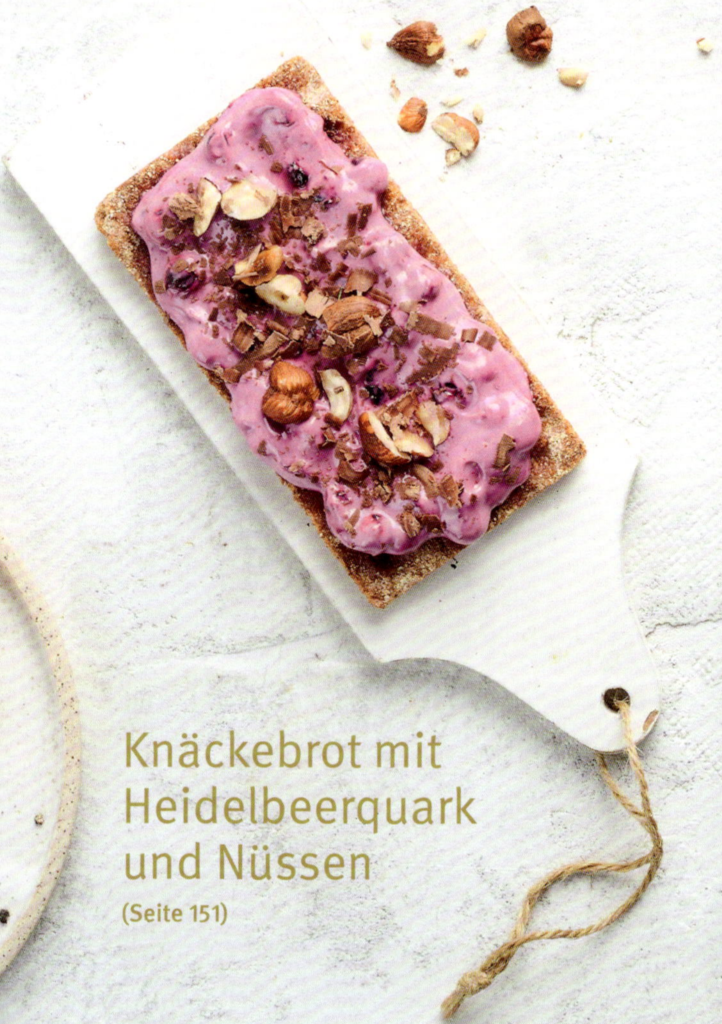

Knäckebrot mit Heidelbeerquark und Nüssen (Seite 151)

Überbackene Käse-Schinken-Brote

(Seite 151)

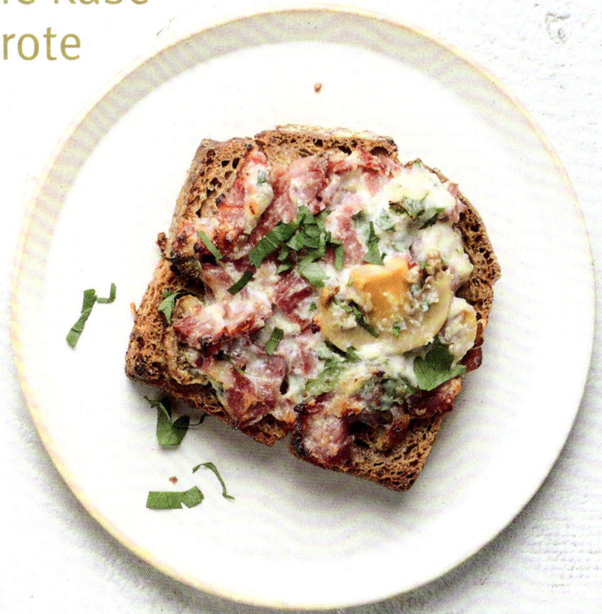

Heringsbrot mit Roter Bete (Seite 150)

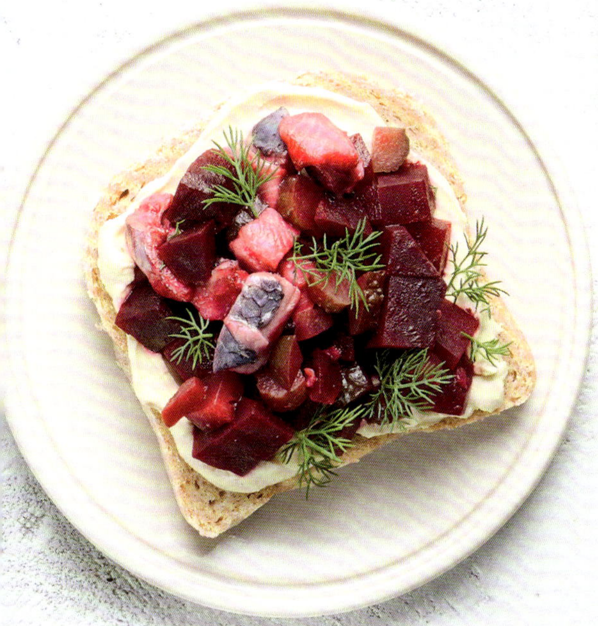

Sauerteigbrot mit kaltem Wildbraten und Salat

(Seite 150)

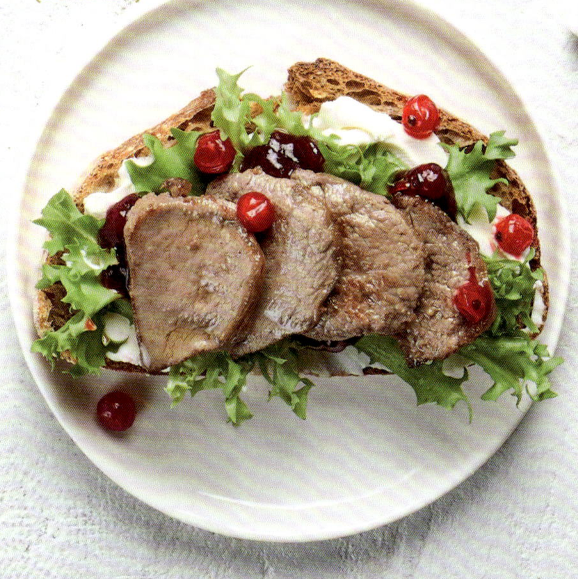

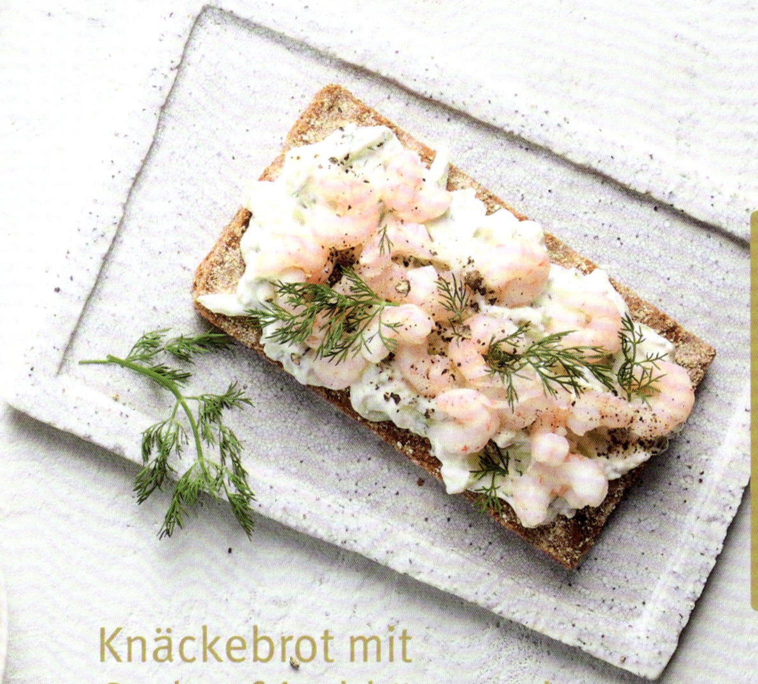

Knäckebrot mit Gurkenfrischkäse und Krabben (Seite 151)

Lachsbrot mit pochiertem Ei

Für 2 Portionen
15 Minuten

1 Bund Schnittlauch • 2 TL geriebener Meerrettich • Salz • Pfeffer • 4 TL Butter • 4 Scheiben Haferbrot • 1 Kästchen Kresse • 4 EL Weißweinessig • 4 sehr frische Eier • 4 Scheiben geräucherter Lachs

- Wasser in einem Topf zum Kochen bringen. Schnittlauch in Röllchen schneiden. Meerrettich mit Schnittlauch, Salz, Pfeffer und Butter vermischen. Auf die Brote streichen.

- Kresse abschneiden. Essig in das Wasser geben.

- Die Eier in je einer Tasse aufschlagen und je 2 Eier in das siedende Wasser mit Abstand voneinander gleiten lassen. Mit einer Schaumkelle mehrmals wenden und 3 Minuten garen. Dann herausnehmen und abtropfen lassen. Mit den beiden anderen Eiern ebenso verfahren.

- Den Lachs auf den Broten verteilen und die Eier daraufgeben. Die Kresse darauf verteilen.

Heringsbrot mit Roter Bete

Für 2 Portionen
10 Minuten

100 g Frischkäse • 2 TL Senf • Salz • Pfeffer • 4 Scheiben Haferbrot • 2 Rote Beten (gegart und vakuumiert) • ½ Bund Dill • 4 marinierte eingelegte Heringsfilets • 4 Gewürzgurken

- Frischkäse mit Senf und Gewürzen vermischen und auf die Brote streichen. Rote Beten in Würfel schneiden. Dill klein schneiden. Fisch und Gurken würfeln und beides mit den Roten Beten mischen.

- Die Mischung auf den Broten verteilen und mit Dill garnieren.

Sauerteigbrot mit kaltem Wildbraten und Salat

Für 2 Portionen
10 Minuten

4 Scheiben Roggensauerteigbrot • 4 Blätter Friséesalat • 150 g kalter Wildbraten • Pfeffer • Salz • 2 TL Preiselbeeren (Glas) • 4 EL fettarmer Frischkäse • 4 Rispen Rote Johannisbeeren

- Brotscheiben kurz toasten. Salat waschen. Braten in schmale Streifen schneiden.

- Frischkäse auf den Broten verteilen und den Salat darauflegen. Fleisch darübergeben, pfeffern, salzen und mit Preiselbeeren bestreichen.

- Johannisbeeren waschen und dekorativ auf den Broten verteilen.

Knäckebrot mit Heidelbeerquark und Nüssen

Für 2 Portionen
10 Minuten

250 g Magerquark • 1 EL Rapsöl • 200 g Heidelbeeren • 1 EL flüssiger Honig • 60 g Haselnüsse • 4 Scheiben Roggen-Knäckebrot • 30 g Zartbitterschokolade

- Magerquark mit dem Rapsöl vermischen und damit die Fettzusammenstellung optimieren.

- Heidelbeeren waschen, zum Quark geben und leicht zerdrücken. Honig hinzufügen und alles vermischen. Nüsse hacken und in einer Pfanne ohne Fettzugabe 3 Minuten rösten.

- Quark auf die Brote streichen, die Nüsse darauf verteilen und die Schokolade grob darüberraspeln.

Knäckebrot mit Gurkenfrischkäse und Krabben

Für 2 Portionen
10 Minuten

½ Salatgurke • Salz • 100 g Frischkäse • 3 Stängel Dill • 1 TL Meerrettich oder Senf nach Geschmack • 4 Scheiben Roggen-Knäckebrot • 150 g Nordseekrabben (Kühlregal)

- Gurke schälen, halbieren und die Kerne entfernen, dann in ein Sieb raspeln. Etwas salzen, ausdrücken und mit dem Frischkäse vermischen. Dill klein schneiden und unterrühren. Meerrettich oder Senf hinzufügen, salzen und pfeffern und alles gut vermischen.

- Den Frischkäse auf die Brote streichen und die abgegossenen Krabben darüber verteilen.

Überbackene Käse-Schinken-Brote

Für 2 Portionen
7 Minuten + 10 Minuten Backzeit

100 g Hartkäse (z. B. Bergkäse oder Emmentaler) • 100 g Rindersaftschinken • 1 kleine Dose Champignons (200 g) • ½ Bund Petersilie • 4 EL Skyr • ½ TL Meersalz • Pfeffer • 4 Scheiben Roggenbrot

- Den Backofen auf 200 °C Ober-/Unterhitze vorheizen. Ein Backblech mit Backpapier belegen und in den Ofen schieben.

- Käse reiben, Schinken in Streifen schneiden, Pilze abgießen und evtl. halbieren. Petersilie klein schneiden. Skyr mit Pfeffer und Salz vermischen und Petersilie, Schinken, Käse und Pilze unterrühren.

- Das Backblech aus dem Ofen nehmen, die Brotscheiben darauflegen und den Belag auf den Broten verteilen. 10 Minuten im Ofen überbacken.

Knuspriges Roggen-Knäckebrot

» Nüsse, Samen und Kerne sind ballaststoffreich, enthalten reichlich Omega-3-Fettsäuren und wirken antioxidativ.

Für 10 Scheiben
15 Minuten + 50 Minuten Backzeit

100 g gemischte (Nuss-)Kerne und Samen (Kürbis- und Sonnenblumenkerne, Leinsamen und Sesam) • 140 g Roggenmehl • 80 Haferflocken • 1 TL Salz • 30 ml Öl

• Nüsse und Samen hacken und mit allen anderen Zutaten und 250 ml Wasser in eine Schüssel geben, miteinander vermischen und 10 Minuten quellen lassen.

• Backofen auf 180 °C Ober-/Unterhitze vorheizen. Ein Backblech mit Backpapier auslegen und den Teig darauf verstreichen. 20 Minuten im vorgeheizten Ofen backen.

• Dann aus dem Ofen nehmen und in 10 Scheiben schneiden. Weitere 30 Minuten backen. Gut auskühlen lassen und in Stücke brechen.

Variante Schmeckt auch mit Mohn und gehackten Hasel- oder Walnüssen.

Schnelles Roggen-sauerteigbrot

» Der tägliche Verzehr von Apfelessig fördert einen ausgeglichenen Blutzuckerspiegel und schützt vor einer Verschlechterung bei Diabetes.

Für 1 Brot
15 Minuten + 30 Minuten Ruhezeit + 45 Minuten Backzeit

1 Würfel Hefe (42 g) • 1 EL Zucker • 2 TL Trockensauerteig • 200 g Dinkelmehl (Type 630) • 300 g Roggenmehl • 100 g Weizenmehl • 2 TL Brotgewürz nach Belieben • 30 ml Apfelessig

• Hefe zerbröseln und mit Zucker und 350 ml lauwarmem Wasser vermischen.

• Die restlichen Zutaten hinzufügen, alles gut verkneten und 30 Minuten ruhen lassen.

• Backofen auf 220 °C Ober-/Unterhitze vorheizen. Ein Backblech mit Backpapier belegen.

• Aus dem Teig einen Brotlaib formen und auf das Blech legen. Im vorgeheizten Ofen 45 Minuten backen.

Tipp Nach Geschmack können Nüsse hinzugefügt oder auch ein Teil des Mehls gegen weniger stark ausgemahlene Sorten ausgetauscht werden.

Dinkel-Hafer-Toastbrot

» Haferflocken enthalten Beta-Glucan, das einen positiven Einfluss auf den Blutzuckerspiegel hat.

Für ein Toastbrot
10 Minuten + 1 Stunde Ruhezeit + 30 Minuten Backzeit

½ Würfel Hefe (21 g) • 2 EL Zucker • 400 g Dinkelmehl (Type 630) • 100 g Hafermehl • 1 TL Salz • 100 ml Milch • 2 EL Butter plus etwas für die Form

- 250 ml lauwarmes Wasser in eine Schüssel geben, die Hefe hineinbröseln und den Zucker dazugeben. Leicht verrühren.

- Danach die restlichen Zutaten hinzufügen und mit einem Rührgerät gut vermengen. 1 Stunde ruhen lassen.

- Backofen auf 200 °C Ober-/Unterhitze vorheizen.

- Aus dem Teig 3 Kugeln formen, in eine gefettete Kastenform geben und 30 Minuten im vorgeheizten Backofen backen.

Variante Hafermehl durch Roggenmehl ersetzen.

Leinsamenbrot

» Leinsamen sind reich an Ballaststoffen und Eiweiß sowie dem darin enthaltenen Leinöl. Am besten immer im Ganzen kaufen und selbst mörsern, da sie dann besser aufgenommen werden können. Wenn sie zu lange liegen, werden gemahlene Leinsamen ranzig.

Für eine Kastenform
10 Minuten + 1 Stunde Ruhezeit + 50–60 Minuten Backzeit

1 EL Rapsöl für die Form • 100 g Leinsamen • 250 g Dinkelmehl (Type 630) • 130 g Roggen • 70 g Gerste • 1 EL Zucker • 1 Pck. Trockenhefe • 1 Pck. Sauerteigextrakt • 1 TL Salz • ½ TL Brotgewürz nach Belieben

- Eine Kastenform fetten und 2 EL Leinsamen darin ausstreuen.

- Restlichen Leinsamen im Mörser leicht zerstoßen oder mit der Küchenmaschine schroten. Mit dem Dinkelmehl in eine Rührschüssel geben.

- Roggen und Gerste mit der Küchenmaschine mahlen und ebenfalls in die Rührschüssel geben.

- Restliche Zutaten und 420 ml lauwarmes Wasser hinzufügen und alles gut verkneten. 1 Stunde an einem warmen Ort ruhen lassen.

- Backofen auf 200 °C Ober-/Unterhitze vorheizen. Teig in die vorbereitete Backform geben und auf mittlerer Schiene 50–60 Minuten backen.

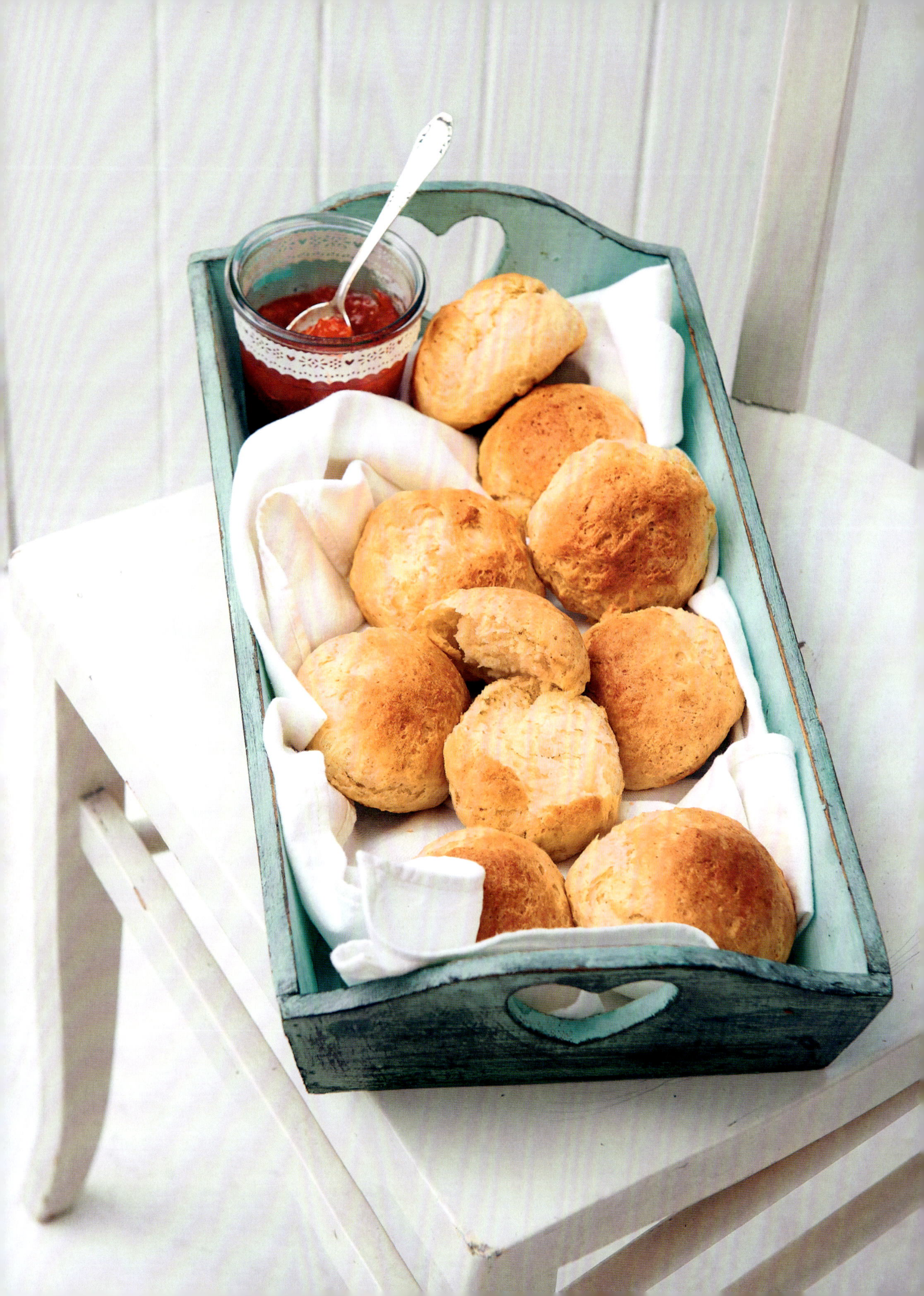

Schnelle Dinkel-Quark-Brötchen

» Quark enthält reichlich Eiweiß, ist aber fettarm und sättigt daher gut.

Für 8 Stück

15 Minuten + 25–30 Minuten Backzeit

50 g Vollkorn-Dinkelmehl • 200 g Dinkelmehl (Type 630) plus etwas für die Arbeitsfläche • 1½ TL Backpulver • 2 EL Leinsamen • 300 g Magerquark • 1 Ei • 3 EL Rapsöl • 1 TL Salz • 2 EL grobe Haferflocken zum Bestreuen

- Backofen auf 180 °C Ober-/Unterhitze vorheizen. Mehl, Backpulver, Leinsamen, Magerquark, Ei, Öl und Salz miteinander vermischen.
- Teig auf eine bemehlte Arbeitsfläche geben und daraus 8 Brötchen formen.
- Brötchen auf ein Backblech legen und die Oberseite mit einem Messer kreuzweise einschneiden.
- Mit Haferflocken bestreuen und im vorgeheizten Backofen 25–30 Minuten backen.

Früchtebrot

» Trockenfrüchte sind reich an Ballaststoffen, Kalium, Magnesium und Phosphor. Außerdem binden sie Wasser und können dadurch verdauungsfördernd wirken.

Für 1 Kastenform

15 Minuten + 1 Stunde Ruhezeit + 50 Minuten Backzeit

400 g gemischte Trockenfrüchte (Aprikosen, Äpfel, Birnen, Pflaumen, Rosinen, Preiselbeeren, Heidelbeeren, Sauerkirschen) • 200 g (Nuss-)Kerne (Walnüsse, Haselnüsse, Macadamianüsse, Pistazien, Kürbiskerne) • 100 g Roggenmehl • 100 g Dinkelmehl • 2 EL Zucker • 1 TL Trockenhefe • 1 TL Sauerteigextrakt • ½ TL Salz • 50 g flüssiger Honig • 1 TL Zimt • etwas Butter für die Form

- Trockenfrüchte und Nüsse grob hacken.
- Mehl mit Zucker, Trockenhefe, Sauerteigextrakt und 100 ml lauwarmem Wasser vermischen. Zugedeckt an einem warmen Ort 1 Stunde gehen lassen.
- Backofen auf 180 °C Ober-/Unterhitze vorheizen. Salz, Honig und Zimt in den Teig rühren und Trockenfrüchte und Nüsse dazugeben.
- Teig in eine gebutterte Kastenform geben und 50 Minuten backen. Stäbchenprobe machen.

Variante Weihnachtlich wird dieses Früchtebrot mit Lebkuchengewürz oder Glühweingewürz.

« Schnelle Dinkel-Quark-Brötchen

Klassisches Roggensauerteigbrot

» Roggenmehl enthält sehr viele Ballaststoffe und hat durch den Sauerteig zusätzlich gesundheitsfördernde Wirkungen.

Für 1 Brot

⏲ 15 Minuten + 17 Stunden Ruhezeit + 1 Stunde Backzeit

Für den Sauerteig

20 g Anstellgut (z. B. vom Bäcker oder als Starter aus dem Bioladen) • 240 g Roggenmehl (Type 1150)

Für den Hauptteig

2 TL Salz • 500 g Roggenmehl (Type 1150) • ½ TL Kümmel nach Belieben

- Für den Sauerteig das Anstellgut mit 240 ml lauwarmem Wasser vermengen und anschließend mit dem Roggenmehl verkneten. Dann 14 Stunden reifen lassen.

- Für den Hauptteig den gereiften Sauerteig mit 225 ml lauwarmem Wasser verquirlen, dann Salz, Roggenmehl und nach Belieben Kümmel hinzufügen und 3 Minuten kneten. Den Teig 30 Minuten ruhen lassen.

- Danach den Teig zu einem runden Laib formen und nochmals an einem warmen Ort ca. 2 ½ Stunden gehen lassen, bis er sich vergrößert hat.

- Backofen auf 250 °C Ober-/Unterhitze vorheizen. Den Laib in einen gusseisernen Topf setzen und 10 Minuten backen. Anschließend die Temperatur auf 180 °C reduzieren und das Brot weitere 50 Minuten backen.

Tipp Gleich einen Teil als eigenes Anstellgut zurückbehalten und im Kühlschrank aufbewahren.

Hafer-Nuss-Möhren-Brot

» Leinsamen und ihr Öl besitzen so viele Omega-3-Fettsäuren wie kein anderes Öl und wirken dadurch besonders antientzündlich.

Für 1 Brot

⏲ 10 Minuten + 50–60 Minuten Backzeit

1 Möhre • 50 g Haselnusskerne • 150 g zarte Haferflocken • 50 g Haferkleie • 500 g Magerquark • 1 Pck. Backpulver • 3 Eier • 30 g Leinsamen • 1 TL Salz

- Backofen auf 180 °C Ober-/Unterhitze vorheizen. Möhre waschen, schälen und fein raspeln. Haselnüsse hacken.

- Alle Zutaten in eine Schüssel geben und mit dem Handrührgerät verkneten.

- In eine mit Backpapier ausgekleidete Kastenform geben, die Oberfläche mit Wasser bestreichen.

- Brot im vorgeheizten Backofen 50–60 Minuten backen.

» Hafer-Nuss-Möhren-Brot

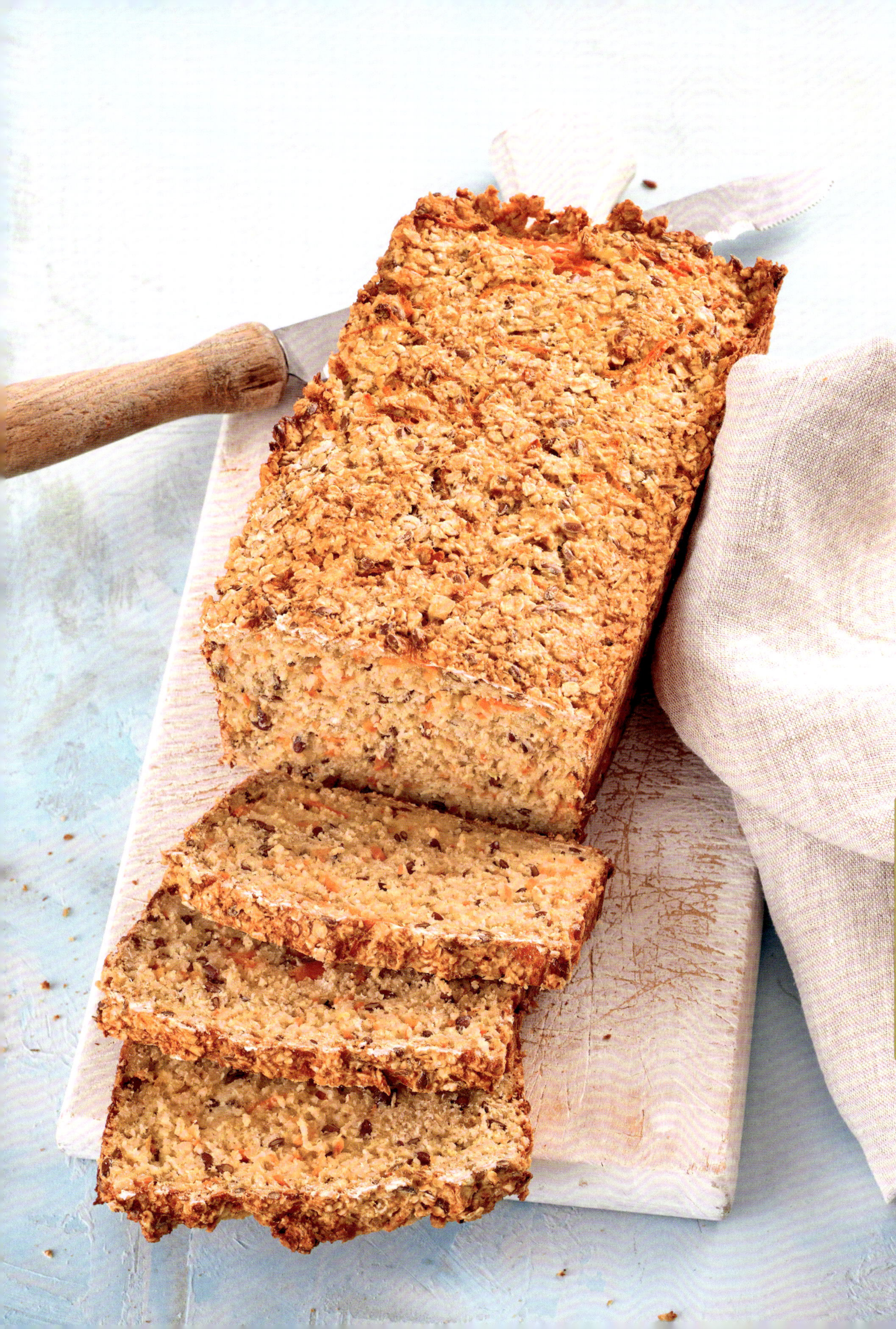

KUCHEN UND DESSERTS

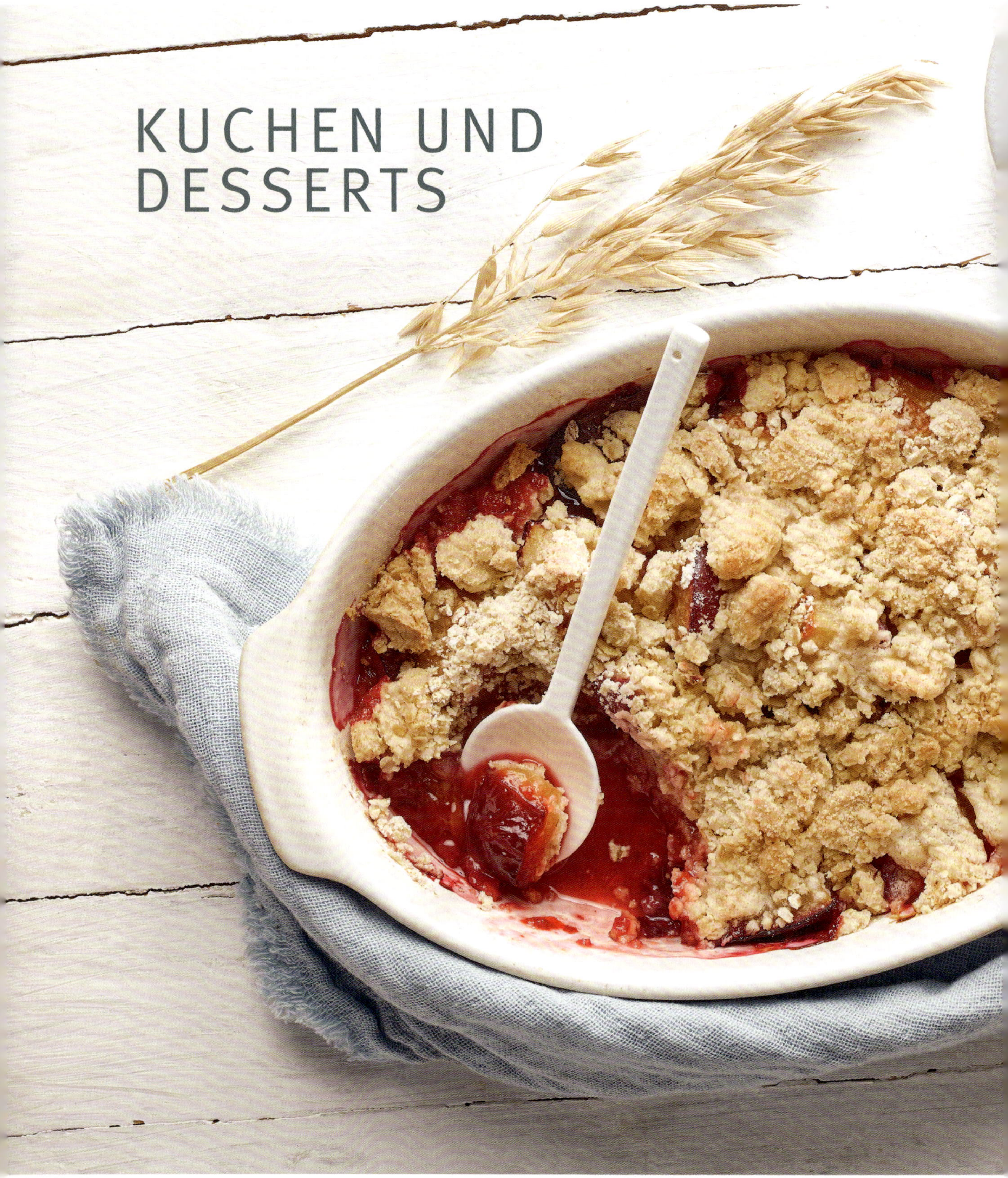

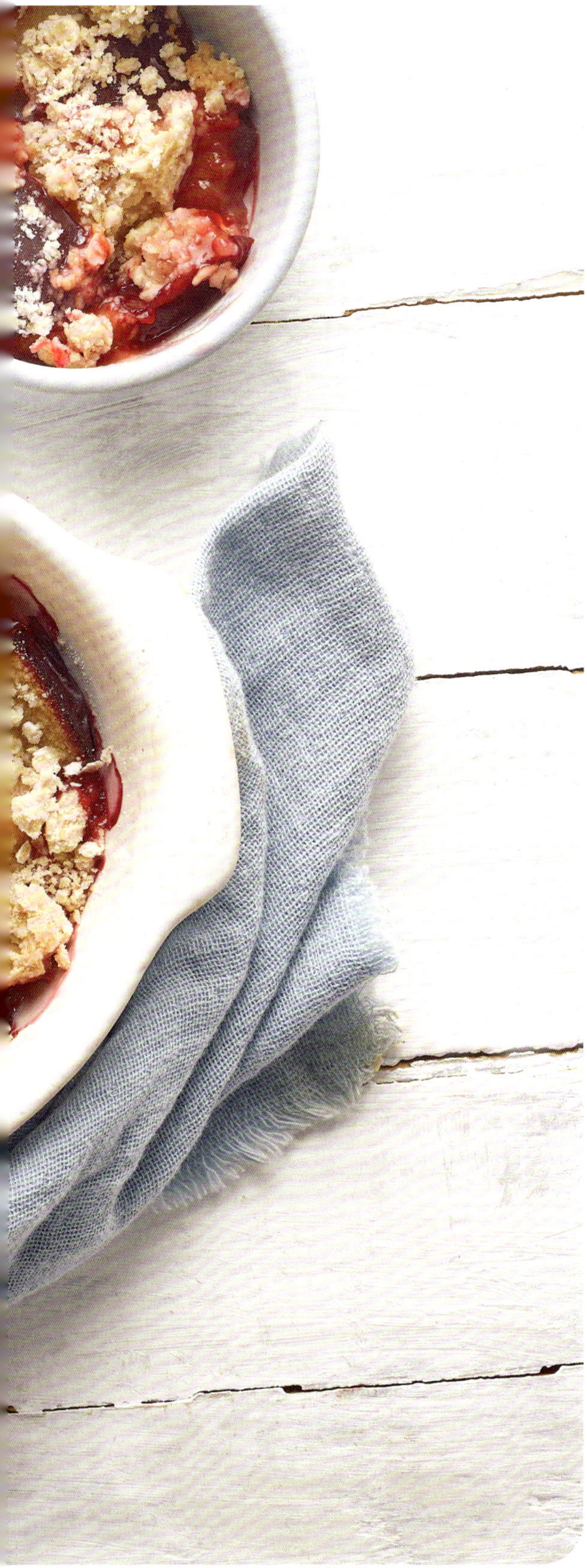

Warmer Pflaumencrumble

» Haferflocken sind reich an Beta-Glucan, Pflaumen enthalten die ganze Bandbreite an Vitaminen, Spurenelementen und sekundären Pflanzenstoffen.

Für 12 Gläser oder eine große Auflaufform
10 Minuten + 20 Minuten Backzeit

Für die Streusel
100 g gemahlene Haselnusskerne • 100 g gemahlene Haferflocken • 100 g kalte Butter • 100 g Zucker • ½ TL Zimt • 1 Prise Salz

Außerdem
800 g Pflaumen oder Zwetschgen (frisch oder TK)

- Alle Zutaten für die Streusel in eine Schüssel geben und mit dem Handrührgerät oder den Händen zu Streusel verkneten.

- Frische Pflaumen oder Zwetschgen waschen, halbieren und entsteinen. In 12 hitzebeständige Gläser oder Schälchen füllen.

- Backofen auf 180 °C Ober-/Unterhitze vorheizen. Die Streusel auf dem Obst verteilen und den Crumble 20 Minuten backen.

Tipp Schmeckt auch als Apfel- oder Sauerkirsch-Crumble.

Stachelbeerkuchen mit Guss

» Stachelbeeren enthalten viele Ballaststoffe und Vitamin C. Der Skyr sorgt für ausreichend Eiweiß, das gut sättigend wirkt.

Für eine Springform (∅ 28 cm)
15 Minuten + 30 Minuten Ruhezeit + 50 Minuten Backzeit

Für den Teig
200 g Margarine auf Rapsölbasis • 100 g Zucker • 1 Ei • 100 g Vollkorn-Dinkelmehl • 100 g Roggenmehl • 1 Prise Salz

Für den Guss
70 g Zucker • 2 Eier • 250 g Skyr (oder fettarmer Frischkäse)

Außerdem
300 g Stachelbeeren • Öl für die Form

- Die Zutaten für den Teig in eine Schüssel geben, mit dem Handrührgerät verkneten und 30 Minuten ruhen lassen. Währenddessen die Zutaten für den Guss miteinander verquirlen.
- Stachelbeeren waschen. Backofen auf 160 °C Umluft vorheizen.
- Den Boden einer Springform mit Backpapier belegen und den Rand mit Öl bepinseln. Springform mit dem Teig auskleiden und den Teig dabei am Rand ca. 2 cm hochziehen.
- Stachelbeeren auf dem Teig verteilen und den Guss über die Stachelbeeren gießen. Kuchen im vorgeheizten Ofen ca. 50 Minuten backen. Abkühlen lassen.

Variante Schmeckt auch mit Johannisbeeren, Brombeeren oder Himbeeren.

Möhrenkuchen

» Das in Möhren enthaltene Beta-Carotin kann unser Körper besonders gut aufnehmen, wenn die Zellwände – wie hier durch Raspeln – zerstört sind.

Für eine Kastenform
20 Minuten + 1 Stunde Backzeit

200 g gemahlene Haselnusskerne • 100 g Zartbitterschokolade • 200 g Möhren • 3 Eier • 150 ml Rapsöl plus etwas für die Form • 200 g Zucker • 1 Prise Salz • 150 g Dinkelmehl Type 630 • 100 g Hafermehl (oder gemahlene Haferflocken) • 1 Pck. Backpulver • ½ TL Zimt

- Backofen auf 180 °C Ober-/Unterhitze vorheizen. Schokolade reiben oder hacken und zusammen mit den Haselnüssen in eine Schüssel geben.
- Möhren waschen, raspeln und ebenfalls in die Schüssel geben.
- Eier in einer weiteren Schüssel schaumig rühren. Öl, Zucker und Salz zur Möhren-Schokoladen-Masse geben und gut vermengen.
- Mehl, Backpulver und Zimt zugeben und unterrühren. Zuletzt die schaumig geschlagenen Eier unterheben.
- Teig in die gefettete Kastenform geben und im vorgeheizten Ofen 1 Stunde backen. Garprobe machen und eventuell noch weitere 10 Minuten backen.
- Gut abkühlen lassen, dann aus der Form stürzen.

Variante Anstelle von Möhren Zucchini verwenden oder andere Nusssorten verwenden.

Käsekuchen

» Quark enthält viel Eiweiß, das lange sättigt, aber wenig Kalorien hat. Perfekt für einen besonders nährstoffreichen Kuchen.

Für eine Springform (∅ 28 cm)
15 Minuten + 45–60 Minuten Backzeit

Für den Teig
100 g Hafermehl • 100 Weizenmehl Type 550 plus etwas zum Bestreuen • 125 g Butter plus etwas für die Form • 1 Ei • 60 g Zucker • 1 EL Rapsöl für die Form

Für die Füllung
750 g Quark • 1 Pck. Vanillepuddingpulver • 120 g Zucker • abgeriebene Schale von 1 Bio-Zitrone • 5 Eier • 125 g flüssige Butter • Mark von 1 Vanilleschote

- Backofen auf 165 °C Ober-/Unterhitze vorheizen und die Springform fetten. Alle Zutaten für den Teig verkneten und in die Springform geben. Etwas Mehl darüberstreuen, den Teig glatt drücken und an den Rändern 3 cm hochziehen.

- Für die Füllung Quark, Vanillepuddingpulver, Zucker und Zitronenschale verrühren. Eier trennen und Eiweiß steif schlagen. Eigelbe und flüssige Butter zur Quarkmischung geben und gut verrühren.

- Anschließend Eiweiße unterheben und auf den Teig gießen. Den Kuchen im vorgeheizten Ofen in 45–60 Minuten goldbraun backen. Stäbchenprobe machen.

- Bei geöffneter Ofentür abkühlen lassen, damit er nicht zusammenfällt.

Variante Am Ende der Backzeit 200 g Beeren darauf verteilen und fertig backen.

Zwetschgentarte

» Zwetschgen sind reich an Ballaststoffen und wirken dadurch verdauungsfördernd. Roggen und Dinkelmehl enthalten ebenfalls Ballaststoffe, die ausgleichend auf unseren Blutzuckerspiegel wirken.

Für 8 Stücke
15 Minuten + 40 Minuten Backzeit + 30 Minuten Ruhezeit

Für den Teig
70 g Puderzucker • 180 g Vollkorn-Dinkelmehl plus etwas für die Arbeitsfläche • 70 g Roggenmehl • 1 Prise Salz • 125 g Butter • 1 Ei

Für den Belag
500 Zwetschgen • 1 EL Milch • 25 g brauner Zucker

- Alle Zutaten für den Teig mit dem Handrührgerät verkneten, dann 30 Minuten ruhen lassen.

- Währenddessen Zwetschgen waschen, halbieren, entsteinen und in schmale Spalten schneiden.

- Backofen auf 180 °C Ober-/Unterhitze vorheizen. Teig auf einer bemehlten Arbeitsfläche zu einem 35×25 cm großen Rechteck ausrollen. Dann mehrfach mit einer Gabel einstechen, damit der Dampf später besser austreten kann.

- Den Teig mit den Zwetschgen so belegen, dass rundherum ein 3 cm breiter Rand frei bleibt. Diesen Rand über die Früchte klappen und mit Milch bestreichen. Alles mit braunem Zucker bestreuen.

- Die Tarte im vorgeheizten Ofen 40 Minuten backen.

Blaue Apfeltarte

» Heidelbeeren enthalten viele positive gesundheitsfördernde Stoffe wie Pflanzenpigmente und liefern eine extra Portion Vitamin C.

Für 1 Tarte- oder Springform (∅ 28 cm)

⏲ 15 Minuten + 30 Minuten Backzeit + 30 Minuten Ruhezeit

Für den Teig

70 g Puderzucker • 180 g Dinkelmehl plus etwas für Arbeitsfläche • 70 g Roggenmehl • 1 Prise Salz • 125 g Butter plus etwas für die Form • 1 Ei

Für den Belag

2 mürbe Äpfel • 1 Vanilleschote • 2 EL Rohrzucker • 400 g Heidelbeeren • 1 EL Milch • 2 EL brauner Zucker

- Für den Teig alle Zutaten mit dem Handrührgerät verkneten. Dann 30 Minuten ruhen lassen.

- Äpfel waschen, halbieren, Kerngehäuse entfernen und Fruchtfleisch in schmale Spalten schneiden. Vanilleschote längs halbieren und mit einem Löffel das Mark herauskratzen. Mit dem Zucker vermischen. Heidelbeeren waschen und mit der Vanille-Zucker-Mischung pürieren.

- Backofen auf 180 °C Ober-/Unterhitze vorheizen. Teig auf einer bemehlten Arbeitsfläche rund ausrollen, 4 cm mehr im Durchmesser als die zu belegende Tarte- oder Springform. In die gefettete Form geben und den Rand überhängen lassen. Dann mehrfach mit einer Gabel einstechen.

- Den Teig mit dem Heidelbeermus bestreichen, mit den Äpfeln rundherum belegen und den Rand einklappen. Den Rand mit Milch bestreichen und mit braunem Zucker bestreuen. Tarte im vorgeheizten Ofen 40 Minuten backen.

Brombeersorbet

» Brombeeren enthalten sekundäre Pflanzenstoffe und können den Blutzuckerspiegel nach einer Mahlzeit regulieren.

Für 4 Portionen

⏲ 20 Minuten + 20 Minuten Kühlzeit + Einfrierzeit über Nacht

500 g Brombeeren • 2 EL Puderzucker • ½ Vanilleschote • 50 g Zucker • 200 ml Birnensaft

- Brombeeren waschen, mit Puderzucker vermischen, pürieren und durch ein Sieb streichen.

- Vanilleschote längs aufschlitzen und das Mark mit einem Löffel herausschaben. Mark mit der Schote, Zucker, Birnensaft und 80 ml Wasser aufkochen und 5 Minuten köcheln lassen.

- Schote entfernen und Brombeerpüree unterrühren. Alles fein pürieren und 20 Minuten kühl stellen.

- Die Sorbetmasse über Nacht einfrieren oder in einer Eismaschine zubereiten.

» Blaue Apfeltarte

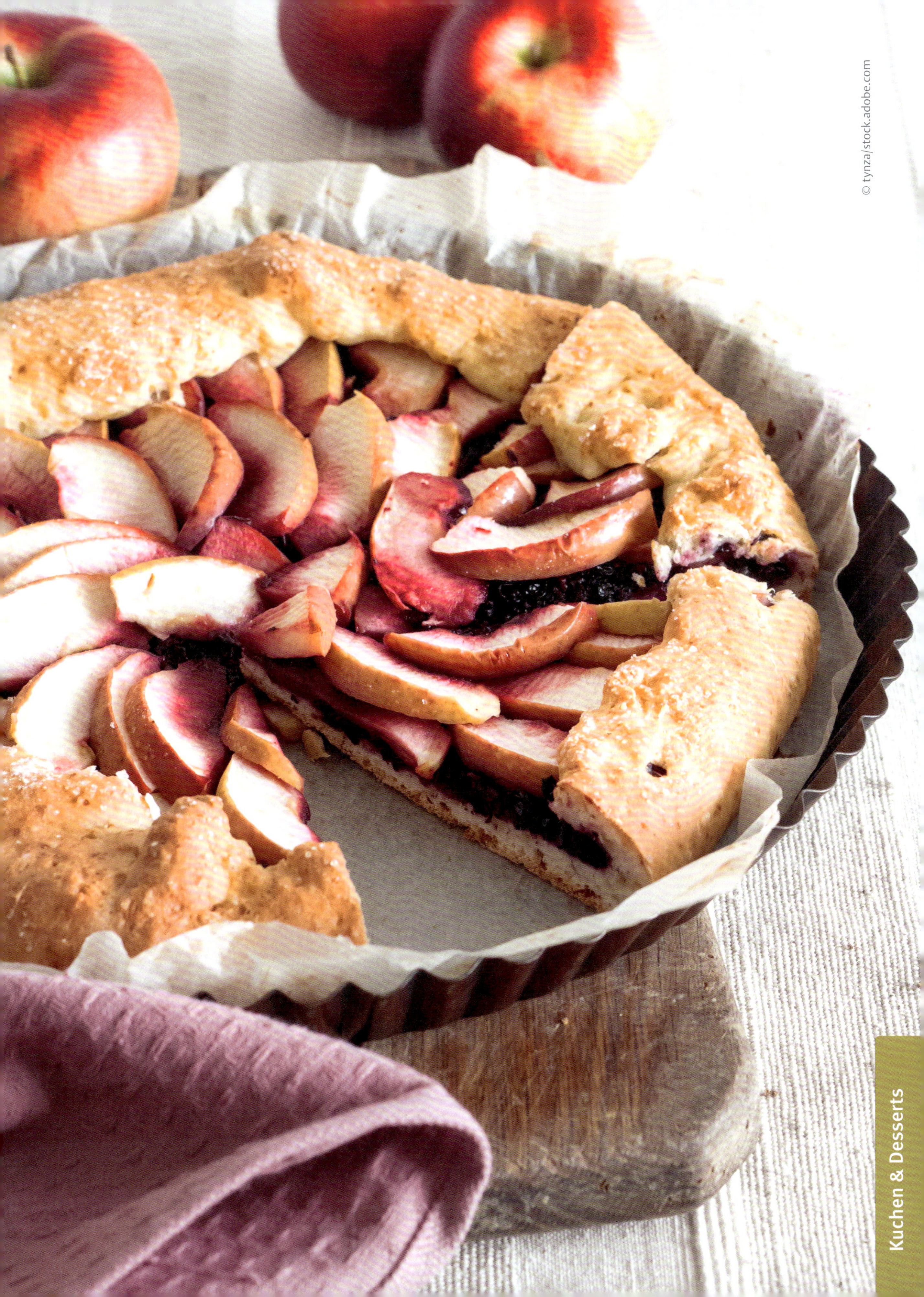

Bratäpfel mit Walnüssen und Rosinen

» Äpfel enthalten alle Vitamine und Mineralstoffe, die wir täglich benötigen. Zudem sind sie kalorienarm und reich an Ballaststoffen.

Für 4 Portionen
10 Minuten + 30 Minuten Backzeit

4 Äpfel • 50 g Walnusskerne • 2 EL flüssiger Honig • 30 g Rosinen • 50 g Butter plus 2 EL für die Form • 50 g Semmelbrösel • ½ TL Zimt

- Äpfel waschen und Kerngehäuse mit einem entsprechenden Ausstecher oder mit einem Messer ausstechen.

- Backofen auf 180 °C Ober-/Unterhitze vorheizen. Eine Auflaufform mit Butter einfetten. Walnüsse zerkleinern, Honig hinzugeben und mit den Rosinen in einer Schüssel vermengen.

- Äpfel in die Auflaufform setzen und die Masse einfüllen. Mit Alufolie abgedeckt 30 Minuten im vorgeheizten Ofen backen.

- Währenddessen Butter schmelzen, Semmelbrösel und Zimt einrühren und vermischen.

- Äpfel auf Teller verteilen und mit der Brösel-Zimt-Mischung garnieren.

Herbstliches Apfelmus

» Äpfel enthalten Quercetin, ein natürliches Antiallergikum. Außerdem regulieren sie die Verdauung.

Für 4 Portionen
25 Minuten

1 kg säuerliche Äpfel (Boskop oder Elstar) • 2 weiche Trockenpflaumen • 1 Vanilleschote • ½ TL Zimt

- Äpfel schälen, vierteln, das Kerngehäuse entfernen und das Fruchtfleisch klein schneiden. Pflaumen pürieren. Vanilleschote längs aufschneiden und das Mark mit einem Löffel herauskratzen.

- Pflaumenmus, Vanille und Zimt mit 500 ml Wasser in einen Topf geben und alles zum Kochen bringen. Dann die Äpfel hinzugeben und im offenem Topf 10 Minuten köcheln lassen.

- Vom Herd nehmen und nach Belieben pürieren.

Passt zu allen Mehlspeisen, zu Frühstücksbreien oder zu Vanilleeis.

Der perfekte Apfelstrudel

» Äpfel sind reich an Kalium, Ballaststoffen und Vitaminen und können so einen Beitrag zu unserer täglichen Nährstoffversorgung leisten.

Für 1 Blech

30 Minuten + 30 Minuten Ruhezeit + 45 Minuten Backzeit

Für den Strudelteig
- 250 g Weizenmehl (Type 405) plus etwas zum Einrollen
- 1 Prise Salz
- 1 Ei
- 1 EL Rapsöl
- 1 EL Apfelessig

Für die Füllung
- 40 g Butter
- 3 EL Semmelbrösel
- 700 g säuerliche Äpfel (Boskop)
- 100 g gehackte Walnusskerne
- 80 g Zucker
- 1 TL Zimt
- 1 Pck. Vanillezucker nach Geschmack
- 1 EL frisch gepresster Zitronensaft
- 2 EL Rosinen
- 2 EL Milch

- Die Zutaten für den Strudelteig mit 125 ml Wasser mit dem Handrührgerät verkneten und 30 Minuten zugedeckt ruhen lassen. Der Essig ist nötig, damit der Teig später nicht zerreißt und keine unschönen Löcher entstehen.

- Den Strudelteig über einem bemehlten Geschirrtuch ganz dünn ausrollen. Butter zerlassen und den Teig damit bestreichen. Anschließend die Semmelbrösel darauf verteilen.

- Äpfel waschen und schälen. Kerngehäuse entfernen und das Fruchtfleisch in feine Scheiben schneiden oder raspeln. Mit gehackten Walnüssen, Zucker, Zimt, Vanillezucker, Zitronensaft und Rosinen vermischen. Zitronensaft zugeben und vermengen.

- Backofen auf 180 °C Umluft vorheizen. Die Apfel-Zucker-Mischung auf dem Strudelteig verteilen. Dabei die Ränder 5 cm frei lassen. Den Strudel mithilfe des Geschirrtuchs einrollen und die Enden fest andrücken. Mithilfe des Geschirrtuchs auf ein mit Backpapier belegtes Backblech gleiten lassen.

- Strudel mit Milch bestreichen. 45 Minuten im vorgeheizten Ofen backen.

Variante Alternativ eignen sich auch Mirabellen oder Stachelbeeren als Füllung für einen süßen Strudel.

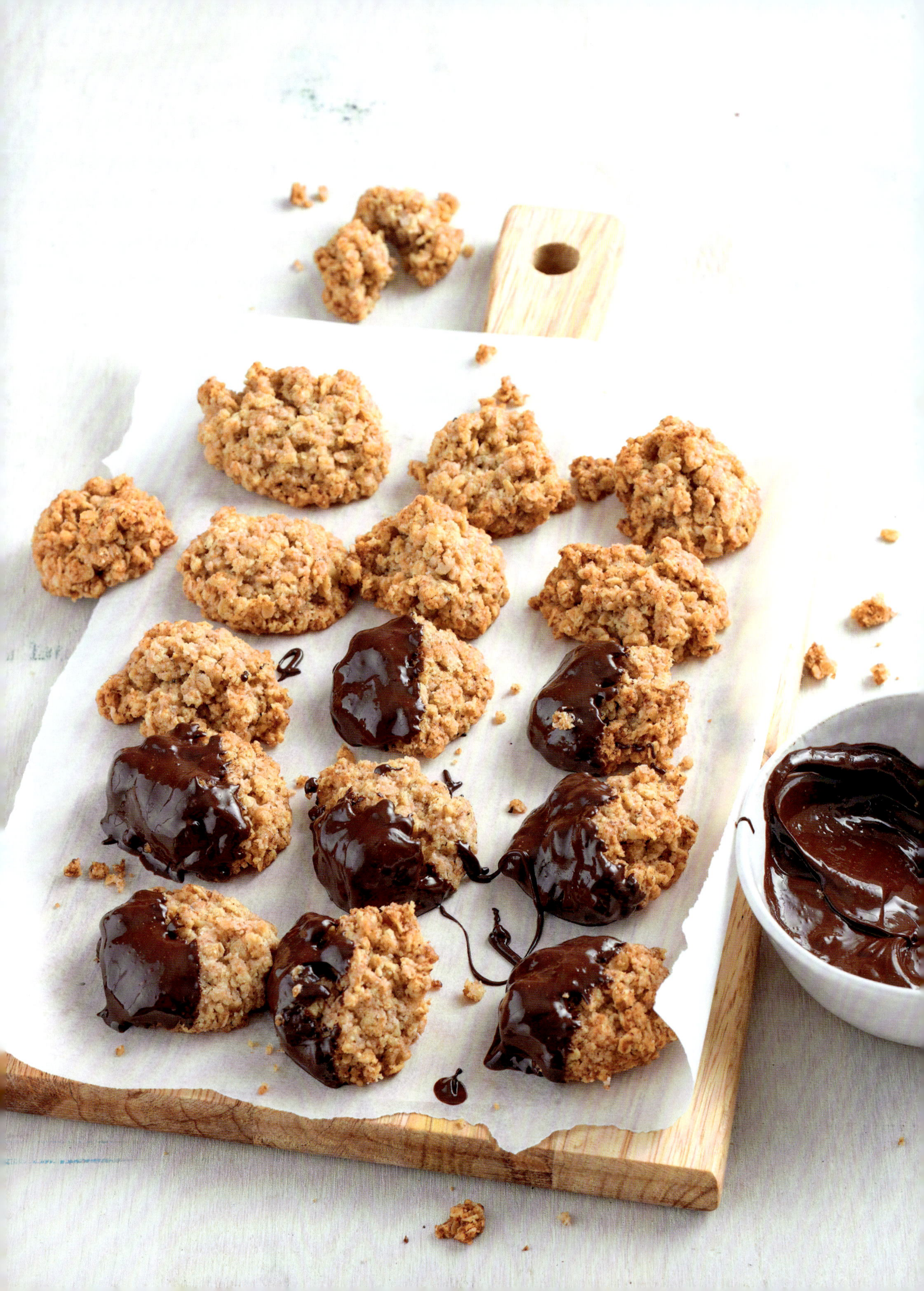

Schokoladige Haferkekse mit Walnüssen

» Walnüsse sind reich an Omega-3-Fettsäuren, Kalium, Magnesium, Zink, Eisen und Vitamin E und wirken dadurch antioxidativ.

Für 1 Blech

10 Minuten + 15–20 Minuten Backzeit

125 g weiche Butter • 60 g Zucker • 25 ml flüssiger Honig, Rohrzucker oder Reissirup • 120 g zarte Haferflocken • 80 g gemahlene Walnusskerne • 80 g Dinkelmehl • 1 Prise Salz • ½ TL Zimt • 100 g Zartbitterschokolade

- Alle Zutaten bis auf die Schokolade mit dem Handrührgerät vermischen.
- Backofen auf 180 °C Ober-/Unterhitze vorheizen und 2 Backbleche mit Backpapier belegen. Den Teig mithilfe eines Esslöffels portionsweise auf ein mit Backpapier belegtes Backblech setzten.
- Haferkekse 15–20 Minuten im vorgeheizten Ofen backen.
- Währenddessen die Schokolade in einem kleinen Topf schmelzen.
- Die Kekse gut abkühlen lassen, dann eine Seite mit Schokolade bestreichen und zum Festwerden kühl stellen.

« Schokoladige Haferkekse mit Walnüssen

Rote Birnen

» Birnen enthalten Mineralstoffe wie Eisen und Magnesium, aber auch Vitamin C und Folsäure. Eine Birne kann zehn Prozent des täglichen Vitamin- und Mineralstoffbedarfs decken.

Für 4 Portionen

25 Minuten

4 Williams-Christ-Birnen • 200 ml Traubensaft (alternativ alkoholfreier Wein) • 100 ml Preiselbeersaft (alternativ Cranberrysaft) • 2 EL flüssiger Honig, Rohrzucker oder Reissirup • 1 Zimtstange • 1 Vanillestange • 1 Sternanis

- Birnen waschen und mit dem Sparschäler schälen. Dann vierteln und das Kerngehäuse entfernen.
- Birnen In einem Topf mit Traubensaft, Preiselbeer- oder Cranberrysaft, Honig, Rohrzucker oder Reissirup und den Gewürzen 15 Minuten köcheln lassen.
- Auf 4 Teller verteilen.

Das passt dazu Nach Belieben pur oder mit Vanilleeis servieren.

Beeren-Joghurt-Eis

» Joghurt enthält Eiweiß, ist aber fett- und kalorienarm und daher ein guter Bestandteil von Desserts.

Für 4 Portionen
10 Minuten

400 g gemischte TK-Beeren (Heidelbeeren, Himbeeren, Erdbeeren) • 200 g Naturjoghurt • 50 g Sahne • 40 g Puderzucker nach Belieben • 1 Prise Zimt • 1 EL frische Beeren

- Die TK-Beeren unaufgetaut pürieren. Mit Joghurt, Sahne und Puderzucker vermischen und nochmals kurz pürieren. Dann sofort auf Schälchen verteilen oder einfrieren.

- Nach Belieben mit Zimt würzen und mit frischen Beeren dekorieren.

Variante Schmeckt wunderbar auch mit Roten und Schwarzen Johannisbeeren und/oder mit Skyr statt Naturjoghurt.

Johannisbeermuffins

» Nüsse enthalten wertvolle pflanzliche Öle, die einen Beitrag zu unserer täglichen Versorgung mit Omega-3-Fettsäuren leisten.

Für 12 Stück
15 Minuten + 30 Minuten Backzeit

2 Eier • 100 g Zucker • 100 ml Rapsöl • 100 g fettarmer Joghurt • 1 Prise Salz • 1 Pck. Vanillezucker • 100 g Dinkelmehl • 1 TL Backpulver • 100 g gemahlene Haselnüsse • 200 g Rote Johannisbeeren

- Eier trennen und Eiweiß steif schlagen. Eigelbe mit dem Zucker schaumig rühren.

- Rapsöl und Joghurt dazugeben und verrühren. Salz und Vanillezucker hinzufügen und vermengen.

- Mehl, Backpulver und Haselnüsse nach und nach zugeben, dabei weiter verrühren. Anschließend Eiweiß unterheben.

- Johannisbeeren waschen, mit einer Gabel von den Rispen streifen und in den Teig geben.

- Backofen auf 180 °C Ober-/Unterhitze vorheizen. Eine Muffinform mit 12 Papierförmchen ausstatten. Teig auf die Muffinformen verteilen und 30 Minuten auf der mittleren Schiene backen.

Variante Die Johannisbeeren durch Brombeeren oder Himbeeren ersetzen.

» Beeren-Joghurt-Eis

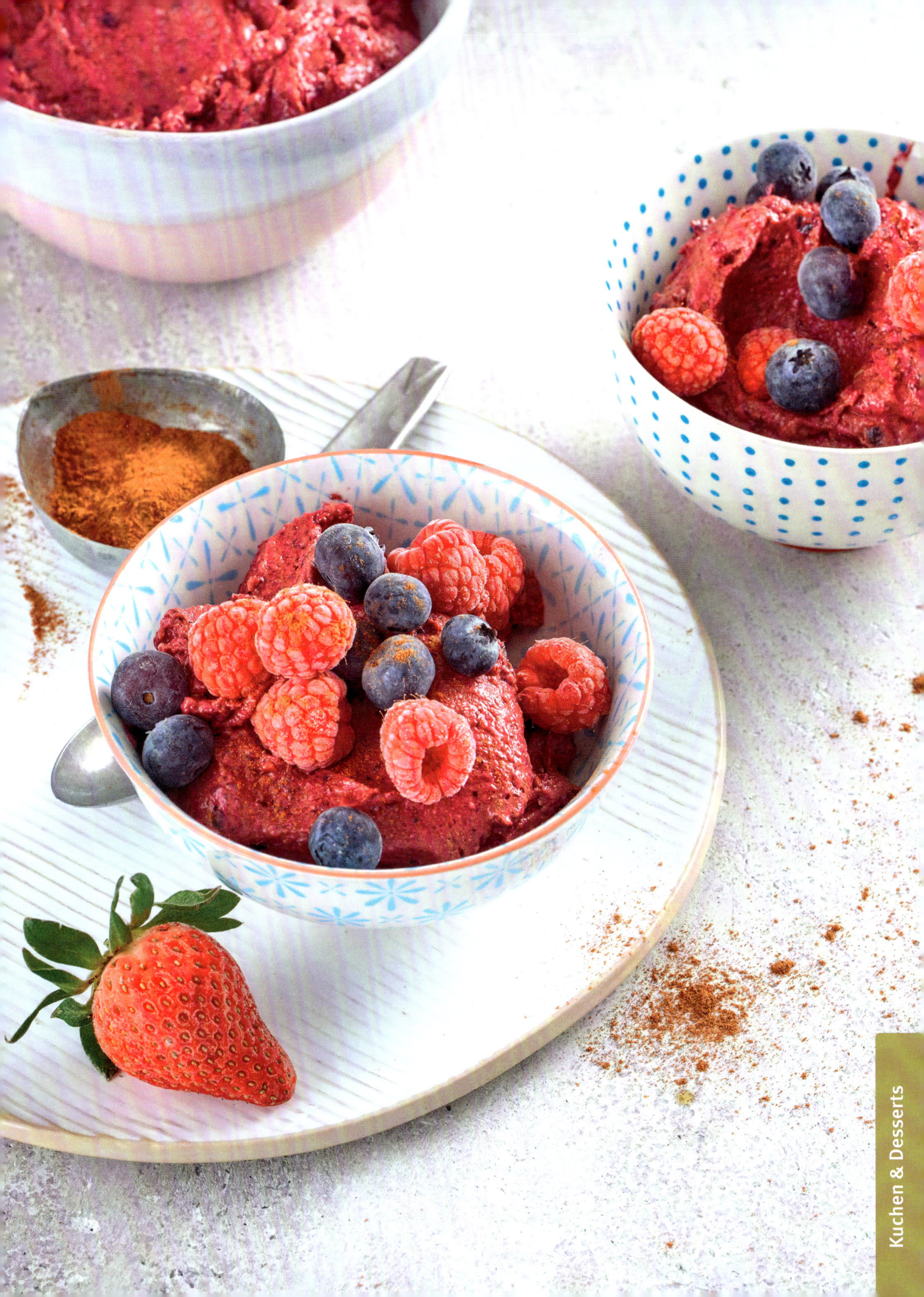

Service

Quellenangaben

[1] Adamsson V, Reumark A, Fredriksson IB et al. Effects of a healthy Nordic diet on cardiovascular risk factors in hypercholesterolaemic subjects: a randomized controlled trial (NORDIET). J Intern Med. 2011 Feb;269(2):150–9. doi: 10.1111/j.1365-2796.2010.02290.x. Epub 2010 Oct 22. PMID: 20964740

[2] Akesson A, Andersen LF, Kristjánsdóttir AG et al. Health effects associated with foods characteristic of the Nordic diet: a systematic literature review. Food Nutr Res. 2013 Oct 9;57. doi: 10.3402/fnr.v57i0.22790. PMID: 24130513; PMCID: PMC3795297

[3] Amiri M, Raeisi-Dehkordi H, Sarrafzadegan N et al. The effects of Canola oil on cardiovascular risk factors: A systematic review and meta-analysis with dose-response analysis of controlled clinical trials. Nutr Metab Cardiovasc Dis. 2020 Nov 27;30(12):2133–2145. doi: 10.1016/j.numecd.2020.06.007. Epub 2020 Jun 18. PMID: 33127255

[4] Apte SA, Cavazos DA, Whelan KA et al. A low dietary ratio of omega-6 to omega-3 Fatty acids may delay progression of prostate cancer. Nutr Cancer. 2013;65(4):556–62. doi: 10.1080/01635581.2013.775316. PMID: 23659447

[5] Arabzadegan N, Daneshzad E, Fatahi S et al. Effects of dietary whole grain, fruit, and vegetables on weight and inflammatory biomarkers in overweight and obese women. Eat Weight Disord. 2020 Oct;25(5):1243–1251. doi: 10.1007/s40519-019-00757-x. Epub 2019 Aug 9. PMID: 31399910

[6] Aune D, Giovannucci E, Boffetta P et al. Fruit and vegetable intake and the risk of cardiovascular disease, total cancer and all-cause mortality-a systematic review and dose-response meta-analysis of prospective studies. Int J Epidemiol. 2017 Jun 1;46(3):1029–1056. doi: 10.1093/ije/dyw319. PMID: 28338764; PMCID: PMC5837313

[7] Bach-Faig A, Berry EM, Lairon D et al. Mediterranean Diet Foundation Expert Group. Mediterranean diet pyramid today. Science and cultural updates. Public Health Nutr. 2011 Dec;14(12 A):2274–84. doi: 10.1017/S1368980011002515. PMID: 22166184

[8] Behroozaghdam M, Dehghani M, Zabolian A et al. Resveratrol in breast cancer treatment: from cellular effects to molecular mechanisms of action. Cell Mol Life Sci. 2022 Oct 4;79(11):539. doi: 10.1007/s00018-022-04551-4. PMID: 36194371

[9] Bere E, Brug J. Is the term ›Mediterranean diet‹ a misnomer? Public Health Nutr. 2010 Dec;13(12):2127–9. doi: 10.1017/S1368980010000480. Epub 2010 Mar 26. PMID: 20338086

[10] Bere E, Brug J. Towards health-promoting and environmentally friendly regional diets – a Nordic example. Public Health Nutr. 2009 Jan;12(1):91–6. doi: 10.1017/S1368980008001985. Epub 2008 Mar 14. PMID: 18339225

[11] Bjelakovic G, Nikolova D, Gluud LL et al. 2007. Mortality in randomized trials of antioxidant supplements for primary and secondary prevention systematic review. JAMA 297, 842–857

[12] Brader L, Uusitupa M, Dragsted LO et al. Effects of an isocaloric healthy Nordic diet on ambulatory blood pressure in metabolic syndrome: a randomized SYSDIET sub-study. Eur J Clin Nutr. 2014 Jan;68(1):57–63. doi: 10.1038/ejcn.2013.192. Epub 2013 Oct 16. PMID: 24129358

[13] Bundeszentrum für Ernährung. www.BZfE.de (Stand: 03.04.2025)

[14] Calder PC, Ahluwalia N, Brouns F et al. Dietary factors and low-grade inflammation in relation to overweight and obesity. Br J Nutr. 2011 Dec;106 Suppl 3:S5–78. doi: 10.1017/S0007114511005460. PMID: 22133051

[15] Castaldo L, Narváez A, Izzo L et al. Red Wine Consumption and Cardiovascular Health. Molecules. 2019 Oct 8;24(19):3626. doi: 10.3390/molecules24193626. PMID: 31597344; PMCID: PMC6804046

[16] Chew SC. Cold-pressed rapeseed (Brassica napus) oil: Chemistry and functionality. Food Res Int. 2020 May;131:108997. doi: 10.1016/j.foodres.2020.108997. Epub 2020 Jan 12. PMID: 32247493

[17] Chisholm A, Mc Auley K, Mann J et al. Cholesterol lowering effects of nuts compared with a Canola oil enriched cereal of similar fat composition. Nutr Metab Cardiovasc Dis. 2005 Aug;15(4):284–92. doi: 10.1016/j.numecd.2005.01.006. PMID: 16054553

[18] Chiva-Blanch G, Urpi-Sarda M, Ros E et al. Dealcoholized red wine decreases systolic and diastolic blood pressure and increases plasma nitric oxide: short communication. Circ Res. 2012 Sep 28;111(8):1065–8. doi: 10.1161/CIRCRESAHA.112.275636. Epub 2012 Sep 6.

[19] Christensen JJ, Arnesen EK, Andersen R et al. The Nordic Nutrition Recommendations 2022 – principles and methodologies. Food Nutr Res. 2020 Jun 18;64. doi: 10.29219/fnr.v64.4402. PMID: 32612489; PMCID: PMC7307430

[20] Cordain L, Watkins BA, Florant GL et al. Fatty acid analysis of wild ruminant tissues: evolutionary implications for reducing diet-related chronic disease. Eur J Clin Nutr. 2002 Mar;56(3):181–91. doi: 10.1038/sj.ejcn.1601307. PMID: 11960292

[21] Dai K, Agarwal N, Rodriguez-Palacios A et al. Regulation of Intestinal Inflammation by Walnut-Derived Bioactive Compounds. Nutrients. 2024 Aug 10;16(16):2643. doi: 10.3390/nu16162643. PMID: 39203780; PMCID: PMC11357266

[22] Andersen R, Biltoft-Jensen A, Christensen T, Andersen EW, Ege M, Thorsen AV, Dalskov SM, Damsgaard CT, Astrup A, Michaelsen KF, Tetens I. Dietary effects of introducing school meals based on the New Nordic Diet – a randomised controlled trial in Danish children. The OPUS School Meal Study. Br J Nutr. 2014 Jun 14;111(11):1967–76. doi: 10.1017/S0007114514000634. Epub 2014 Apr 8. PMID: 24709026

[23] Damsgaard CT, Dalskov SM, Petersen RA et al. Design of the OPUS School Meal Study: a randomised controlled trial assessing the impact of serving school meals based on the New Nordic Diet. Scand J Public Health. 2012 Dec;40(8):693–703. doi: 10.1177/1403494812463173. Epub 2012 Oct 29. PMID: 23108477

[24] de Lorgeril M, Salen P, Martin JL et a. Mediterranean diet, traditional risk factors, and the rate of cardiovascular complications after myocardial infarction: final report of the Lyon Diet Heart Study. Circulation. 1999 Feb 16;99(6):779–85. doi: 10.1161/01.cir.99.6.779. PMID: 9989963

[25] de Mello VD, Schwab U, Kolehmainen M et al. A diet high in fatty fish, bilberries and wholegrain products improves markers of endothelial function and inflammation in individuals with impaired glucose metabolism in a randomised controlled trial: the Sysdimet study. Diabetologia. 2011 Nov;54(11):2755–67. doi: 10.1007/s00125-011-2285-3. Epub 2011 Aug 26. PMID: 21870174

[26] de Sá Coutinho D, Pacheco MT, Frozza RL, Bernardi A. Anti-Inflammatory Effects of Resveratrol: Mechanistic Insights. Int J Mol Sci. 2018 Jun 20;19(6):1812. doi: 10.3390/ijms19061812. PMID: 29925765; PMCID: PMC6032205.

[27] Deutsches Krebsforschungszentrum. Brustkrebs: Risiken und Vorbeugung. www.krebsinformationsdienst.de/tumorarten/brustkrebs/risiko-vorbeugen.php (Stand: 01.11.2024)

[28] Diab A, Dastmalchi LN, Gulati M et al. A Heart-Healthy Diet for Cardiovascular Disease Prevention: Where Are We Now? Vasc Health Risk Manag. 2023 Apr 21;19:237–253. doi: 10.2147/VHRM.S379874. PMID: 37113563; PMCID: PMC10128075

[29] Dixon-Suen SC, Lewis SJ, Martin RM et al. Breast Cancer Association Consortium. Physical activity, sedentary time and breast cancer risk: a Mendelian randomisation study. Br J Sports Med. 2022 Oct;56(20):1157–1170. doi: 10.1136/bjsports-2021-105132. Epub 2022 Sep 6. PMID: 36328784; PMCID: PMC9876601

[30] Drewnowski A, Specter SE. Poverty and obesity: the role of energy density and energy costs. Am J Clin Nutr. 2004 Jan;79(1):6–16. doi: 10.1093/ajcn/79.1.6. PMID: 14684391

[31] Egeberg R, Olsen A, Loft S et al. Intake of wholegrain products and risk of colorectal cancers in the Diet, Cancer and Health cohort study. Br J Cancer. 2010 Aug 24;103(5):730–4. doi: 10.1038/sj.bjc.6605806. PMID: 20733580; PMCID: PMC2938253

[32] Ehnholm C, Huttunen JK, Pietinen P et al. Effect of diet on serum lipoproteins in a population with a high risk of coronary heart disease. N Engl J Med. 1982 Sep 30;307(14):850–5. doi: 10.1056/NEJM198209303071403. PMID: 6810175

[33] Enget Jensen TM, Braaten T, Jacobsen BK et al. Adherence to the Healthy Nordic Food Index in the Norwegian Women and Cancer (NOWAC) cohort. Food Nutr Res. 2018 Sep 12;62. doi: 10.29219/fnr.v62.1339. Erratum in: Food Nutr Res. 2024 May 08;68. doi: 10.29219/fnr.v68.10708. PMID: 30237757; PMCID: PMC6139480

[34] Ernährungsumschau international 1/2017; Vergleich zwischen mediterraner Ernährung und Healthy Nordic Diet

[35] Foster-Powell K, Holt SH, Brand-Miller JC. International table of glycemic index and glycemic load values: 2002. Am J Clin Nutr. 2002 Jul;76(1):5–56. doi: 10.1093/ajcn/76.1.5. PMID: 12081815

[36] Frølich W, Aman P, Tetens I. Whole grain foods and health – a Scandinavian perspective. Food Nutr Res. 2013;57. doi: 10.3402/fnr.v57i0.18503. Epub 2013 Feb 12. PMID: 23411562; PMCID: PMC3572214

[37] Gaesser GA. Carbohydrate quantity and quality in relation to body mass index. J Am Diet Assoc. 2007 Oct;107(10):1768–80. doi: 10.1016/j.jada.2007.07.011. PMID: 17904937

[38] Guasch-Ferré M, Liu G, Li Y et al. Olive Oil Consumption and Cardiovascular Risk in U.S. Adults. J Am Coll Cardiol. 2020 Apr 21;75(15):1729–1739. doi: 10.1016/j.jacc.2020.02.036. Epub 2020 Mar 5. PMID: 32147453; PMCID: PMC7233327

[39] Guertler A, Neu K, Lill D et al. Exploring the potential of omega-3 fatty acids in acne patients: A prospective intervention study. J Cosmet Dermatol. 2024 Oct;23(10):3295–3304. doi: 10.1111/jocd.16434. Epub 2024 Jul 10. PMID: 38982829

[40] Gunge VB, Andersen I, Kyrø C et al. Adherence to a healthy Nordic food index and risk of myocardial infarction in middle-aged Danes: the diet, cancer and health cohort study. Eur J Clin Nutr. 2017 May;71(5):652–658. doi: 10.1038/ejcn.2017.1. Epub 2017 Mar 1. PMID: 28247857

[41] Halvorsen BL, Holte K, Myhrstad MC et al. A systematic screening of total antioxidants in dietary plants. J Nutr. 2002 Mar;132(3):461–71. doi: 10.1093/jn/132.3.461. PMID: 11880572

[42] Hanbali S, Avgerinou C. Association between adherence to the Nordic diet and frailty in older adults: A systematic review of observational studies. Maturitas. 2024 Apr;182:107923. doi: 10.1016/j.maturitas.2024.107923. Epub 2024 Jan 24. PMID: 38325135

[43] Heinonen M. Antioxidant activity and antimicrobial effect of berry phenolics – a Finnish perspective. Mol Nutr Food Res. 2007 Jun;51(6):684–91. doi: 10.1002/mnfr.200700006. PMID: 17492800

[44] Henrion M, Francey C, Lê KA, Lamothe L. Cereal B-Glucans: The Impact of Processing and How It Affects Physiological Responses. Nutrients. 2019 Jul 26;11(8):1729. doi: 10.3390/nu11081729. PMID: 31357461; PMCID: PMC6722849

[45] Herr I, Büchler MW. Dietary constituents of broccoli and other cruciferous vegetables: implications for prevention and therapy of cancer. Cancer Treat Rev. 2010 Aug;36(5):377–83. doi: 10.1016/j.ctrv.2010.01.002. Epub 2010 Feb 20. PMID: 20172656

[46] Ho HV, Sievenpiper JL, Zurbau A et al. A systematic review and meta-analysis of randomized controlled trials of the effect of barley β-glucan on LDL-C, non-HDL-C and apoB for cardiovascular disease risk reduction[i-iv]. Eur J Clin Nutr. 2016 Nov;70(11):1239–1245. doi: 10.1038/ejcn.2016.89. Epub 2016 Jun 8. Erratum in: Eur J Clin Nutr. 2016 Nov;70(11):1340. doi: 10.1038/ejcn.2016.129. PMID: 27273067

[47] Hooper L, Thompson RL, Harrison RA, 2006. Risks and benefits of omega 3 fats for mortality, cardiovascular disease and cancer. Systematic review. BJM 332, 752–760

[48] Høyer A, Christensen JJ, Arnesen EK et al. The Nordic Nutrition Recommendations 2022 – prioritisation of topics for de novo systematic reviews. Food Nutr Res. 2021 Oct 8;65. doi: 10.29219/fnr.v65.7828. PMID: 35291553; PMCID: PMC8897982

[49] Hu FB. Diet strategies for promoting healthy aging and longevity: An epidemiological perspective. J Intern Med. 2024 Apr;295(4):508–531. doi: 10.1111/joim.13728. Epub 2023 Oct 23. PMID: 37867396; PMCID: PMC10939982

[50] Hughes J, Grafenauer S. Oat and Barley in the Food Supply and Use of Beta Glucan Health Claims. Nutrients. 2021 Jul 26;13(8):2556. doi: 10.3390/nu13082556. PMID: 34444720; PMCID: PMC8401220

[51] Isanejad M, Koivumaa-Honkanen H, Ruiz de Santiago D et al. Physical activity and Baltic Sea diet are interactively related to higher life satisfaction in community-living older Finnish women: OSTPRE-FPS study. Br J Nutr. 2019 Dec 28;122(12):1417–1423. doi: 10.1017/S000711451900240X. PMID: 31530335

[52] Jensen T, Abdelmalek MF, Sullivan S et al. Fructose and sugar: A major mediator of non-alcoholic fatty liver disease. J Hepatol. 2018 May;68(5):1063–1075. doi: 10.1016/j.jhep.2018.01.019. Epub 2018 Feb 2. PMID: 29408694; PMCID: PMC5893377

[53] Jousilahti P, Laatikainen T, Salomaa V et al. 40-Year CHD Mortality Trends and the Role of Risk Factors in Mortality Decline: The North Karelia Project Experience. Glob Heart. 2016 Jun;11(2):207–12. doi: 10.1016/j.gheart.2016.04.004. PMID: 27242088

[54] Kanerva N, Kaartinen NE, Schwab U et al. The Baltic Sea Diet Score: a tool for assessing healthy eating in Nordic countries. Public Health Nutr. 2014 Aug;17(8):1697–705. doi: 10.1017/S1368980013002395. Epub 2013 Sep 4. PMID: 24172174; PMCID: PMC10282237

[55] Kapusta-Duch J, Kopeć A, Piatkowska E et al. The beneficial effects of Brassica vegetables on human health. Rocz Panstw Zakl Hig. 2012;63(4):389–95. PMID: 23631258

[56] Kelly JH Jr, Sabaté J. Nuts and coronary heart disease: an epidemiological perspective. Br J Nutr. 2006 Nov;96 Suppl 2:S61–7. doi: 10.1017/bjn20061865. Erratum in: Br J Nutr. 2008 Feb;99(2):447–8. PMID: 17125535

[57] Keys A 1970, Coronary heart disease in seven countries. Circulation 41 (Suppl 1): 1-1-1-211); www.sevencountriesstudy.com (Stand: 03.04.2025)

[58] Keys A, Menotti A, Karvonen MJ et al. The diet and 15-year death rate in the seven countries study. Am J Epidemiol. 1986 Dec;124(6):903–15. doi: 10.1093/oxfordjournals.aje.a114480. PMID: 3776973

[59] Khakimov B, Poulsen SK, Savorani T et al. New Nordic Diet versus Average Danish Diet: A Randomized Controlled Trial Revealed Healthy Long-Term Effects of the New Nordic Diet by GC-MS Blood Plasma Metabolomics. J Proteome Res. 2016 Jun 3;15(6):1939–54. doi: 10.1021/acs.jproteome.6b00109. Epub 2016 May 20. PMID: 27146725

[60] Kiechle M, Engel C, Berling A et al. Effects of lifestyle intervention in BRCA½ mutation carriers on nutrition, BMI, and physical fitness (LIBRE study): study protocol for a randomized controlled trial. Trials. 2016 Jul 29;17:368. doi: 10.1186/s13063-016-1504-0. PMID: 27473440; PMCID: PMC4966818

[61] Kimura Y. Fish, n-3 polyunsaturated fatty acid and colorectal cancer prevention: a review of experimental and epidemiological studies. Nihon Koshu Eisei Zasshi. 2006 Oct;53(10):735–48. Japanese. PMID: 17144568

[62] Kolehmainen M, Ulven SM, Paananen J et al. Healthy Nordic diet downregulates the expression of genes involved in inflammation in subcutaneous adipose tissue in individuals with features of the metabolic syndrome. Am J Clin Nutr. 2015 Jan;101(1):228–39. doi: 10.3945/ajcn.114.092783. Epub 2014 Nov 19. PMID: 25527767

[63] Kouris-Blazos A, Gnardellis C, Wahlqvist ML et al. Are the advantages of the Mediterranean diet transferable to other populations? A cohort study in Melbourne, Australia. Br J Nutr. 1999 Jul;82(1):57–61. doi: 10.1017/s0007114599001129. PMID: 10655957

[64] Krznarić Ž, Karas I, Ljubas Kelečić D et al. The Mediterranean and Nordic Diet: A Review of Differences and Similarities of Two Sustainable, Health-Promoting Dietary Patterns. Front Nutr. 2021 Jun 25;8:683678. doi: 10.3389/fnut.2021.683678. PMID: 34249991; PMCID: PMC8270004

[65] Kyrø C, Skeie G, Dragsted LO et al. Intake of whole grains in Scandinavia is associated with healthy lifestyle, socio-economic and dietary factors. Public Health Nutr. 2011 Oct;14(10):1787–95. doi: 10.1017/S1368980011000206. Epub 2011 Feb 22. PMID: 21338557

[66] Kyrø C, Skeie G, Loft S et al. Adherence to a healthy Nordic food index is associated with a lower incidence of colorectal cancer in women: the Diet, Cancer and Health cohort study. Br J Nutr. 2013 Mar 14;109(5):920–7. doi: 10.1017/S0007114512002085. Epub 2012 Jul 3. Erratum in: Br J Nutr. 2014 Feb;111(4):758–9. PMID: 22874538

[67] Laaksonen DE, Toppinen LK, Juntunen KS et al. Dietary carbohydrate modification enhances insulin secretion in persons with the metabolic syndrome. Am J Clin Nutr. 2005 Dec;82(6):1218–27. doi: 10.1093/ajcn/82.6.1218. PMID: 16332654

[68] Lacoppidan SA, Kyrø C, Loft S et al. A. Adherence to a Healthy Nordic Food Index Is Associated with a Lower Risk of Type-2 Diabetes – The Danish Diet, Cancer and Health Cohort Study. Nutrients. 2015 Oct 21;7(10):8633–44. doi: 10.3390/nu7105418. PMID: 26506373; PMCID: PMC4632438

[69] Lankinen M, Uusitupa M, Schwab U. Nordic Diet and Inflammation-A Review of Observational and Intervention Studies. Nutrients. 2019 Jun 18;11(6):1369. doi: 10.3390/nu11061369. PMID: 31216678; PMCID: PMC6627927

[70] Leder L, Kolehmainen M, Narverud et al. Effects of a healthy Nordic diet on gene expression changes in peripheral blood mononuclear cells in response to an oral glucose tolerance test in subjects with metabolic syndrome: a SYSDIET substudy. Genes Nutr. 2016 Mar 17;11:3. doi: 10.1186/s12263-016-0521-4. PMID: 27482295; PMCID: PMC4959556

[71] Lin HL, Lin QY, Feng JN et al. Plasma fatty acid levels and risk of non-small cell lung cancer: a large-scale prospective cohort study. Front Nutr. 2024 Sep 18;11:1462300. doi: 10.3389/fnut.2024.1462300. PMID: 39376792; PMCID: PMC11457710

[72] Lin L, Allemekinders H, Dansby A et al. Evidence of health benefits of canola oil. Nutr Rev. 2013 Jun;71(6):370–85. doi: 10.1111/nure.12033. Epub 2013 May 2. PMID: 23731447; PMCID: PMC3746113

[73] Magnusdottir OK, Landberg R, Gunnarsdottir I et al. Plasma alkylresorcinols reflect important whole-grain components of a healthy Nordic diet. J Nutr. 2013 Sep;143(9):1383–90. doi: 10.3945/jn.113.175588. Epub 2013 Jul 10. PMID: 23843473

[74] Mambrini SP, Menichetti F, Ravella S et al. Ultra-Processed Food Consumption and Incidence of Obesity and Cardiometabolic Risk Factors in Adults: A Systematic Review of Prospective Studies. Nutrients. 2023 May 31;15(11):2583. doi: 10.3390/nu15112583. PMID: 37299546; PMCID: PMC10255607

[75] Mandalari G, Gervasi T, Rosenberg DW, Lapsley KG, Baer DJ. Effect of Nuts on Gastrointestinal Health. Nutrients. 2023 Apr 1;15(7):1733. doi: 10.3390/nu15071733. PMID: 37049572; PMCID: PMC10096892

[76] Mann JP, Valenti L, Scorletti E, Byrne CD, Nobili V. Nonalcoholic Fatty Liver Disease in Children. Semin Liver Dis. 2018 Feb;38(1):1–13. doi: 10.1055/s-0038-1627456. Epub 2018 Feb 22. PMID: 29471561

[77] Markellos C, Ourailidou ME, Gavriatopoulou M et al. Olive oil intake and cancer risk: A systematic review and meta-analysis. PLoS One. 2022 Jan 11;17(1):e0261649. doi: 10.1371/journal.pone.0261649. PMID: 35015763; PMCID: PMC8751986

[78] Marklund M, Magnusdottir OK, Rosqvist F et al. A dietary biomarker approach captures compliance and cardiometabolic effects of a healthy Nordic diet in individuals with metabolic syndrome. J Nutr. 2014 Oct;144(10):1642–9. doi: 10.3945/jn.114.193771. Epub 2014 Jul 30. PMID: 25080537

[79] Martínez-González MA, Gea A, Ruiz-Canela M. The Mediterranean Diet and Cardiovascular Health. Circ Res. 2019 Mar;124(5):779–798. doi: 10.1161/CIRCRESAHA.118.313348. PMID: 30817261.

[80] Martínez-González MÁ, Hershey MS, Zazpe I et al. Transferability of the Mediterranean Diet to Non-Mediterranean Countries. What Is and What Is Not the Mediterranean Diet. Nutrients. 2017 Nov 8;9(11):1226. doi: 10.3390/nu9111226. Erratum in: Nutrients. 2018 Jun 26;10(7):E823. doi: 10.3390/nu10070823. PMID: 29117146; PMCID: PMC5707698

[81] Martínez-Lapiscina EH, Clavero P, Toledo E et al. Virgin olive oil supplementation and long-term cognition: the PREDIMED-NAVARRA randomized, trial. J Nutr Health Aging. 2013;17(6):544–52. doi: 10.1007/s12603-013-0027-6. PMID: 23732551

[82] Massara P, Zurbau A, Glenn AJ et al. Nordic dietary patterns and cardiometabolic outcomes: a systematic review and meta-analysis of prospective cohort studies and randomised controlled trials. Diabetologia. 2022 Dec;65(12):2011–2031. doi: 10.1007/s00125-022-05760-z. Epub 2022 Aug 26. PMID: 36008559; PMCID: PMC9630197

[83] Max-Rubner-Institut. Ergebnisbericht, Teil 2 Nationale Verzehrstudie II. (2008)

[84] Menotti A, Puddu PE. How the Seven Countries Study contributed to the definition and development of the Mediterranean diet concept: a 50-year journey. Nutr Metab Cardiovasc Dis. 2015 Mar;25(3):245–52. doi: 10.1016/j.numecd.2014.12.001. Epub 2014 Dec 12. PMID: 25650160

[85] Mirmiran P, Estaki S, Yadegari A et al. Adherence to a modified nordic diet and the risk of cardiovascular events in a non-nordic population: a prospective cohort study. Eur J Clin Nutr. 2023 Sep;77(9):919–924. doi: 10.1038/s41430-023-01325-4. Epub 2023 Aug 7. PMID: 37550535

[86] Mithril C, Dragsted LO, Meyer C et al. Dietary composition and nutrient content of the New Nordic Diet. Public Health Nutr. 2013 May;16(5):777–85. doi: 10.1017/S1368980012004521. Epub 2012 Oct 22. PMID: 23089239; PMCID: PMC10271429

[87] Mithril C, Dragsted LO, Meyer C et al. Guidelines for the New Nordic Diet. Public Health Nutr. 2012 Oct;15(10):1941–7. doi: 10.1017/S136898001100351X. Epub 2012 Jan 17. PMID: 22251407

[88] Mlcek J, Jurikova T, Skrovankova S et al. Quercetin and Its Anti-Allergic Immune Response. Molecules. 2016 May 12;21(5):623. doi: 10.3390/molecules21050623. PMID: 27187333; PMCID: PMC6273625

[89] Mottaghipisheh J, Doustimotlagh AH, Irajie C et al. The Promising Therapeutic and Preventive Properties of Anthocyanidins/Anthocyanins on Prostate Cancer. Cells. 2022 Mar 22;11(7):1070. doi: 10.3390/cells11071070. PMID: 35406634; PMCID: PMC8997497

[90] Mozaffarian D, Wu JH. Omega-3 fatty acids and cardiovascular disease: effects on risk factors, molecular pathways, and clinical events. J Am Coll Cardiol. 2011 Nov 8;58(20):2047–67. doi: 10.1016/j.jacc.2011.06.063. PMID: 22051327

[91] Murillo G, Mehta RG. Cruciferous vegetables and cancer prevention. Nutr Cancer. 2001;41(1–2):17–28. doi: 10.1080/01635581.2001.9680607. PMID: 12094621

[92] Olsen A, Egeberg R, Halkjær J, Christensen J et al. Healthy aspects of the Nordic diet are related to lower total mortality. J Nutr. 2011 Apr 1;141(4):639–44. doi: 10.3945/jn.110.131375. Epub 2011 Feb 23. PMID: 21346102

[93] Papadaki A, Scott JA. The impact on eating habits of temporary translocation from a Mediterranean to a Northern European environment. Eur J Clin Nutr. 2002 May;56(5):455–61. doi: 10.1038/sj.ejcn.1601337. PMID: 12001018

[94] Poulsen SK, Crone C, Astrup A et al. Long-term adherence to the New Nordic Diet and the effects on body weight, anthropometry and blood pressure: a 12-month follow-up study. Eur J Nutr. 2015 Feb;54(1):67–76. doi: 10.1007/s00394-014-0686-z. Epub 2014 Mar 25. PMID: 24664189

[95] Pourrajab B, Sharifi-Zahabi E, Soltani S et al. Comparison of canola oil and olive oil consumption on the serum lipid profile in adults: a systematic review and meta-analysis of randomized controlled trials. Crit Rev Food Sci Nutr. 2023 Nov;63(33):12270–12284. doi: 10.1080/10408398.2022.2100314. Epub 2022 Jul 22. Erratum in: Crit Rev Food Sci Nutr. 2023 Nov;63(33):12652–12655. doi: 10.1080/10408398.2022.2108603. PMID: 35866510

[96] Puska P, Iacono JM, Nissinen A et al. Controlled, randomised trial of the effect of dietary fat on blood pressure. Lancet. 1983 Jan 1;1(8314–5):1–5. doi: 10.1016/s0140-6736(83)91556-8. PMID: 6129364

[97] Puska P, Jaini P. The North Karelia Project: Prevention of Cardiovascular Disease in Finland Through Population-Based Lifestyle Interventions. Am J Lifestyle Med. 2020 Mar 19;14(5):495–499. doi: 10.1177/1559827620910981. PMID: 32922234; PMCID: PMC7444010

[98] Renzella J, Townsend N, Jewell J et al. What National and Subnational Interventions and Policies Based on Mediterranean and Nordic Diets are Recommended or Implemented in the WHO European Region, and is there Evidence of Effectiveness in Reducing Noncommunicable Diseases? [Internet]. Copenhagen: WHO Regional Office for Europe; 2018. PMID: 30091868

[99] Roininen K, Tuorila H, Zandstra EH et al. Differences in health and taste attitudes and reported behaviour among Finnish, Dutch and British consumers: a cross-national validation of the Health and Taste Attitude Scales (HTAS). Appetite. 2001 Aug;37(1):33–45. doi: 10.1006/appe.2001.0414. PMID: 11562156

[100] Romagnolo DF, Selmin OI. Mediterranean Diet and Prevention of Chronic Diseases. Nutr Today. 2017 Sep;52(5):208–222. doi: 10.1097/NT.0000000000000228. Epub 2017 Aug 15. PMID: 29051674; PMCID: PMC5625964.

[101] Ros E. Health benefits of nut consumption. Nutrients. 2010 Jul;2(7):652–682. doi: 10.3390/nu2070652. Epub 2010 Jun 24. PMID: 22254047; PMCID: PMC3257681

[102] Roswall N, Eriksson U, Sandin S et al. Adherence to the healthy Nordic food index, dietary composition, and lifestyle among Swedish women. Food Nutr Res. 2015 Mar 11;59:26336. doi: 10.3402/fnr.v59.26336. PMID: 25773303; PMCID: PMC4359984

[103] Sabaté J, Wien M. Nuts, blood lipids and cardiovascular disease. Asia Pac J Clin Nutr. 2010;19(1):131–6. PMID: 20199998

[104] Sáez-Almendros S, Obrador B, Bach-Faig A et al. Environmental footprints of Mediterranean versus Western dietary patterns: beyond the health benefits of the Mediterranean diet. Environ Health. 2013 Dec 30;12:118. doi: 10.1186/1476-069X-12-118. PMID: 24378069; PMCID: PMC3895675

[105] Samieri C, Féart C, Proust-Lima C et al. Olive oil consumption, plasma oleic acid, and stroke incidence: the Three-City Study. Neurology. 2011 Aug 2;77(5):418–25. doi: 10.1212/WNL.0b013e318220abeb. Epub 2011 Jun 15. PMID: 21676914

[106] Schwingshackl L, Hoffmann G. Mediterranean dietary pattern, inflammation and endothelial function: a systematic review and meta-analysis of intervention trials. Nutr Metab Cardiovasc Dis. 2014 Sep;24(9):929–39. doi: 10.1016/j.numecd.2014.03.003. Epub 2014 Apr 2. PMID: 24787907

[107] Seeram NP. Berry fruits for cancer prevention: current status and future prospects. J Agric Food Chem. 2008 Feb 13;56(3):630–5. doi: 10.1021/jf072504n. Epub 2008 Jan 23. PMID: 18211019

[108] Shahidi F, Ambigaipalan P. Omega-3 Polyunsaturated Fatty Acids and Their Health Benefits. Annu Rev Food Sci Technol. 2018 Mar 25;9:345–381. doi: 10.1146/annurev-food-111317-095850. PMID: 29350557

[109] Simopoulos AP. Omega-3 fatty acids and antioxidants in edible wild plants. Biol Res. 2004;37(2):263–77. doi: 10.4067/s0716-97602004000200013. PMID: 15455656

[110] Skeie G, Fadnes LT. Cereals and cereal products – a scoping review for Nordic Nutrition Recommendations 2023. Food Nutr Res. 2024 Feb 14;68. doi: 10.29219/fnr.v68.10457. PMID: 38571920; PMCID: PMC10989233

[111] Sofi F, Macchi C, Abbate R et al. Mediterranean diet and health status: an updated meta-analysis and a proposal for a literature-based adherence score. Public Health Nutr. 2014 Dec;17(12):2769–82. doi: 10.1017/S1368980013003169. Epub 2013 Nov 29. PMID: 24476641; PMCID: PMC10282340

[112] Sofi F, Macchi C, Abbate R et al. Mediterranean diet and health. Biofactors. 2013 Jul-Aug;39(4):335–42. doi: 10.1002/biof.1096. Epub 2013 Mar 29. PMID

[113] Sørensen LB, Damsgaard CT, Dalskov SM et al. Diet-induced changes in iron and n-3 fatty acid status and associations with cognitive performance in 8–11-year-old Danish children: secondary analyses of the Optimal Well-Being, Development and Health for Danish Children through a Healthy New Nordic Diet School Meal Study. Br J Nutr. 2015 Nov 28;114(10):1623–37. doi: 10.1017/S0007114515003323. Epub 2015 Sep 11. PMID: 26359192

[114] Souci, Fachmann, Kraut. Nährwerttabelle des Bundesministeriums für Ernährung und Landwirtschaft European

[115] Stürmer P, Ratjen I, Weber KS et al. Greater adherence to the Healthy Nordic Food Index is associated with lower all-cause mortality in a population-based sample from northern Germany. Eur J Nutr. 2024 Mar;63(2):365–375. doi: 10.1007/s00394-023-03271-0. Epub 2023 Oct 19. PMID: 37855892; PMCID: PMC10899306

[116] Swanson D, Block R, Mousa SA. Omega-3 fatty acids EPA and DHA: health benefits throughout life. Adv Nutr. 2012 Jan;3(1):1–7. doi: 10.3945/an.111.000893. Epub 2012 Jan 5. PMID: 22332096; PMCID: PMC3262608

[117] Takezaki T, Inoue M, Kataoka H et al. Diet and lung cancer risk from a 14-year population-based prospective study in Japan: with special reference to fish consumption. Nutr Cancer. 2003;45(2):160–7. doi: 10.1207/S15327914NC4502_04. PMID: 12881009

[118] Tanaka T, Aoki R, Terasaki M. Potential Chemopreventive Effects of Dietary Combination of Phytochemicals against Cancer Development. Pharmaceuticals (Basel). 2023 Nov 10;16(11):1591. doi: 10.3390/ph16111591. PMID: 38004456; PMCID: PMC10674766

[119] Terés S, Barceló-Coblijn G, Benet M et al. Oleic acid content is responsible for the reduction in blood pressure induced by olive oil. Proc Natl Acad Sci U S A. 2008 Sep 16;105(37):13811–6. doi: 10.1073/pnas.0807500105. Epub 2008 Sep 4. PMID: 18772370; PMCID: PMC2544536

[120] Toledo E, Salas-Salvadó J, Donat-Vargas C et al. Mediterranean Diet and Invasive Breast Cancer Risk Among Women at High Cardiovascular Risk in the PREDIMED Trial: A Randomized Clinical Trial. JAMA Intern Med. 2015 Nov;175(11):1752–1760. doi: 10.1001/jamainternmed.2015.4838. Erratum in: JAMA Intern Med. 2018 Dec 1;178(12):1731–1732. doi: 10.1001/jamainternmed.2018.6460. PMID: 26365989

[121] Trichopoulou A, Costacou T, Bamia C et al. Adherence to a Mediterranean diet and survival in a Greek population. N Engl J Med. 2003 Jun 26;348(26):2599–608. doi: 10.1056/NEJMoa025039. PMID: 12826634

[122] Trimigno A, Khakimov B, Rasmussen MA et al. Human blood plasma biomarkers of diet and weight loss among centrally obese subjects in a New Nordic Diet intervention. Front Nutr. 2023 Jun 15;10:1198531. doi: 10.3389/fnut.2023.1198531. PMID: 37396134; PMCID: PMC10308042

[123] Tunick MH, Van Hekken DL. Dairy Products and Health: Recent Insights. J Agric Food Chem. 2015 Nov 4;63(43):9381–8. doi: 10.1021/jf5042454. Epub 2014 Nov 19. PMID: 25394286

[124] Uusitupa M, Hermansen K, Savolainen MJ et al. Effects of an isocaloric healthy Nordic diet on insulin sensitivity, lipid profile and inflammation markers in metabolic syndrome – a randomized study (SYSDIET). J Intern Med. 2013 Jul;274(1):52–66. doi: 10.1111/joim.12044. Epub 2013 Mar 2. PMID: 23398528; PMCID: PMC3749468

[125] van Dam RM, Seidell JC. Carbohydrate intake and obesity. Eur J Clin Nutr. 2007 Dec;61 Suppl 1:S75–99. doi: 10.1038/sj.ejcn.1602939. PMID: 17992188

[126] Vanduchova A, Anzenbacher P, Anzenbacherova E. Isothiocyanate from Broccoli, Sulforaphane, and Its Properties. J Med Food. 2019 Feb;22(2):121–126. doi: 10.1089/jmf.2018.0024. Epub 2018 Oct 27. PMID: 30372361

[127] Vartiainen E, Laatikainen T, Tapanainen H et al. Changes in Serum Cholesterol and Diet in North Karelia and All Finland. Glob Heart. 2016 Jun;11(2):179–84. doi: 10.1016/j.gheart.2016.04.006. PMID: 27242084

[128] Viljanen K, Kylli P, Kivikari R et al. Inhibition of protein and lipid oxidation in liposomes by berry phenolics. J Agric Food Chem. 2004 Dec 1;52(24):7419–24. doi: 10.1021/jf049198n. PMID: 15563229

[129] Watzl, B , Rechkemmer G. Phytosterine. Charakteristik, Vorkommen Aufnahme, Stoffwechsel, Wirkung. (Memento vom 14. März 2012) In: Ernährungs-Umschau. 48, 2001, S. 161–164

[130] Weiß H, Gosch C, Fischerauer A. Beerenobst: Sorten, Pflanzung, Pflege, Verarbeitung. Leopold Stocker Verlag, Graz 2001

[131] Willcox DC, Willcox BJ, Todoriki H et al. The Okinawan diet: health implications of a low-calorie, nutrient-dense, antioxidant-rich dietary pattern low in glycemic load. J Am Coll Nutr. 2009 Aug;28 Suppl:500S-516S. doi: 10.1080/07315724.2009.10718117. PMID: 20234038

[132] Ying T, Zheng J, Kan J et al. Effects of whole grains on glycemic control: a systematic review and dose-response meta-analysis of prospective cohort studies and randomized controlled trials. Nutr J. 2024 Apr 25;23(1):47. doi: 10.1186/s12937-024-00952-2. PMID: 38664726; PMCID: PMC11044462

[133] Yubero-Serrano EM, Lopez-Moreno J, Gomez-Delgado F et al. J. Extra virgin olive oil: More than a healthy fat. Eur J Clin Nutr. 2019 Jul;72(Suppl 1):8–17. doi: 10.1038/s41430-018-0304-x. PMID: 30487558

[134] Zhang B, Xiong K, Cai J et al. Fish Consumption and Coronary Heart Disease: A Meta-Analysis. Nutrients. 2020 Jul 29;12(8):2278. doi: 10.3390/nu12082278. PMID: 32751304; PMCID: PMC7468748

Stichwortverzeichnis

Rezept- und Zutatenverzeichnis

Liebe Leserin, lieber Leser,

hat Ihnen dieses Buch weitergeholfen? Für Anregungen, Kritik, aber auch für Lob sind wir offen. So können wir in Zukunft noch besser auf Ihre Wünsche eingehen. Schreiben Sie uns, denn Ihre Meinung zählt!

Ihr TRIAS Verlag

kundenservice.thieme.de | Lektorat TRIAS Verlag, Postfach 30 05 04, 70445 Stuttgart

/trias.tut.mir.gut /trias_verlag /triasverlag www.trias-verlag.de/newsletter

Bibliografische Information der Deutschen Nationalbibliothek
Die Deutsche Nationalbibliothek verzeichnet diese Publikation in der Deutschen Nationalbibliografie; detaillierte bibliografische Daten sind im Internet über dnb.d-nb.de abrufbar.

Programmplanung: Uta Spieldiener
Projektmanagement: Anja Bippus
Redaktion: Bettina Snowdon, Hamburg
Bildredaktion: Marie Crämer
Umschlaggestaltung: © Thieme
Layout: CYCLUS · Visuelle Kommunikation, Stuttgart

Bildnachweis:
Cover und Bild S. 3: Herz-Icon © Artco/stock.adobe.com – edited by Thieme, Foto © M. Bergmann/Thieme
Autorinnenfoto: © privat
Foodfotos: S. 4 © Hein van Tonder/stock.adobe.com, S. 6 © anna_shepulova/stock.adobe.com, S. 162 © tynza/stock.adobe.com; © A. Schütz/Thieme: S. 91; © S. Bütow/Thieme: S. 93, S. 116, 154; © A. Rogge & J. Jankovic/Thieme: S. 96, 107, 144, 156, 166, 169; restliche Foodfotos: © M. Bergmann/Thieme
Zeichnungen: Susi Schaaf, Bellheim

1. Auflage 2025

TRIAS Verlag in Georg Thieme Verlag KG
Oswald-Hesse-Straße 50, 70469 Stuttgart

Satz und Repro: Fotosatz Buck, Kumhausen
Druck: Westermann Druck GmbH, Zwickau

Gedruckt auf chlorfrei gebleichtem Papier
Printed in Germany

ISBN 978-3-432-12078-2
eISBN (ePub) 978-3-432-12079-9

1 2 3 4 5 6

MIX
Papier | Fördert gute Waldnutzung
FSC® C110508
FSC www.fsc.org

Wichtiger Hinweis: Wie jede Wissenschaft ist die Medizin ständigen Entwicklungen unterworfen. Forschung und klinische Erfahrung erweitern unsere Erkenntnisse. Ganz besonders gilt das für die Behandlung und die medikamentöse Therapie. Bei allen in diesem Werk erwähnten Dosierungen oder Applikationen, bei Rezepten und Übungsanleitungen, bei Empfehlungen und Tipps dürfen Sie darauf vertrauen: Autoren, Herausgeber und Verlag haben große Sorgfalt darauf verwandt, dass diese Angaben dem Wissensstand bei Fertigstellung des Werkes entsprechen. Rezepte werden gekocht und ausprobiert. Übungen und Übungsreihen haben sich in der Praxis erfolgreich bewährt. Eine Garantie kann jedoch nicht übernommen werden. Eine Haftung des Autors, des Verlags oder seiner Beauftragten für Personen-, Sach- oder Vermögensschäden ist ausgeschlossen.

Marken, geschäftliche Bezeichnungen oder Handelsnamen werden nicht in jedem Fall besonders kenntlich gemacht. Aus dem Fehlen eines solchen Hinweises kann nicht geschlossen werden, dass es sich um einen freien Handelsnamen handelt.

Wo datenschutzrechtlich erforderlich, wurden die Namen und weitere Daten von Personen redaktionell verändert (Tarnnamen). Dies ist grundsätzlich der Fall bei Patient*innen, ihren Angehörigen und Freund*innen, z. T. auch bei weiteren Personen, die z. B. in die Behandlung von Patient*innen eingebunden sind.

Thieme Publikationen streben nach einer fachlich korrekten und unmissverständlichen Sprache. Dabei lehnt Thieme jeden Sprachgebrauch ab, der Menschen beleidigt oder diskriminiert, beispielsweise aufgrund einer Herkunft, Behinderung oder eines Geschlechts. Thieme wendet sich zudem gleichermaßen an Menschen jeder Geschlechtsidentität. Die Thieme Rechtschreibkonvention nennt Autor*innen mittlerweile konkrete Beispiele, wie sie alle Lesenden gleichberechtigt ansprechen können. Die Ansprache aller Menschen ist ausdrücklich auch dort intendiert, wo im Text (etwa aus Gründen der Leseleichtigkeit, des Text-Umfangs oder des situativen Stil-Empfindens) z. B. nur ein generisches Maskulinum verwendet wird.

Unsere Umwelt ist uns wichtig!
Papier aus nachhaltigen und kontrollierten Quellen
Druck in Deutschland mit kurzen Lieferwegen
Druckereien mit hohen Ansprüchen an Ökologie

TRIAS, einer der führenden Ratgeberverlage im Bereich Gesundheit, gehört zur Thieme Gruppe, marktführender Anbieter medizinischer Fachinformationen und Services. Anspruch der Thieme Gruppe ist es, den im Gesundheitswesen tätigen Berufsgruppen sowie allen an Gesundheit Interessierten genau die Informationen und Angebote bereitzustellen, die sie in einer bestimmten Arbeitssituation oder Lebensphase benötigen. Durch die hohe Qualität und zielgruppenspezifische Relevanz der angebotenen Leistungen bereitet Thieme den Weg für eine bessere Medizin und mehr Gesundheit im Leben.

Thieme